EL MÉTODO NOOM

EL MÉTODO
NOOM

Cambia tus hábitos y trasforma
tu relación con la comida

Urano
Argentina – Chile – Colombia – España
Estados Unidos – México – Perú – Uruguay

Título original: *The Noom Mindset*
Editor original: Simon & Schuster, Inc.
Traducción: María Candela Rey

1.ª edición Febrero 2024

La información que figura en este libro no debe interpretarse como un consejo o recomendación médica ni como un sustituto del asesoramiento médico profesional y no sustituye a la consulta con un médico calificado. Debe consultar con un profesional para cualquier problema de salud.

ISBN: 978-84-18714-40-5
E-ISBN: 978-84-19936-25-7
Depósito legal: M–33.365–2023

Fotocomposición: Ediciones Urano, S.A.U.

Impreso por: Rotativas de Estella – Polígono Industrial San Miguel Parcelas E7-E8
31132 Villatuerta (Navarra)

Impreso en España – *Printed in Spain*

Dedicamos este libro a nuestros coaches de Noom —¡sois el alma de Noom!— y a toda nuestra Noomilia (es decir, nuestra familia Noom), que no dejan de intentar expandir y mejorar la vida en el Noomiverso. Pero, sobre todo, dedicamos este libro a todos y cada uno de los Noomers que se acercaron a nosotros en busca de ayuda y encontraron una comunidad, apoyo, confianza en sí mismos y una mejor salud. Vosotros sois el corazón de Noom.

Índice

Introducción 11

1. Tú mandas: Tu papel en el cambio que quieres lograr 25
2. Fijar metas y TPC (Tu Panorama Completo) 51
3. Formación y cambio de hábitos. 81
4. Cara a cara con la comida 107
5. La psicología de la alimentación 137
6. Más allá de la comida 175
7. Dominar la motivación 205
8. Distorsiones del pensamiento 231
9. El poder de la consciencia plena 255
10. ¿Y ahora qué? 277

¡Ten un día Noominoso! 299

Glosario Noom 305

Agradecimientos 329

Notas por capítulo 331

Introducción

¡Hola, Noomer!

Bienvenido al primer libro de Noom. No importa si ya eres un Noomer leal o solo sientes curiosidad, estamos muy contentos de tenerte aquí.

Noom es más conocida por su plataforma digital de salud que ha ayudado a millones de personas a perder peso, ganar energía, sentirse mejor y estar más sanas. Nos esforzamos constantemente por compartir técnicas, tecnología, recursos e información que, nos atreveríamos a decir, salvan vidas, para que quienes puedan beneficiarse de nuestras herramientas para mejorar su salud y cambiar su comportamiento las conozcan. Eso es porque, aquí en el Noomiverso, nos obsesiona la idea de crecer, cambiar y evolucionar para descubrir qué funciona mejor y qué ayuda a más personas a alcanzar sus metas de salud. Todo esto es una parte integral de nuestra misión, que es ayudar a las personas a vivir mejor, aunque si tenemos en cuenta la enormidad de nuestra visión, creemos que solo hemos logrado una fracción de lo que es posible. No dejamos de imaginar cómo podría llegar a ser Noom, ni de pensar en todas las vías que aún nos quedan por explorar, todos los sitios a los que queremos ir y todas las ideas que tenemos para ayudar a las personas a tomar las riendas de su propia salud. Apoyar a las personas para alcanzar sus metas de pérdida de peso es solo el comienzo.

Aunque nunca dejamos de mejorar y desarrollar nuestros recursos digitales, hace poco tuvimos una idea brillante (aunque esté feo decirlo): ¿y si además de todas nuestras herramientas tecnológicas hiciéramos también algo más tradicional y escribiéramos un libro? Un libro que complementara el curso digital interactivo y acompañado por *coaches* de Noom y que podría profundizar en sus eficaces conceptos psicológicos, además de convertirse en un nuevo punto de entrada para entender cómo adquirir y aplicar a largo plazo nuestras mejores técnicas. Aparte de esto, también podría servir como guía independiente sobre la psicología de la pérdida de peso y el cambio de conducta para quienes aún no nos conocen. Tenemos que admitir que la idea nos entusiasmó desde el primer momento.

Aun así, nos encanta la tecnología, y sabemos que a muchos de vosotros también. Si es tu caso, te invitamos con mucho gusto a que te unas a nosotros en la aplicación de Noom (al final del libro te explicamos cómo obtener una prueba gratuita). Sin embargo, hay cosas que un libro puede hacer y una aplicación no, como dedicar más tiempo y espacio a profundizar en la ciencia y la psicología que hay detrás de los conceptos que hacen que Noom funcione tan bien para tantas personas. La aplicación tiene mucha información estupenda sobre ciencia, eso es cierto, pero este libro incluye muchos más resultados de investigaciones (¡algunas realizadas por nosotros mismos!), más ejemplos, más estrategias y más oportunidades para experimentar por tu cuenta. Es como echar un vistazo entre bambalinas. También reunimos muchas ideas, trucos psicológicos (nuestros mejores consejos basados en la psicología) y las mejores prácticas de nuestros asombrosos *coaches*. Todo lo que aparece en este libro está basado en lo que hemos aprendido gracias a nuestros constantes experimentos. Vamos a darte sabios consejos, a proponerte cuestionarios y a hacerte preguntas para que reflexiones, todo para ayudarte a entender y poner en práctica los conceptos psicológicos que son la base de Noom.

Que tu meta esté o no relacionada con la pérdida de peso es algo que solo decides tú. Puedes usar la sabiduría de estas páginas para modificar hábitos o conductas que quieras cambiar para mejorar tu vida.

Te enseñaremos a sentirte más empoderado, fijar metas y no perder la motivación, y también te daremos herramientas para que abandones viejos hábitos y crees otros mejores. Además, te ayudaremos a seguir tu progreso y celebrar todas y cada una de las victorias que pueda comportar tu cambio de conducta, no solo las pérdidas de peso, sino también la adquisición de más autonomía personal y confianza en ti, la mejora del autoconocimiento e intuición, el aumento de energía, la disminución del dolor, la mejora de tu estado de ánimo y tu condición física y el incremento de tranquilidad y sosiego para tu mente. Todo esto es lo que denominamos VFB, o victorias fuera de la báscula, que siguen existiendo aunque tus metas no tengan nada que ver con la pérdida de peso. No importa lo que quieras conseguir, este libro te ofrece un punto de partida o la oportunidad de profundizar en ello, y ambas opciones son fabulosas.

Noom va de tener opciones. Puedes quedarte con lo que quieras y dejar lo demás, ya que la combinación de factores que lleva a cada persona al éxito no es siempre la misma. Este libro es una más de las herramientas de Noom, y hay muchas otras que pueden ayudarte a mejorar tu salud y bienestar. Nos gustaría que le echaras un vistazo a todo lo que podemos ofrecerte, pero eso depende por completo de ti. Por ahora, estás aquí y eso nos encanta.

Cómo nació Noom

Si prefieres pasar directamente a la ciencia, ¡ve al capítulo 1! Si quieres conocer la historia de Noom, sigue leyendo.

¿Cómo fue empezó todo este asunto de Noom? Somos relativamente nuevos en el mundo de la pérdida de peso (si tenemos en cuenta que el primer libro sobre cómo perder peso se publicó en Italia en 1558 y otros programas de pérdida de peso existen desde la década de 1960 e incluso antes), pero creemos que eso es una ventaja, porque todos nuestros materiales están basados en los últimos avances de la ciencia y la psicología conductual. Quizá algunos de nuestros chistes sean algo anticuados (pedimos perdón por adelantado), pero nuestra información es de primera.

Aun así, Noom, tal como lo conocemos, tardó mucho en consolidarse. Como vamos a pasar mucho tiempo juntos, quizás te interese saber más sobre nosotros. A lo mejor te estás preguntando a quién se le ocurrió la idea de Noom. En tal caso, ¡hoy es tu día de suerte!

Mucho antes de que este libro fuera una semilla plantada en el jardín (metafórico) de Noom, había dos jóvenes rumbo a convertirse en socios empresariales, mejores amigos y fundadores de Noom: Saeju Jeong y Artem Petakov.

Saeju se crio en un pueblo pequeño del sur de Corea del Sur y desde muy pequeño quiso ser empresario. Según nos contó, de niño no veía dibujos animados, sino documentales sobre empresarios. El padre de Saeju era precisamente eso: fundó y fue el director general de un hospital, aparte de un ginecólogo obstetra muy trabajador que atendía entre cuatro y seis partos diarios. Su energía era contagiosa y motivaba por naturaleza a cuantos lo rodeaban. Saeju lo describe como alguien «que no para». El hospital que creó el padre de Saeju creció hasta convertirse en una red; y él, de niño, empezó a fijarse en cómo su padre había creado un negocio enormemente exitoso de la nada.

Saeju y su padre estaban muy unidos. Todas las noches, después de cenar, se sentaban juntos a beber té y a charlar. El padre de Saeju veía las noticias nacionales desde su enorme silla y Saeju se sentaba a su lado en lo que su padre denominaba «la silla del aprendiz». Cuando Saeju preguntaba sobre lo que decían en las noticias, su padre respondía: «Primero escuchemos». A continuación, bajaba el volumen del televisor, le explicaba a Saeju de qué trataba la noticia y le pedía su opinión. Eso hacía que el pequeño se sintiera importante y afortunado de tener esa relación con su padre.

La primera señal de que la vida de Saeju no iba a ser tal como él la había imaginado fue cuando no quiso acceder a la facultad de medicina, a diferencia de su padre y tantos otros miembros de su familia. En lugar de eso, se matriculó en la universidad para estudiar ingeniería eléctrica, pero no tardó en perder interés en las clases y dejó de estudiar al cabo de poco. Lo único que lo entusiasmaba era el *heavy metal*, así que a los diecinueve años fundó un sello discográfico especializado en Corea del Sur llamado BuyHard Productions. Cosechó un éxito sorprendente, pero el destino le tenía preparado otro revés: su padre fue diagnosticado con cáncer de pulmón y el mundo de Saeju cambió por completo.

Saeju pasó mucho tiempo en el hospital con su padre y una gran parte de sus conversaciones giraba en torno a las lecciones que este quería impartir a su hijo. A veces, el padre de Saeju se lamentaba de que, como médico, siempre se había sentido frustrado por que tantos pacientes acudieran a él cuando ya era demasiado tarde para ayudarlos. Deseaba que la profesión médica se centrara en ayudar a las personas a cuidar su salud en vez de intentar, a menudo sin éxito, salvar a quienes ya estaban enfermos y habían buscado ayuda cuando ya era tarde.

Otras veces, la conversación se centraba en la carrera de Saeju.

—He oído que tu negocio es todo un éxito —le dijo un día. Saeju admitió orgulloso que así era—. Saeju, ¿cuál es el propósito de tu negocio?

—Quiero demostrar que soy capaz. Quiero ser un empresario —respondió Saeju tras una pausa.

—Es una buena respuesta. Pero ¿por qué quieres demostrar que eres capaz? —preguntó su padre.

—Bueno… Creo que tener dinero es algo bueno —contestó.

—¿Por qué es bueno tener dinero? —insistió su padre.

—Porque…

Saeju tuvo que pensarlo. Ya no recuerda qué es lo que dijo exactamente, pero elaboró algún tipo de respuesta; a lo que el padre volvió a preguntarle: «Sí, pero ¿por qué?». Y a todas las respuestas que siguieron, su padre siempre respondía «¿por qué?», hasta que Saeju ya no supo qué decir. (Este es el origen del test del porqué, que encontrarás en la página 70).

Saeju pasó de sentirse orgulloso a expuesto y vulnerable frente a su padre. Sabía que no lo estaba regañando, porque él no era así. Lo que estaba haciendo, y de forma muy ingeniosa, era demostrarle a Saeju que detrás de todo gran negocio tiene que haber una gran pasión, un motivo real. Un propósito. Quería que Saeju encontrara el suyo. Al parecer, que a Saeju le gustara mucho la música *heavy metal* no tenía las características, según su padre, para poder llegar a cambiar el mundo. Entonces, ¿qué?

—Piensa siempre en la misión de tu empresa y en el impacto que tendrá en la comunidad —dijo finalmente su padre.

Lo que él quería era que su hijo tuviera un porqué real. Que descubriera sus propios valores fundamentales antes de que él lo dejara atrás, junto con su vida. Esta conversación cambiaría la vida de Saeju para siempre.

Al poco tiempo, con solo cincuenta y un años, el padre de Saeju falleció. Saeju tenía veintiún años y sentía que el sol que siempre había iluminado y llenado de sentido a su vida había dejado de brillar.

Confundido y desconsolado, Saeju decidió alistarse en el ejército surcoreano para cumplir sus tres años de servicio, obligatorio para todos los jóvenes de Corea del Sur, como especialista en informática. Esta experiencia lo ayudó a superar el dolor, despejar la cabeza y ordenar sus prioridades. Al volver, se dio cuenta de que la universidad no lo ayudaría a lograr lo que quería en el mundo, así que abandonó los estudios e hizo algo audaz a lo que su padre siempre lo había animado: se mudó a Estados Unidos.

Eligió la ciudad de Nueva York por su diversidad y ambiente cosmopolita, y se prometió cambiar el mundo. Decidió que no lo haría mediante la ingeniería eléctrica ni la industria de la música, sino que intentaría mejorar la atención médica, eso que tanto había preocupado a su padre. Y si no podía hacerlo como facultativo, tendría que hacerlo como empresario.

A Saeju le seguía encantando el *heavy metal* (aun hoy le encanta, y mucho), pero entendió que fuera lo que fuera lo que hiciera en este mundo, tenía que ser algo significativo. Que ayudara a las personas. Tenía que importar, y él tenía que saber por qué. Su ambición era fundar algún negocio que devolviera a las personas las riendas de su salud para evitar que se convirtieran en los pacientes de su padre que habían buscado «atención médica» cuando ya era demasiado tarde. Saeju sabía mucho de negocios, pero intuía que necesitaba a alguien con grandes conocimientos tecnológicos, así que comenzó a buscar posibles socios.

Si retrocedemos el reloj unos años, nos encontramos con un niño de Ucrania que, a la tierna edad de nueve años, había empezado a programar ordenadores en su tiempo libre, cuando no estaba cuidando cabras. Él no se consideraba un genio, pero todos los demás sí (creemos que hasta las cabras coincidirían). Llegó a Estados Unidos cuando tenía trece años, pero, a diferencia de Saeju que ya de niño quería ser un empresario, Artem nos cuenta que su primer sueño era convertirse en granjero. Sin embargo, su fascinación tanto por la tecnología como por la psicología superó su amor por la ganadería y Artem terminó en la Universidad de Princeton estudiando informática, psicología, economía y teatro (porque incluso los frikis de la tecnología tienen su lado dramático).

Durante su primer año en Princeton, Artem creó un programa de ajedrez con aprendizaje automático llamado Golch que luego formaría parte de su tesis de grado; pero una de sus clases favoritas era la de la psicología de la toma de decisiones, impartida por Daniel Kahneman, un reconocido psicólogo y economista que en 2002 ganó el Premio Nobel de Economía. Cuando aún estaba estudiando, Artem hizo prácticas en los servidores SQL y Sun Solaris de Microsoft, donde aprendió mucho sobre la gestión de equipos de programadores. Cuando acabó sus estudios, empezó a trabajar como ingeniero de *software* y gestor de equipos en Google, donde fundó y lideró el proyecto Geosearch, que se convertiría en parte integral de Google Maps.

A Artem le encantaba trabajar en Google, pero para él a ese trabajo le faltaba una cosa que siempre le había interesado: el estudio y la exploración de la psicología. Pensaba que no había un ámbito donde combinar su amor por la tecnología y su interés en la psicología, pero eso fue antes de conocer a Saeju en una cena de graduados de Princeton.

Artem era amigo de un primo de Saeju, que los presentó, y conectaron de inmediato. Artem le contó a Saeju todo lo que quería crear, incluido un producto para hacer ejercicio que reinventaría la experiencia de ir al gimnasio. Saeju le contó a Artem sus frustraciones con el sistema de salud y su deseo de empoderar a las personas para que tomaran las riendas de su bienestar. No tardaron en empezar a intercambiar ideas como si se conocieran y trabajaran juntos desde siempre.

Saeju vio en Artem al socio que había estado buscando, aunque Artem aún no había pensado en ser empresario. Ambos tenían una visión: desde el inicio, su principal e inquebrantable propósito, la brújula que los guiaba, era tener el mayor impacto positivo posible en la salud humana.

Comenzaron a trabajar juntos de forma oficial en 2005, cuando Artem aún trabajaba en Google y acababa de ganar el Campeonato Mundial RoboCup (porque así de magnífico es su cerebro). A Saeju le llevó dos años convencer a Artem de dejar Google y dedicarse a su negocio a tiempo completo. En 2007, crearon una empresa llamada WorkSmart Labs, Inc. Su primera oficina estaba en un colegio mayor. La siguiente era un poco más grande: un apartamento dúplex desde donde lanzaron su primer prototipo, el CyberTrainer. Consistía en una tecnología de seguimiento instalada en una bicicleta estática. El primer empleado que tuvieron fue el compañero de los campeonatos de robots de Artem, Mark Simon, otro genio de la tecnología que se convirtió en su ingeniero de *software* sénior (y más tarde sería el principal arquitecto de Noom). Consiguieron dinero para construir prototipos para otros aparatos de gimnasia, pero pronto vieron que el futuro estaba en la tecnología móvil.

En octubre de 2008, lanzaron CardioTrainer, una aplicación para hacer el seguimiento de tus entrenamientos que en 2010 ya tenía un millón de usuarios. CardioTrainer fue pensada en un principio para corredores, pero gracias a los testimonios y comentarios de los usuarios, el equipo vio que la mayoría usaba la aplicación para tipos de ejercicio más moderado, como caminar, y con el objetivo de perder peso en vez de mejorar su estado físico. Por eso, en 2010 lanzaron una aplicación para contar calorías, llamada Calorific, que no tardó en alcanzar el medio millón de usuarios.

Un año después, Saeju y Artem decidieron cambiar de rumbo una vez más. Querían combinar las mejores características de sus dos populares aplicaciones en una sola que ayudara a las personas a perder peso y no recuperarlo mediante el seguimiento tanto de los ejercicios como del peso. Según dicen, fue un trabajo hercúleo, pero después de mucho investigar y analizar, descubrieron que para conseguir cambios en la conducta hacía falta algo más que una aplicación de seguimiento. Los consumidores querían algo —o a alguien— que los ayudara con sus problemas de salud. Saeju y Artem tenían que ir más allá.

En 2011 cambiaron el nombre de la empresa a Noom. ¿Por qué Noom? «Tanteamos varias ideas para el nombre —explica Artem—, y uno de los que más les gustaba a nuestros diseñadores era Moon, que quiere decir Luna, porque era interesante desde la perspectiva del diseño. Al principio nos pareció una idea poco natural para nosotros. ¿Qué tiene que ver la salud con la Luna? No es una palabra que se use mucho en el entorno empresarial y nos pareció que resultaba rara, igual de raro que intentar cambiar nuestra conducta para mejorar la salud, que al principio cuesta acostumbrarse. Sin embargo, en este caso, en vez que seguir nuestro a instinto, hicimos algunas pruebas más con otras personas para ver cómo reaccionaban y nos sorprendió lo positiva que fue su respuesta».

Según Artem, a medida que el equipo se familiarizó con la idea, se fueron acostumbrando a ella y cada vez les gustaba más. «Nos gustaba porque la Luna siempre está ahí, incluso cuando no puedes verla —cuenta Artem—. La vemos crecer y menguar, hacerse más grande y más pequeña, igual que las metas o las visiones de una empresa. Luego alguien sugirió invertir el orden de las letras de *moon*. La idea obtuvo una respuesta muy positiva, así que pasamos a llamarnos Noom».

Siempre inquietos, Saeju y Artem hablaban a menudo de que las personas sabían qué hacer para estar más sanas, pero aun así les costaba. Entonces conocieron a Tom Hildebrandt, que trabajaba en el Centro de Trastornos Alimentarios del Hospital Monte Sinaí, y entendieron que la pieza que les faltaba era la psicología. Noom tenía que ofrecer soluciones psicológicas aparte de las puramente fisiológicas. Fue toda una revelación.

En 2014, el Dr. Andreas Michaelides se unió al equipo como jefe de psicología de Noom. En 2015, Saeju y Artem empezaron a contratar *coaches* profesionales y, en 2017, presentaron el programa Peso Saludable de Noom. Sus investigaciones revelaron que eso era lo que la gente estaba buscando: una herramienta eficaz para perder peso que incorporaba un sistema de apoyo humano real. Para ese entonces, ya tenían más de cien *coaches* Noom y un número creciente de personas que participaban del programa.

A partir de ese momento, el equipo de Noom no deja de crecer y sigue con los experimentos, las investigaciones, el desarrollo y la innovación. En 2019, Noom contrató a su empleado número mil y organizó la primera Cumbre de Liderazgo de Noom en la ciudad de Nueva York. Para 2020, Noom tenía más de tres mil *coaches*, múltiples programas y una visión para el futuro que incluía, y sigue incluyendo, expandirse para ayudar a que las personas controlen o incluso mejoren enfermedades crónicas como la ansiedad, la diabetes y la hipertensión.

En Noom seguimos ampliando nuestra plataforma de cambio de conducta para ayudar a las personas a cambiar sus vidas como ellas quieran. Como dice Artem: «Si sabes cómo funcionan tu cerebro y tu cuerpo, puedes superarte a ti mismo en astucia y alcanzar metas que antes te resultaban difíciles. Abandona la culpa. Cuando entiendes los principios psicológicos detrás de tu conducta, puedes hacer cambios con más facilidad. Noom está para ayudarte a ser la mejor versión de ti y liberar todo tu potencial. Nuestro objetivo es salvar años de vida a toda la humanidad. Es una meta enorme y aún no la hemos alcanzado, pero siempre estamos probando cosas nuevas y mirando todo a través de la lente de nuestra misión. Queremos inspirarte para que tú también lo hagas».

Nuestro deseo para ti

Nuestra empresa ha cambiado mucho, pero nuestra misión nunca lo ha hecho. Y siempre ha sido ayudar a la mayor cantidad posible de personas a llevar una vida más sana mediante cambios de conducta. Nos enorgullece ver los resultados a largo plazo alcanzados gracias a nuestro programa. Por eso no consideramos Noom una dieta; es un método para cambiar la conducta y desarrollar un estilo de vida saludable. Nuestro plan se ha creado con mucho cuidado y lo revisan constantemente psicólogos e investigadores expertos en los campos de la salud y la psicología. Queremos ayudarte a llegar a la raíz de tus problemas para perder peso, o de cualquier otro problema de salud, y ayudarte a superarlos. Esto no va de números. Va de vida. Desde que incorporamos el aspecto psicológico, nos hemos convertido en mucho más que unos números en una báscula.

Con Noom aprenderás sobre la alimentación social, el manejo del estrés, la relación entre la cognición y los alimentos, el manejo de tus emociones en relación con la comida, el efecto que tienen el ejercicio y el sueño y, sobre todo, por qué los humanos comemos y actuamos como lo hacemos. Explorarás formas de recuperar las riendas en lugar de sentir que tus emociones te controlan (aunque a veces tus emociones son la guía que tanto necesitas; ya hablaremos de eso también).

Si participas de Noom, sin importar cómo (ya sea con este libro, nuestro programa en línea o ambos), verás que empezarás a crear nuevas conexiones neuronales, lo que con el tiempo te ayudará a cambiar de hábitos. Los hábitos son algo poderoso que arraiga en nosotros, pero cuanto más reeduques a tu cerebro para que practique, e incluso adopte por defecto, hábitos saludables que tú quieras y elijas practicar, mayor será la probabilidad de que tengas éxito en tu intento por perder peso, mejorar tu salud y conseguir más paz mental. Nosotros te enseñaremos a hacerlo y te ayudaremos a entender el porqué detrás del método. De poco sirve darle a alguien un manual de instrucciones si no entiende por qué lo está usando o no se siente motivado para seguirlo. Por el contrario, para conseguir un cambio hay que probar muchas herramientas diferentes y ponerlas a prueba con asesoramiento y curiosidad. Noom te ofrece esas herramientas. Hemos descubierto la combinación idónea de psicología, tecnología y *coaching* humano que empodera a las personas a tomar el control de su salud.

Debemos reconocer que las metas de Noom son numerosas. Comenzamos con la pérdida de peso, pero a medida que nos conozcas irás viendo que esto es solo un camino que conduce a un mejor entendimiento de uno mismo. Nuestra verdadera misión es compartir contigo cómo usar la psicología para cambiar tus conductas para que tu salud y tu vida entera sean lo que tú sueñas. Noom se ha convertido en una herramienta para gestionar el estrés y la ansiedad, conseguir mayor confianza y practicar más autocuidado, además de contribuir a la buena salud.

En pocas palabras (¿o son ya demasiadas?), estamos aquí para ti, y te ofrecemos potentes herramientas para el cambio. Estamos para ayudarte mientras aprendes cómo puedes cambiarte tú a ti mismo. No nos van las normas. Lo que nos va son los «deberías». Y lo que no nos va en absoluto son la culpa, la vergüenza, el castigo ni ninguna de esas cosas que la ciencia ha comprobado que no ayudan a que las personas cambien. Lo que nos va es ayudarte y apoyarte en tus metas para tener una vida más feliz, sana, fuerte, segura, más Noominosa. Ese es nuestro deseo para ti.

¿Estás listo para emprender este viaje con nosotros, explorar el Noomiverso, acoger los cambios que tanto anhelas y empoderarte para que todo se haga realidad? Sabemos que lograrás grandes cosas y siempre te estaremos apoyando.

Sin duda eres la fuerza más grande y el activo más importante que tienes en tu viaje. A medida que transformes tu salud, te convertirás en parte de la solución: un mundo en el que las personas saben cómo crear su propia salud. Da igual en qué momento de tu viaje estés, gracias por permitirnos formar parte de él.

¡Esperamos que disfrutes del libro!

1

Tú mandas: Tu papel en el cambio que quieres lograr

Nada cambia si nada cambia.

ANÓNIMO

Sospechamos (porque estás aquí) que hay algo de tu vida que te gustaría que fuera distinto. Quizás te gustaría recuperar un peso saludable, con el que tan a gusto te sentías en tu cuerpo. Quizás te gustaría mejorar tu estado físico, deshacerte de malos hábitos, sentirte mejor o solo más tú. Quizás sabes lo que tienes que hacer, pero te cuesta; quizás ni siquiera sabes por dónde empezar. Quizás ya has hecho algunos cambios positivos, pero te gustaría asegurarte de conservarlos.

No importa la historia que te haya traído hasta aquí, este es el sitio indicado para ti, porque Noom va de ayudar a las personas a lograr cambios. Puede que nuestros métodos no sean como otros que ya has intentado. No te enterraremos en normas, ni controlaremos lo que comes o cuánto ejercicio haces; ni siquiera te diremos que debes cambiar. En lugar de eso, nuestro método consiste en abordar el cambio de conducta desde una perspectiva psicológica: ¿qué quieres cambiar en tu vida y por qué quieres cambiarlo? ¿Y por qué no lo has cambiado todavía?

A nosotros lo que nos importa es el porqué de la conducta. Conocer tu porqué es motivador. Según la teoría de la autodeterminación, o TAD, las personas alcanzan sus metas con mayor éxito cuando se relacionan con sus necesidades psicológicas innatas,[1] sobre todo mediante la motivación autónoma.[2] La motivación autónoma consiste en hacer algo porque tú lo has decidido y porque es coherente con tu personalidad y tus valores. De acuerdo con la TAD, conectar el porqué y tus razones internas para el cambio (razones que proceden de ti mismo y no de lo que otras personas te dicen que deberías hacer) aumentará tu motivación y hará que tengas más éxito a la hora de lograr lo que quieras, sin importar lo que sea. En Noom creemos que esto es cierto porque lo hemos observado en nuestras investigaciones[3] y en los resultados de los participantes con mayor éxito de nuestro programa. Entender tu porqué es una parte integral del programa. De hecho, «¿por qué?» es nuestra pregunta favorita. ¿Por qué tomamos ciertas decisiones, tenemos ciertos pensamientos o adquirimos ciertos hábitos? Para empezar a responder esto, te ayudaremos a desarrollar la conciencia que tienes de ti y a experimentar contigo. Nos encantan los experimentos, ¡ya lo verás! Todo nuestro programa se basa en la experimentación, y todo lo que implementamos se pone a prueba rigurosamente. La experimentación es clave, no solo para dirigir nuestra empresa y desarrollar nuestro plan, sino también para que descubras rápida y eficazmente lo que funciona para ti. «Hemos optimizado Noom con el propósito de maximizar la velocidad de aprendizaje mediante la experimentación —afirma Artem Petakov, cofundador y presidente de la empresa—. La experimentación es lo que me ayuda a descubrir qué funciona en mi vida personal. Es lo que nos ayudó a descubrir qué funciona para Noom. Y es lo que puede ayudarte a descubrir qué funciona para ti».

Pero no experimentamos porque sí. Nuestros experimentos se basan en la investigación. Tomamos ideas de la terapia cognitivo-conductual (TCC), la terapia dialéctica conductual (TDC) y muchos otros conceptos de psicología que te presentaremos a lo largo del camino. Te enseñaremos a identificar y cambiar los patrones de pensamiento destructivos que te impiden alcanzar tus metas, cumplir tus más grandes sueños y tener la vida que quieres, pero la forma de hacerlo estará siempre basada en las pruebas que tenemos. Estamos aquí para ayudarte a alcanzar tus metas a tu manera, no para que hagas las cosas como nosotros decimos. No hay una única forma de hacer nada, porque todos somos diferentes, así que nosotros te ayudaremos a que prestes más atención a tu cuerpo y conectes con tu psique, dado que ahí es donde están todas las respuestas. Solo tienes que acceder a ellas. Noom no te ofrece un programa. Noom te ofrece las herramientas para que accedas al «programa» para alcanzar el éxito que ya se está ejecutando en tu cerebro.

Esa es la forma de construir una vida que te guste. Podemos enseñarte a pasar a un estado de déficit calórico sin sufrir para que pierdas peso, a divertirte más con el movimiento o a estar más tranquilo o a tener más energía. No importa cuál sea tu meta, siempre te animaremos a preguntarte «¿por qué?» y siempre dejaremos que tomes la delantera. Solo estamos aquí para darte herramientas cuando las necesites para que puedas fijar metas que se ajusten a tu persona de manera que siempre estés motivado, inspirado y seguro de que la ciencia está de tu lado. Tú te conoces mejor que nadie, así que mientras se trate de tu vida, tus planes o tus metas, nosotros estamos de tu lado. Porque confiamos en ti y queremos que tú también confíes. Porque tenemos fe en ti y queremos que tú también la tengas. Porque sabemos que puedes lograr lo que sea que decidas hacer por ti.

Porque tú mandas. Eres la mayor fuerza en tu salud y en tu vida. Lo que tiene más influencia, poder y control sobre lo que haces o no. Solo tienes que entender, desbloquear y aprovechar ese superpoder que ya tienes dentro. Nuestra meta, porque nosotros también tenemos metas, solo es ayudarte a que descubras cómo hacerlo.

Si en el pasado has tenido dificultades para comer más sano, hacer ejercicio de forma más eficaz, perder ese peso que ya no quieres llevar encima o establecer una relación más relajada con la comida o con tu cuerpo, no temas. Noom tiene muchísimas herramientas nuevas. Podemos ayudarte a reencuadrar tu perspectiva de la comida, el ejercicio, el peso e incluso de ti mismo para que dejes de luchar en contra de la comida, la báscula, el espejo o tu crítico interior y empieces a vivir de una forma que te haga sentir más seguro y cómodo contigo. Nos gusta decir que estamos del lado del amor, no de la lucha, y queremos que dejes a un lado tus batallas para empezar a disfrutar de ti, que eres una persona estupenda, y de tu vida, que es fabulosa.

Estas son algunas de nuestras maneras de hacerlo:

- **Usamos la psicología**, en lugar de listas de alimentos, planificaciones de comidas y discursos motivacionales (bueno, retiramos eso último; porque sí nos gusta dar alguna charla motivacional de vez en cuando), para ayudarte a cambiar hábitos y conductas para que mejores tu salud y tengas más probabilidades de alcanzar tus metas.

- **Jamás te diremos qué comer** y qué no. No tenemos ningún problema con los carbohidratos, las grasas ni las proteínas. Tampoco te diremos que abandones el azúcar (mmm, azúcar) ni te exigiremos que comas un kilo de kale al día. Las verduras son fabulosas, pero no tienes por qué hacerte chupitos de hierba de trigo ni prepararte batidos por las mañanas si no te gustan. Queremos que comas lo que tú quieras. Que lo disfrutes y no sientas culpa, y que elijas tus alimentos a conciencia para que lo que comas te haga sentir genial, tanto física como psicológicamente. Porque no importa cuáles sean tus metas, si te sientes mejor, alcanzarlas será más fácil.

- **Funcionamos con cualquier tipo de dieta.** Si eres vegano ético u ovolactovegetariano, si te encanta la dieta paleo, la keto, de bajas u altas calorías, no hay ningún problema. Puedes alimentarte como quieras y aun así «hacer Noom» como si fueras un humano omnívoro común. Recuerda, nos importa más cómo comes que lo que comes.

- **No exigimos hacer ejercicio.** Incentivamos el movimiento saludable a lo largo del día porque sabemos que es beneficioso para tu salud física y mental;[4] si haces o no ejercicio formalmente, y cómo muevas tu cuerpo, es asunto tuyo. Si quieres, puedes usar Noom para convertir el ejercicio en un hábito o para inspirarte y moverte de forma más intuitiva en tu vida, pero prometemos que nunca te obligaremos a ir al gimnasio (aunque si te gusta hacerlo, adelante, los gimnasios pueden ser divertidos y, además, no somos tu jefe).

- **Sabemos que cómo comes y por qué** no solo está relacionado con la comida. También tiene que ver con el estrés, el sueño, las relaciones y muchas otras cosas que pueden estar pasando en tu vida. No dejamos de lado ninguna de esas cosas. Sabemos que son importantes.

- **No creemos en el fracaso.** Noom es una zona libre de castigos. Nos centramos en todo lo bueno que puede pasarte cuando haces cambios para mejorar la salud y en cómo te sientes. Nos atreveríamos incluso a decir que no existen los errores ni el fracaso. Los desafíos y los obstáculos son inevitables y son oportunidades para aprender. Todo cambio implica un patrón de altibajos en la motivación, días en los que todo sale bien y días en los que tus planes se desmoronan. Así es como funciona el cambio (y la vida). El cambio es un proceso activo y dinámico, no una línea recta, y una mentalidad perfeccionista puede ser autodestructiva, pero bueno… nadie es perfecto, y nosotros creemos en el progreso, no en la perfección. Los deslices son señal de normalidad.

- **Creemos en la cooperación, no la competencia.** En nuestra aplicación no hay «clasificaciones» y en este libro no alentamos la mentalidad competitiva porque creemos que el refuerzo positivo y el apoyo personalizado de *coaches*, grupos e individuos son mucho más productivos y sirven más para ayudarte a mantener una actitud positiva y centrada en tus metas. Cuando alguien gana, otra persona pierde, y Noom no va de eso. ¡Para nosotros, todo paso hacia tu meta es una victoria!

- **Puedes usar los métodos de Noom para cualquier cambio de conducta.** Quizás no te interese perder peso. Tampoco pasa nada. Puedes usar las herramientas de este libro para lo que sea que quieras cambiar. No importa tu meta, estamos aquí para ayudar. Quizás quieres adquirir más confianza en ti, dormir más, convertir tu práctica de yoga o meditación en un nuevo hábito o intentar que tu azúcar en sangre, tensión arterial o colesterol vuelvan a estar dentro de los valores normales. En resumidas cuentas, Noom puede ayudarte a cambiar, no importa qué cambio estés buscando.

Esta vez puede ser diferente porque Noom es diferente.

Pero ya basta de hablar de nosotros. Volvamos a ti y uno de los primeros pasos más importante que puedes dar para cambiar tu vida: creer en ti.

Por qué necesitamos más la psicología que las reglas

En lugar de reglas y restricciones, la estrategia de Noom para obtener cambios de conducta siempre ha sido psicológica, porque lo que sucede cuando quieres cambiar algo está menos relacionado con lo que haces que con cómo piensas lo que haces. Por eso, en nuestra experiencia, crear reglas para cambiar la conducta no funciona muy bien. Las reglas apuntan al qué, pero no al porqué, y a los humanos no se nos da muy bien seguir reglas que van en contra de nuestra naturaleza.

Por ejemplo, la naturaleza humana tiende a hacer que actuemos según lo que sentimos en el momento en lugar de lo que podría suceder en el futuro. Hay un buen motivo para ello. Es probable que las decisiones tomadas en el momento («¡corre!») y las recompensas inmediatas («¡cómete eso mientras puedas!») tuvieran un papel determinante para la supervivencia del ser humano en períodos de peligro y escasez de alimento cuando aún no éramos tantos y la vida era mucho más frágil. Por aquel entonces, pensar y actuar basándose en el futuro cercano (a una semana vista, por ejemplo) no era tan importante, porque de lo que había que asegurarse era de llegar al día siguiente.

Además, la naturaleza humana, según los investigadores en psicología que estudian las raíces evolutivas de la toma de decisiones de los seres humanos,[5] tiende a hacer esto cuando piensa:

- Prestar atención a información relevante («¡una ardilla!»).
- Dejarse influir por lo que sucede alrededor, aunque no sea beneficioso («si todos los demás lo están haciendo»).
- Racionalizar hábilmente las malas decisiones («solo por una vez»).

A las personas les gusta hacer lo que perciben que es mejor en el momento, lo más fácil y placentero, lo que todos los demás están haciendo. Eso es completamente normal y, hasta cierto punto, está programado en nuestro cerebro, así que si creáramos una regla que dijera «no mires esa ardilla», «no comas cosas dulces» o incluso «no hagas lo que todos los demás están haciendo», ¿qué crees que querrían hacer de inmediato la mayoría de las personas?

Sin embargo, vivimos en el siglo XXI y nuestro cerebro ha evolucionado bastante, lo que significa que no siempre tenemos que actuar según lo que queremos ahora mismo y podemos usar nuestro considerable intelecto para determinar si hacer otra cosa podría significar recibir algo aún mejor después. Cuando esas recompensas son más deseables que las inmediatas, podemos ejercitar la muy humana habilidad de cambiar de conducta.

Pero es difícil ignorar el instinto de agarrar todo lo que puedas mientras puedas, sobre todo cuando actuar por instinto se ha convertido en un hábito. Supongamos que tienes el hábito de comer un par de galletas con trocitos de chocolate o una chocolatina a media tarde casi todos los días. Es muy probable que lo hagas porque, en el momento, esas comidas suenan increíbles. O sonaban. Ahora no son más que un hábito en el que no piensas mucho. Y quizás no sea un problema.

Sin embargo, quizás creas que sí. Que es un «mal hábito». Que el azúcar es malo, o que las galletas son malas o lo que sea. O estás intentando conseguir un estado de déficit calórico para bajar de peso y ese tentempié de media tarde tiene demasiadas calorías para la poca recompensa nutritiva que ofrece, así que crees que cambiar ese tentempié podría ayudarte a alcanzar tu meta. Entonces creas una regla: «Se acabaron las galletas y las barras de chocolate como tentempié».

Al día siguiente, cuando llega la hora, sientes ganas de comer galletas. ¡Pero tienes una regla! Así que no puedes comerlas. Sin embargo, en cuanto te dices que no puedes, tienes más ganas que nunca de hacerlo. Y te comes las galletas. Quizás incluso comas más que de costumbre.

Aquí es donde la psicología puede rescatarte. Una de las cosas que podrías hacer es aplicar la consciencia plena (o *mindfulness*), un concepto fundamental de la terapia dialéctica conductual o TDC. Cuando sea hora del tentempié, puedes conectarte con tu cuerpo y preguntarte: «¿De verdad quiero comer galletas en este momento? ¿Qué está queriendo decir mi cuerpo? ¿Qué es lo que hace que quiera galletas? ¿Es un hábito? ¿Es el estrés? ¿No hay otra cosa que suene mejor hoy?». Lo que sientas en el momento, tanto física como emocionalmente, puede ser más importante que una regla general. Si descubres que de verdad te quieres comer las galletas, quizás decidas disfrutar cada bocado, ¡sin culpa! O tal vez te des cuenta de que en realidad no quieres galletas;

que lo que quieres es relajarte. Entonces saldrás a sentarte quince minutos bajo el sol. O quizás, si lo piensas bien, lo que tu cuerpo quiere es una manzana fresca y jugosa con un poco de crema de cacahuete, y te das cuenta de que preferirías comer eso en lugar de una galleta. Así es como funciona la psicología.

O imaginemos que sí quieres comer las galletas, pero decides detenerte antes de hacerlo y pensar en las consecuencias a corto y largo plazo que eso tendría. Primero, piensas en cómo te suelen hacer sentir poco después (bienvenido, bajón de las tres de la tarde), o que quizás estén evitando que alcances tu deseada meta a largo plazo de bajar esos cinco kilos que subiste el año pasado y que te incomodan al subir la cremallera de los pantalones. En tal caso, con todo eso en mente, quizás decidas que, aunque sí quieres comer las galletas en ese momento, lo que de verdad quieres es elegir un tentempié que te ayude a alcanzar tu meta. Esa meta podría ser estar más animado cuando todos los demás estén somnolientos a las tres de la tarde o más cómodo al ponerte tus prendas de vestir, sin incomodidad en tu abdomen al subir la cremallera.

Nuestra forma de pensar puede hacer que tomemos decisiones en contra de nuestro bienestar a largo plazo, pero también puede ayudarnos a tomar decisiones que nos beneficien. Este es el principio fundamental de la terapia cognitivo-conductual o TCC: examinar y cuestionar las formas de pensar y comportarse que son de poca ayuda para modificar esos patrones de pensamiento y hábitos de conducta de modo que te resulten beneficiosos. La gratificación inmediata es una fuerza muy poderosa. Los hábitos también. Pero nada lo es tanto como tú y tu cerebro. Si puedes aprender una cosa, puedes desaprenderla. Si puedes elegir una cosa, puedes elegir otra en su lugar.

Al comparar costes y beneficios, puede que decidas que el beneficio de sentirte mejor más tarde es mayor que el beneficio de disfrutar una galleta durante unos segundos, sobre todo cuando, si eres sincero contigo, a menudo ni siquiera las saboreas porque comerlas no es más que un hábito.

Quizás hagas incluso un pequeño experimento. ¿Son las galletas de verdad las culpables del bajón de las tres de la tarde? Podrías cambiar tu tentempié por una manzana con crema de cacahuete durante una semana y ver cómo te sientes todos los días a las tres de la tarde. Si te sientes mejor, esa podría ser la prueba de que tu cuerpo responde mejor al nuevo tentempié y ese descubrimiento podría motivarte a cambiar esas galletas que eliges por defecto por una manzana, que te da más energía. ¿Y si no notas ningún cambio? Quizás lo que te causa el problema es el café que tomas y, en tal caso, podrías probar a cambiarlo por un té verde o agua.

Esto es solo un ejemplo de la maravillosa forma en la que Noom aborda los cambios de conducta.

Autoeficacia, o creer en ti

Autoeficacia es un término científico que significa creer en ti mismo. Como dijo aquel: «Tanto si crees que puedes como si no, tienes razón». El primer paso para cambiar algo en tu vida es creer que puedes hacerlo. Aunque está claro que ese no es el único. No puedes tirarte en el sofá con medio kilo de helado y conseguir un estado físico digno de un corredor de triatlones o escribir la gran novela estadounidense mágicamente a fuerza de pensar en ello, pero sin hacer ningún esfuerzo. El esfuerzo forma parte de la ecuación, sin duda alguna, pero la autoeficacia es fundamental. Si nunca crees que algo vaya a funcionar, ¿para qué esforzarte en intentarlo? Pero si crees que sí (cuando lo haces), entonces puedes avanzar con seguridad, energía y la voluntad de trabajar todo lo que sea necesario para alcanzar tus metas.

La autoeficacia no es una cualidad fija. No es algo genético, como el color de ojos o que el cilantro te sepa a jabón. Surge de tus vivencias hasta ese momento. Si has tenido mucha experiencia con el éxito (qué suerte), entonces es posible que tengas mucha autoeficacia. Si has experimentado muchas dificultades o no siempre has alcanzado tus metas, quizás tengas una menor autoeficacia,[6] y esto puede hacer que te resulte más difícil visualizar el éxito. No es fácil tener mucha autoeficacia cuando la mayoría de tus intentos de perder peso, por poner un ejemplo, no han dado buenos resultados. Has aprendido de tus experiencias pasadas que «no puedes» perder peso, así que empiezas a creértelo.

Pero puedes cultivar la autoeficacia y esa es una de las cosas que Noom te enseña a hacer, porque (a riesgo de parecer un equipo de animadoras) ¡tú puedes!, sea lo que sea que decidas hacer, no importa que nunca te hayas creído capaz. No importa que ya lo hayas intentado y no lo hayas conseguido. Cuando algo no funciona, aprendes qué es lo que no funciona. La lección que debes aprender no es que no es posible. Eres listo (¡lees libros!), flexible (aunque no llegues a tocarte los dedos del pie) y sabes que hacer algo de una forma no significa que no la puedas hacer a partir de ahora. Ese es otro de los grandes principios de Noom: esta vez es diferente, porque Noom es diferente. Y tú también eres diferente, porque cada nuevo aprendizaje, cada nueva experiencia te convierte en una persona más inteligente y experimentada.

NOOM EN ACCIÓN:
EVALÚA TU AUTOEFICACIA

Los psicólogos tienen varias maneras de ayudar a las personas a medir su autoeficacia, así que empecemos por medir la tuya.[7] Responde las preguntas a continuación y súmate un punto por cada «muy de acuerdo», dos por cada «de acuerdo» y así sucesivamente hasta llegar a los cinco puntos por cada «muy en desacuerdo». No te preocupes si las preguntas te parecen similares. Solo intenta responderlas todas lo mejor que puedas. Y recuerda que aunque tu autoeficacia te parezca baja ahora, es algo que se puede mejorar.

1 – muy de acuerdo

2 – de acuerdo

3 – no estoy seguro

4 – en desacuerdo

5 – muy en desacuerdo

1. Si me fijo una meta, sé que puedo alcanzarla.

2. Si sé que algo es difícil, es probable que pueda hacerlo de todos modos.

3. Suelo hacer lo que me propongo hacer.

4. Si de verdad quiero algo, creo que puedo conseguirlo, de una forma u otra.

5. La vida está llena de cambios, pero siempre encuentro la forma de salir adelante.

6. Confío en mi capacidad de hacer bien la mayoría de las cosas.

7. Cuando las cosas se ponen difíciles, yo me vuelvo más fuerte.

Ahora suma tus puntos. Total de puntos: _____

Si has obtenido entre siete y quince, tienes una autoeficacia excelente. Tienes la seguridad de que puedes alcanzar tus metas y eres bueno a la hora de motivarte. Nos gustaría sumarnos: ¿Quién puede? ¡Tú puedes! Ahora el siguiente paso es empezar a descubrir qué metas quieres encarar y diseñar una estrategia de juego para alcanzarlas. Ya sabes que puedes, así que ¡adelante!

Si has obtenido entre dieciséis y veintiséis, tienes una autoeficacia bastante buena, pero podrías tener un poco más de confianza en tu capacidad de alcanzar tus metas. Lo haces a diario. ¿Te lavas los dientes? ¿Desayunas? ¿A veces pasas de comer comida basura? ¿Eres amable con los demás incluso cuando no todos lo son contigo? Cada una de esas cosas es un éxito, una meta alcanzada, una victoria. Si te puedes lavar los dientes todos los días, puedes hacer cualquier cosa todos los días. A lo largo de este libro, te ayudaremos a verlo por ti mismo, día a día.

Si has obtenido entre veintisiete y treinta y cinco, es posible que no te sientas muy seguro de alcanzar tus metas, quizás porque en el pasado no siempre has alcanzado las que te has fijado, como perder peso, comenzar a hacer ejercicio o reducir el consumo de azúcar. ¡No te preocupes! Tenemos herramientas psicológicas grandiosas que te ayudarán a cambiar eso, y a continuación vamos a darte un ejercicio que aumentará la confianza que tienes en tus habilidades.

Ahora mismo, mientras lees esto, piensa en algo pequeño que podrías hacer ya y que sería bueno para ti. Algo pequeño. ¿Puedes comerte una pieza de fruta? ¿Puedes hacer diez saltos de tijera? ¿Puedes sentarte con los ojos cerrados y respirar hondo durante un minuto? No importa lo que sea, deja de leer esto y hazlo inmediatamente. Te esperaremos. Vamos, ¡ve!

¿Listo? ¿Qué tal? No ha sido tan difícil, ¿verdad? Y adivina qué. Acabas de alcanzar una meta. Y si puedes alcanzar esa meta, puedes alcanzar una que sea un poco más difícil. Y puedes seguir así. ¡Has hecho un trabajo estupendo!

———

Las buenas noticias sobre la autoeficacia es que hay herramientas grandiosas que todos podemos usar para comenzar a trabajarla.[8]

Una herramienta es buscar pruebas de que sí puedes conseguir cosas significativas. Transfiere tus pensamientos sobre esas experiencias a lo que intentas hacer ahora. Piensa: «Hice esto, así que puedo hacer aquello». Otra estrategia es dividir tu meta en metas más pequeñas. Las metas grandes son emocionantes al principio, pero pronto pueden volverse abrumadoras.[9] En lugar de decir «¡correré una maratón!» o «perderé treinta kilos», cosas que podrían parecer improbables o imposibles cuando empieces a encontrarte con obstáculos, basa tu autoeficacia en victorias más pequeñas y no en la meta final.

Para determinar por dónde empezar pregúntate: «¿Creo que puedo correr quince kilómetros? ¿Creo que puedo perder veinte kilos?». Si la respuesta es no, reduce los números. «¿Creo que puedo correr diez kilómetros? ¿Creo que puedo perder diez kilos?». ¿Según tus experiencias anteriores no? ¿Qué tal «creo que puedo caminar tres kilómetros y correr uno»[10] o «creo que puedo perder tres kilos»? Cuando llegues a un sí, habrás encontrado la meta perfecta de momento, aunque en el fondo sepas que más adelante te gustaría correr una distancia mucho mayor o perder más peso.

Cuando alcances esa meta, da igual lo que tardes, ¡celebra esa gran victoria! Luego vuelve a preguntarte: «¿Creo que puedo perder otros tres kilos? ¿Creo que puedo correr un kilómetro más?». Ahora sabes que ya lo has hecho una vez, así que puedes volver a hacerlo. Pues, ¡hazlo! A medida que empiece a resultarte más fácil, pregúntate si crees que puedes perder seis kilos, correr tres kilómetros, o lo que sea que sientas que tiene sentido en el progreso hacia tu meta final.

Así es como prestas atención a las cosas pequeñas para construir tu autoeficacia. Cada meta pequeña que alcances reforzará la confianza que tu cerebro tiene en tu capacidad de lograr lo que te propones. Cada victoria pequeña envía una señal a tu cerebro, que comienza a ajustar su perspectiva, y así es como tú progresas.

Cultivar una mentalidad de crecimiento

¿Tienes una mentalidad de crecimiento o una mentalidad fija? Estos son términos psicológicos relacionados con la autoeficacia que tienen que ver con creer o no que puedes cambiar. Según la psicóloga de Stanford Carol Dweck y su equipo,[11] tener una mentalidad de crecimiento significa creer que tu esfuerzo aumentará tus capacidades, mientras que tener una mentalidad fija significa creer que tus capacidades son algo fijo que no cambiará, no importa cuánto te esfuerces. Alguien con una mentalidad de crecimiento diría: «Las matemáticas son difíciles. Debo practicar más». Alguien con una mentalidad fija diría: «Supongo que soy malo en matemáticas».

¿Tu actitud es más «puedo aprender a correr diez kilómetros si me lo propongo» o «nunca estaré en forma, así que puedo intentarlo, pero no es probable que lo consiga»? En su libro *Mindset, la actitud del éxito*,[12] la Dra. Dweck explica que las personas con mentalidad fija creen que su inteligencia, personalidad y talentos están grabados en piedra. No creen que puedan cambiar, por lo que se concentran en lo que les resulta familiar y fácil, y evitan hacer cosas difíciles. También tienden a ser menos resilientes cuando creen que han fracasado. Dejan que eso los desanime de volverlo a intentar.

Por otro lado, las personas con una mentalidad de crecimiento creen que pueden cambiar su inteligencia y personalidad mediante el esfuerzo, por lo que son más resilientes frente al fracaso. Creen que solo tienen que seguir intentándolo, así que tienen más posibilidades de alcanzar sus metas.[13]

Quizás ya tengas una idea de qué tipo de mentalidad sueles tener basándote en el test de autoeficacia que acabas de hacer, pero profundicemos un poco más. Quizá quieres conseguir algo, como correr una carrera de cinco kilómetros, comer más verduras o empezar a meditar diez minutos al día. Si tienes una mentalidad fija, es probable que veas todos los obstáculos que hay entre tú y tu meta y te cueste imaginar cómo sortearlos. Si tienes una mentalidad de crecimiento, reconocerás que hay algunos obstáculos, pero también creerás que eres capaz de superarlos. Sabes que el poder para alcanzar tu meta está en ti y en nadie más.

Pero las demás personas pueden influir, ¡no lo dudes! Es importante que practiques diciéndote que nadie te obliga a comportarte de una forma u otra. Nadie te prohíbe hacer ejercicio o meditar, aunque quizás intenten distraerte u ofrecerte lo que parece una mejor oferta, como una salida de chicas o una fiesta para ver el partido del lunes.

Y puedes hacer todas esas actividades sociales siempre que quieras. ¡Siempre! Pero tú tienes el poder de decidir qué es lo mejor para ti y qué es lo que de verdad quieres hacer, tanto en el momento como a futuro. Tú eres tú.

Eso no significa que no puedas pedir ayuda. Si te resulta difícil hacerlo solo, recluta a un amigo. Habla con un terapeuta. Tener una mentalidad de crecimiento no significa que puedas hacerlo todo solo. Somos animales sociales, y todos tendemos a estar mejor cuando trabajamos juntos.[14]

Un cambio de entorno también puede ser de mucha ayuda para una mentalidad de crecimiento: rodearte de personas que apoyan tus metas o tienen metas similares puede ser un factor potente que influya en lo que decidas hacer. Nuestro jefe de psicología, el Dr. Andreas Michaelides, nos contó que él solía fumar cuando vivía en un país donde todo el mundo lo hacía. Al mudarse a Estados Unidos para sus estudios de postgrado, le resultó mucho más fácil dejar el cigarrillo porque estaba en un entorno donde fumar no estaba normalizado. Así lo explica: «Cambiar las personas con quienes te relacionas puede reescribir el guion de tu entorno que mantiene los hábitos que quieres cambiar o imitar. Estar rodeado de personas que actúan de la forma que a ti te gustaría te motivará y te ayudará a hacerlo». Supongamos que tu familia tiene hábitos de alimentación poco recomendables. Estás rodeado de personas que mantienen y refuerzan hábitos que preferirías no tener. Pero relacionarte con otras personas que tienen hábitos de alimentación que sí te gustaría adquirir puede ayudarte a adoptar algunas de esas conductas. Las personas reciben la influencia de quienes las rodean, así que esta puede ser una buena forma de fomentar los cambios de conducta que deseas.

Desde luego, si los quieres de verdad, no cortarás lazos con tu familia ni con tus amigos. Lo cual no significa que no puedas cultivar relaciones con otros pares cuyas metas estén alineadas con las tuyas.[15] El Dr. Michaelides dice: «Cuando ves a otras personas haciendo algo, se te ocurren ideas para hacerlo tú, y si te felicitan por hacer lo mismo que los demás, porque es lo que se considera normal en ese entorno, eso reforzará tu conducta.[16] Al mismo tiempo, es posible que el entorno desincentive otras conductas tuyas que, al no verse reforzadas, te resulten más fáciles de eliminar». Cultivar un entorno que te ayude a alcanzar tus metas te ayudará a reafirmar tu mentalidad de crecimiento de un modo asombroso, aunque estas sean algo tan sencillo como crear el hábito de meditar sobre tus metas todas las mañanas o deshacerte de todos los dulces y galletas que tienes en casa. Y recuerda que siempre hay obstáculos en el camino hacia el éxito. Entender tus circunstancias y los obstáculos a los que te enfrentas y usar una mentalidad de crecimiento para hacer todo lo posible por tener éxito a pesar de esas circunstancias y obstáculos es una forma racional y saludable de aprovechar este tipo de mentalidad para alcanzar tus metas.

Un cerebro en constante cambio, o la neuroplasticidad

Una de las cosas más asombrosas del cerebro humano es que es plástico. No plástico en el sentido de estar hecho de material sintético, sino en el sentido de que puede cambiar en función de tus experiencias. Antes, los científicos creían que teníamos una cantidad fija de neuronas para toda la vida y que, una vez que se establecían las conexiones neuronales, ya no cambiaban; pero ahora sabemos que eso no es cierto. El cerebro es dinámico y responde a los estímulos del entorno y a lo que sucede dentro del propio cuerpo.[17]

Si sabes que tu cerebro responde a tus experiencias, puedes cambiar tus experiencias para cambiar tu cerebro. Hay alimentos beneficiosos para la salud del cerebro: por ejemplo, los ácidos grasos omega-3 procedentes de pescados grasos o algas fortalecen la membrana de las neuronas y protegen el cerebro de la degeneración,[18] y los polifenoles (compuestos antioxidantes presentes en plantas) presentes en frutas y verduras de colores brillantes modifican la capacidad del cerebro de adaptarse al estrés y prevenir la degeneración.[19]

El ejercicio cambia tu cerebro porque libera factor neurotrófico derivado del cerebro (o BDNF, por sus siglas en inglés), una molécula que ayuda a que el cerebro sea más plástico y adaptativo y mejora el aprendizaje y la memoria.[20] Incluso provoca neurogénesis, la creación de nuevas neuronas, en la parte del lóbulo temporal del cerebro, que se ocupa del aprendizaje y la memoria.[21]

La calidad del sueño influye en lo bien que se limpia el cerebro por la noche, cuando en la fase profunda se deshace de sus células muertas y residuos mediante el sistema glinfático (similar al sistema linfático del cuerpo, pero para el cerebro).[22] Estar enfadado, negativo o triste cambia tu cerebro, como también sentirse optimista, alegre o amigable. Las emociones influyen en el funcionamiento del cerebro, incluida tu capacidad de percibir las cosas, prestar atención, aprender, razonar y resolver problemas.[23] Si tu cerebro se daña, la neuroplasticidad hace que, en algunos casos, el cerebro pueda desviar algunas funciones neuronales del área dañada a otra sana.[24] Si tu cerebro puede hacer eso, ¡imagina qué otras cosas puede hacer por ti! Comparado con eso, cambiar tu mentalidad es pan comido.

El entorno y el cerebro se influyen mutuamente en una conversación bidireccional. Es un ciclo de retroalimentación, otro término sofisticado de la psicología para describir el proceso mediante el cual lo producido por un sistema (por ejemplo, tu cerebro) en el presente o el pasado contribuye al mismo sistema en el presente o el futuro.

Así que quizás tu cerebro esté intentando decirte que mires el lado positivo de las cosas. Eso le enseñará a hacerlo más a menudo, de modo que en el futuro será más probable que tengas pensamientos optimistas. Otro ejemplo sería dejar pasar un antojo. Cuando tu cerebro tiene antojo de algo, como chocolate o patatas fritas, y cedes a él, es más probable que tu cerebro también ceda la próxima vez, aunque la causa del antojo también influye.[25] (Los antojos son complejos y hay muchos factores a tener en cuenta sobre sus causas, pero eso lo veremos con más detalle en el capítulo 5).

Sin embargo, si esperas para comer, es más probable que la próxima vez esperes más. Y si logras dejar pasar el antojo (que aumenta, llega a su punto más alto y luego baja, como una ola), la próxima vez que tengas uno, tu cerebro sabrá que puedes con él: ¡la autoeficacia en acción! Habrás reforzado tus músculos mentales y cada vez que suceda será más y más fácil.

El poder transformador de la visualización

Otra forma de reafirmar tu autoeficacia es con una técnica que en Noom nos encanta: la visualización. Una de las muchas cosas asombrosas que puede hacer el cerebro es visualizar cosas que no están sucediendo. Según el Dr. Michaelides, «la capacidad de visualizar es innata en nosotros, y lo interesante es que si conectamos el cerebro a una máquina para ver qué está haciendo, las partes que se activan cuando visualizas algo son las mismas que se iluminan cuando lo haces de verdad». ¿No es asombroso? El Dr. Michaelides nos explica que puedes mejorar en algo con solo visualizarlo. Los atletas lo hacen a veces, imaginan que están practicando su deporte antes de hacerlo, y las pruebas sugieren que eso ayuda de verdad al rendimiento.[26] Según un análisis de los datos disponibles que compara el funcionamiento de este mecanismo en los atletas y los cirujanos, esta práctica, denominada imágenes guiadas, puede incluso contribuir a que los cirujanos mejoren su rendimiento.[27] Si esta técnica funciona a atletas y cirujanos, ¿por qué no va a funcionarte a ti?[28]

¿Qué te parece si lo intentas ahora mismo?

NOOM EN ACCIÓN:
VISUALIZACIÓN

Ponte cómodo, cierra los ojos y visualízate con tanto detalle como te sea posible después de haber alcanzado tu meta. ¿Cómo te sientes por dentro? ¿Cómo actúas? ¿Cómo te ves? ¿Cómo es tu vida? Compenétrate e imagina cómo se sentirías tras haber alcanzado esa meta. Piensa en que siempre supiste que podías lograrlo. Siéntete orgulloso. Permanece así todo el tiempo que quieras, luego deja que la imagen se desvanezca lentamente y abre los ojos. Oye, acabas de visualizar autoeficacia y éxito. Tu cerebro ya está creando nuevas conexiones. [29]

¡Paciencia, Noomer!

La conducta comienza en el cerebro y, como ya sabes, puedes cambiar tu conducta porque puedes cambiar tu cerebro. Y solo saberlo aumenta la confianza que tienes en tu capacidad de cambio. Sin embargo, esto no sirve para «perder cinco kilos en dos días» (de hecho, te garantizamos que no funciona, ¡y que jamás recomendaríamos algo así!). Todo lo bueno lleva tiempo, y los cambios lentos tienen más probabilidad de perdurar. No alcanzarás tu meta final de la noche a la mañana. Eso es porque el cambio de conducta, aunque es cien por cien posible (a diferencia de lo de perder «cinco kilos en dos días»), no es una simple solución temporal. Los cambios reales, significativos y duraderos que se convierten en parte de tu vida llevan un poco de tiempo, y para eso hay que tener paciencia.

Lo que sí puedes hacer, en el tiempo que te ha llevado leer este capítulo, es sentar las bases del cambio para adaptar tu forma de pensar sobre ti y tu capacidad de conseguir lo que sea que quieras para tu vida. Tú y tu cerebro sois increíbles y capaces, y si de verdad quieres cambiar algo, puedes hacerlo.

Se han hecho muchas investigaciones sobre el tiempo que se tarda en cambiar una conducta. Los expertos estiman que un cambio de conducta, como empezar un hábito nuevo o abandonar uno viejo, puede llevar entre dieciocho días y casi un año. La media, según un estudio realizado en 2009 para la publicación *European Journal of Social Psychology*,[30] es de sesenta y seis días. Es casi seguro que notarás cambios positivos y emocionantes antes de ese momento, pero es posible que hacia los sesenta y seis días esos cambios ya se consoliden y pasen a formar parte permanente de tu estilo de vida. Y, si lo piensas, sesenta y seis días no es tanto tiempo si tienes en cuenta el tiempo que hace que quieres cambiar.

Si quieres hacer algún cambio en tu vida (estar más saludable, tener más energía, mejorar tu estado físico, convertirte en un experto en ajedrez), quédate con nosotros, porque aunque no intentaremos engañarte para que creas en los milagros instantáneos, sí tenemos herramientas que te ayudarán a concretar esos cambios. Si te lleva un año, será un año bien aprovechado, ¿no crees? Pero quizás solo necesites sesenta y seis días... ¡o incluso menos! Un poco más o menos de tres meses no es tanto tiempo en comparación con una vida larga, sana y feliz.

Sé tu propio experimento

Mejorar tu autoeficacia es solo una de las muchas estrategias de las que te hablaremos en este libro, pero queremos que recuerdes que lo que está en el centro de todo lo que hacemos es la experimentación, y esa también puede ser la clave para tu propio cambio de conducta. En Noom llevamos a cabo investigaciones constantemente para descubrir qué funciona mejor para las personas y cómo podemos hacer evolucionar nuestra plataforma. Y no todos los experimentos tienen éxito. Lo mismo sucede con las personas, incluida tú. No hay una forma de comer, hacer ejercicio, dormir ni vivir adecuada para todos. No usarás todas nuestras herramientas, y no todas las que uses te resultarán igual de beneficiosas ni útiles. ¿Cómo saber con cuáles quedarte? La experimentación es el mejor método para descubrir qué te resulta agradable y sostenible a la vez.

Pero no experimentamos porque sí. Experimentamos para determinar qué hacer, y recurrimos a las investigaciones para determinar sobre qué experimentar y así probar qué es lo que funciona. Del mismo modo, quizá lees un estudio o investigación, pero eso no te sirve para saber qué hacer porque quizás no es aplicable a tu vida. Artem explica: «Supongamos que quieres sentir más energía y lees un estudio que dice que meditar ayuda a eso. Habrá quien piense: "Vale, pues empezaré a meditar porque el estudio dice que la meditación ayuda con la energía". Pero nosotros no creemos que esa sea la mejor estrategia. La estrategia de Noom es llevar a cabo un experimento, empezar a meditar y llevar un registro de tus niveles de energía para ver si la meditación te da más energía a ti. Puedes basar tu hipótesis en el estudio, pero sigues teniendo que hacer un experimento para ver si esa hipótesis es válida en tu caso. Por eso en Noom decimos que las investigaciones informan nuestros experimentos, no los dirigen. Es una diferencia sutil, pero que lo cambia todo».

Supongamos que quieres estar más sano, y has leído un sinfín de artículos o trabajos de investigación sobre cómo mejorar la salud. La verdad es que debe haber un millón de formas de mejorar la salud. ¿Cuál de ellas te atrae? ¿Qué funcionaría para ti? ¿Qué resultados buscas? Quizás no lo sepas hasta que comiences a probar cosas y llevar un registro de qué funciona y cómo, y de qué no funciona y por qué.

Piensa (o escribe) todas las cosas que ya estés pensando en probar o que has oído que podrían funcionar. ¿Salir a correr? ¿Comer una ensalada a mediodía todos los días? ¿Respirar hondo? ¿Usar un dispositivo que lleve un registro de tu sueño? ¿Un desafío de pérdida de peso en tu lugar de trabajo? ¿Participar en una carrera de cinco kilómetros o participar de un desafío de yoga para aprender a hacer la vertical o la plancha? Cuando pruebes alguna de estas estrategias, toma nota de qué tal fueron y de si seguirás aplicándolas (¡las ensaladas a mediodía son geniales!) o no (no todos nacimos para hacer la vertical, y nos incluimos).

Otro motivo por el que nos gusta tanto la experimentación es que nos quita un poco de presión. «La experimentación contribuye a que te animes a pasar a la acción, porque no te estás comprometiendo del todo. Es solo un experimento —explica Artem—. Solo estás probando, así que quizás no sientas que tienes que esperar para comenzar, y una vez que comienzas, puedes subirle la intensidad a la intervención con la que estás experimentando. Puedes hacer cambios más grandes para obtener resultados en tus experimentos y eso puede generar resultados más rápidos y evidentes. Elige algo que te motive de verdad y pon mucho empeño en ello para ver si funciona. Así es más probable que consigas resultados y, cuando pase, estarás reforzando esa conducta. Si no funciona, tómatelo como prueba de que no es para ti. Cuando decidas hacer algo de forma constante, puedes adaptarte a ello, pero mientras lo estés probando no tienes por qué preocuparte por si será sostenible en el tiempo. En la prueba puedes ir más al límite, porque solo es una prueba».

Por ejemplo, supongamos que quieres experimentar con el ayuno intermitente. Quizás la idea de comer cada día solo dentro de una ventana de ocho horas y ayunar las dieciséis restantes (dejar de comer a las ocho de la noche y no volver a hacerlo hasta el mediodía del día siguiente, por poner un ejemplo) te parezca demasiado difícil y extrema para hacerlo durante el resto de tu vida. No hay problema. Ponla a prueba en un experimento. Si no te gusta, no tienes por qué seguir. Pero tal vez te guste, y en ese caso el experimento habrá dado fruto, porque habrás encontrado una nueva conducta de salud que te funciona y que disfrutas.

Saber cómo experimentar contigo también es importante, porque las personas cambian y crecen. La autoexperimentación puede ayudarte a mantener tus metas actualizadas de acuerdo con tus necesidades actuales, evitar que te quedes atascado y notar cuánto has progresado para seguir motivado. A lo largo de este libro, te daremos muchas oportunidades para que experimentes contigo que irán acompañadas de información sobre lo que hemos aprendido que funciona con nuestros Noomers y lo que la ciencia ha descubierto sobre las herramientas más poderosas para cambiar la salud y la conducta. Lo que tú elijas hacer con esa información forma parte de tu viaje y para nosotros es un honor participar en él.

¿Con qué experimentar? Eso depende por completo de ti, y no te preocupes por equivocarte. «Todo puede mejorarse —observa Artem—. Seguro que cada parte minúscula de tu vida, cada parte de nuestro programa, cada cosa que quieras cambiar podría hacerse mejor. Así es la vida, y así es como aprendemos y crecemos. Experimenta con cualquier área de tu vida que quieras mejorar. Quizás estés probando ejercicios para tener abdominales más marcados, pero ves que el ejercicio no basta para alcanzar tu meta, entonces piensas: "A lo mejor los abdominales nacen en la cocina y debería cambiar también mi dieta". En ese caso, habrás conseguido información útil, aunque el experimento no funcionara como tú esperabas. Y en cualquier caso habrás ganado fuerza abdominal. Solo que te habrás dado cuenta de que a lo mejor tienes que hacer algo más, o un par de cosas más, y luego podrás triangular cuál es la mejor solución. Por lo general, esperamos que uno de cada cinco o incluso uno de cada diez experimentos tengan éxito, pero todos valen la pena. Me gusta pensar en la experimentación como algo lúdico, no pesado. ¡No te desanimes! Mantén una perspectiva lúdica y verás lo divertido que puede ser experimentar».

El camino al cambio puede tener momentos complicados, y nunca intentaremos convencerte de que es fácil, pero lo que sí te diremos (porque es verdad) es que eres más fuerte que cualquier hábito que tengas en este momento y quieras cambiar, y que eres más fuerte que tu resistencia al cambio. Cuando te enfrentas a los desafíos con una actitud aventurera y un sentido de la autoeficacia intacto (¡y cada día más fuerte!), puedes disfrutar tanto del proceso como del resultado. Sabemos que estás ansioso por ver los cambios, y nosotros por que los veas, pero si te entretienes con la emoción de llegar a tu meta, estarás tan compenetrado con el cómo que quizás ni notes lo largo que es el camino hasta la línea de llegada. Y, entonces, antes de que te des cuenta, habrás alcanzado tu peso saludable, estarás corriendo esos cinco kilómetros, serás un experto en ajedrez o estarás haciendo la vertical sin apoyarte en la pared (¡cómo te gusta presumir, ¿eh?!).

¡Bravo!

Sigue visualizándote con tu meta alcanzada, sintiendo cómo es haber llegado. Piensa en ello, escríbelo, dibújalo, suéñalo. Cuanto más lo tengas en mente, más motivado estarás para conseguirlo y más creerá tu cerebro que puedes hacerlo, igual que nosotros creemos en ti.

Ahora bien, el próximo paso para hacer un cambio es saber exactamente cuáles son tus metas. ¿Adónde vas y por qué? Y estamos hablando de una respuesta exacta. Pon el dedo en el mapa y empecemos a trazar el rumbo.

2

Fijar metas y TPC
(Tu Panorama Completo)

Lo que consigues al alcanzar tus metas no es tan importante como
en lo que te conviertes al hacerlo.

ZIG ZIGLAR

La autoeficacia puede ayudarte a generar la energía y la motivación
para concretar un gran cambio de vida o un pequeño cambio de hábito, pero es hora de empezar a pensar de forma más concreta en qué
es exactamente lo que quieres cambiar en tu vida en este momento.
Imaginamos que ya debes de tener una meta o tres en mente. Quizás
sean bastante específicas, como «perder cinco kilos» o «empezar a correr». O quizás sean más generales, como «mejorar la salud» o «reducir el estrés». Sin embargo, lo que quizás no hayas tenido en cuenta es
que hay diferentes tipos de metas y de diferentes niveles, y que crear
estos diferentes niveles tiene sus beneficios.

En el contexto de las metas, existen las superiores o supermetas y
las inferiores o submetas. Ambos tipos van de la mano: debajo de cada
supermeta hay submetas, y encima de cada submeta hay una supermeta, aunque aún no hayas pensado en ella o no la hayas definido. Y más
allá de tus metas más altas, existe lo que llamamos TPC o Tu Pano-

rama Completo. Pensar en todos estos niveles es beneficioso y productivo, y la ciencia indica que hacerlo ayuda a alcanzar tus metas de forma más eficaz, así que vamos a ver qué significa todo esto para ti.

Hemos investigado mucho y hemos llegado a la conclusión de que pensar en TPC es un poderoso motivador para alcanzar las metas. «TPC no va tanto de fijar metas como de contextualizarlas», aclara el Dr. Michaelides. TPC aumenta la motivación para fijar metas porque, desde una perspectiva psicológica, tener una meta no basta para mantener la motivación a largo plazo. TPC ayuda a las personas a descubrir cuál es el motor que impulsa sus metas, y hemos descubierto que hace que los Noomers sean más propensos a regresar al programa tras un desliz o a seguir adelante a pesar de experimentar un período de estancamiento, lo que aumenta la probabilidad de alcanzar sus metas. Establecer TPC es una estrategia muy potente, así que vamos a ver cómo puedes crear el tuyo. Este es un proceso que puedes hacer de forma interactiva en la aplicación de Noom (nuestros *coaches* te ayudarán mucho a reforzar TPC y te alentarán para que no pierdas la motivación en el camino), pero también te vamos a explicar lo básico aquí mismo. Es un proceso que incluye múltiples pasos, así que, para pasar de lo que estás pensando en hacer en este momento hasta TPC, nos gusta empezar con las submetas.

Tus submetas

Hemos descubierto que la mayoría de las personas que interactúan con Noom por primera vez en realidad tienen submetas, aunque no sientan que estén subordinadas a ninguna otra cosa en concreto. Quizás quieras perder cinco (o diez o veinte o el número que sea) kilos y listo. Esa es tu meta. Eso no tiene nada de «sub». ¿O sí…?

Las submetas son metas muy inmediatas y que suelen estar basadas en algo tangible, como un número en la báscula, la talla de ropa o prepararse para un acontecimiento, como una boda, unas vacaciones o una carrera. ¡Estas metas son legítimas y reales! Pero, cuando las personas las analizan a fondo, por lo general subyacen a metas mayores. Querer perder cinco kilos, por ejemplo, podría ser una submeta que subyace a una meta mayor que es sentirse cómodo en el propio cuerpo, tener más confianza o vivir más tiempo, cosas que, si de verdad prestas atención a tu psicología, quizás no precisan que pierdas esos cinco kilos.

«Las submetas son muy útiles como componentes de TPC —explica el Dr. Michaelides—. Creo que a menudo, sobre todo con la pérdida de peso, pero también con todas las demás metas, las personas quieren ir directamente de la A a la Z. Pero siempre hay pasos intermedios: la B, la C, la D, la E, etc. Lo que las submetas permiten es tomar algo grande e intimidante y dividirlo en partes pequeñas para que sientas el éxito a lo largo del camino. Y también el fracaso, porque se trata tanto de aprender a alcanzar tus metas como de aprender a recuperarte si no lo consigues. Eso es igual de importante».

Tu submeta no tiene por qué ser un requisito de una supermeta mayor, pero sí es algo que, en tu opinión, te ayudará a alcanzarla. Ver tu meta como una submeta puede hacer que la reevalúes. Quizás para sentirte más cómodo en tu cuerpo (meta superior) no necesites perder cinco kilos (submeta), y cuando te des cuenta, es posible que decidas cambiar por centrarte en hacer ejercicio o en el manejo del estrés en lugar de la pérdida de peso. O quizás decidas conservar esa submeta porque personalmente quieres perder esos cinco kilos y sabes que te sentirás mejor con tu cuerpo si lo haces. Puede que todavía la veas como una buena forma de llegar a donde quieres ir. Lo importante es que examinar más de cerca tus metas puede ayudarte a entender mejor qué hay detrás de ellas y eso te motivará.

Pero quizás no sepas exactamente y desde el principio cuál es tu meta mayor o supermeta. Investigar tus submetas es una forma estupenda de iniciar este proceso de reflexión. Nuestro cofundador Artem Petakov descubre cómo fue en el caso de Noom y otras empresas. «Uno de los primeros productos de Noom fue CardioTrainer y, aunque no nos considerábamos estrictamente una empresa de ejercicio y teníamos una visión más amplia, nos centramos en el ejercicio como un primer paso mientras trabajábamos para definir cuál era el panorama completo. En algún momento nos dimos cuenta de que este era un paso importante para nosotros. Redujimos las cosas a un área crítica y nos esforzamos por mejorar eso como parte del proceso para alcanzar nuestra visión más amplia».

Puedes dedicar mucho tiempo a mejorar un área concreta y, una vez que llegas al punto que querías, puedes dar un paso atrás y ampliar tu área de visión. Quizás entonces encuentres otra zona que puedes mejorar y volver a alejarte. «Como Amazon, que quería convertirse en una empresa que vende de todo, pero primero se centró en vender solo libros —observa Artem—. O Steve Jobs, que puso tanto empeño en el embalaje de los productos Apple. Esas eran submetas que era importante alcanzar. Haber dedicado toda esa energía a esas submetas no significa que esas empresas no tuvieran una visión más amplia en mente para la que estuvieran trabajando». Del mismo modo, tú también puedes tener submetas que se conviertan en focos principales, pero eso no significa que no tengas una gran visión activa e importante entre bambalinas, que te impulse a perseguir tus submetas. Las dos cosas son importantes, pero las submetas pueden parecerte más manejables, sobre todo al principio, cuando todavía intentas determinar tus supermetas y tu panorama completo.

Si lo que quieres es cambiar algo de tu vida, necesitas ser claro contigo sobre el qué y el por qué, y tener una submeta es la primera pista para el qué. Te ofrece una dirección general en la que explorar. Si tu submeta tiene que ver con la pérdida de peso, puedes empezar a pensar más en detalle sobre por qué la quieres mientras empiezas a trabajar en ello. Tu submeta te ofrece un destino, aunque no sea el final. Como dice nuestro psicólogo favorito, el Dr. Michaelides: «Nadie se sube al coche y empieza a conducir sin tener una idea del destino. En general, las personas tienen al menos una idea aproximada de adónde quieren ir, aunque no estén del todo seguras de cómo llegar».

Otra cosa que descubrimos gracias a los experimentos con nuestros *coaches* es lo siguiente: cuando las metas son demasiado complejas o difíciles, no funcionan tan bien. Las metas más simples parecen tener mejores resultados y las más fáciles son más motivadoras, porque alcanzar metas pequeñas funciona como refuerzo positivo para seguir fijando nuevas metas y trabajar para llegar a ellas. Las submetas pueden tener este mismo papel: cada pequeña submeta es una nueva victoria y significa un avance hacia una meta mayor.

Las submetas son pequeños pasos que marcan el camino. Pero para fijar submetas que sean realmente útiles y valiosas, necesitas tener muy en claro cuál es tu supermeta.

Tu supermeta

En psicología, gran parte de la teoría sobre fijar metas se basa en investigaciones relacionadas con metas a corto plazo o submetas. Desde un punto de vista práctico, esto se debe a que son más fáciles de estudiar. Hay menos variables y los experimentos sobre las metas a corto plazo son más fáciles de preparar y llevar a cabo. Las metas más pequeñas o submetas son fantásticas para organizar tus acciones para ayudarte a alcanzar tu supermeta. Por ejemplo, si tu supermeta es llegar a tener un peso saludable, una submeta podría ser comer más verdura, salir a caminar casi todos los días o intentar mejorar la calidad de tu sueño. Quizás te dediques a varias a la vez, o vayas de a una a medida que vayas cambiando tus hábitos de alimentación y de salud en general.

Tanto las supermetas como las submetas son importantes y trabajan juntas. Las supermetas pueden ser abrumadoras si no tienes un plan y las submetas pueden parecer inútiles sin una supermeta. Las submetas te ayudan a alcanzar la línea de llegada porque hacen que la supermeta parezca más realizable, pero la supermeta es la estrella que te guía mientras trabajas para lograr lo que quieres con pasos pequeños que, a la larga, te llevarán al cambio que deseas en tu vida.

Quizás no siempre sepas cuál es tu supermeta, pero puedes usar tus submetas para averiguarlo, solo tienes que preguntarte «¿por qué?» (lo mismo que el padre le preguntaba a Saeju en la historia que hemos contado en la introducción).

Imaginemos que tu submeta es recuperar el peso que tenías cuando te graduaste, el día de tu boda o cuando sea que te hayas sentido muy bien y sano. Esa es una buena submeta, pero ¿por qué es tu meta? Pregúntate: «¿Por qué quiero volver a ese peso?». Piénsalo de verdad y llega a una respuesta. Quizás hayas visto una foto tuya de entonces y te gustó tu aspecto. En tal caso, la respuesta podría ser «para verme tan bien como me veía entonces». El próximo paso sería volver a preguntarte por qué: «¿Por qué quiero verme como me veía hace X años?». Una vez más, piénsalo de verdad. La respuesta podría ser «porque ya no me siento tan joven como entonces». ¿Por qué no te sientes tan joven como entonces? «Porque no soy tan joven como entonces». Está claro que no puedes volver a tener esa edad, sea cual sea, pero ¿qué podrías hacer? Quizás lo importante no sea tanto tu apariencia, sino cómo te sientes. Es posible que te des cuenta de que tu verdadera meta es sentirte igual de bien que entonces. Porque cuando te sientes bien, te sientes más feliz e incluso más joven. Y ahí, de pronto, está tu supermeta: «Quiero sentirme bien, sano, fuerte y con energía».

Una vez que tengas la supermeta, puedes aplicar ingeniería inversa para entender qué submetas podrían ayudarte a alcanzarla. Eso quizá ya no tenga que ver con la báscula, sino con cómo vives tu vida. Las submetas para sentirte bien, sano, fuerte y con energía podrían incluir comer alimentos más saludables, hacer más ejercicio, dormir mejor y manejar el estrés. Eso no tiene que ver con la báscula, ¡tiene que ver con tu vida! Ahora nos estamos acercando a Tu Panorama Completo… pero todavía no hemos llegado a él.

Fijar metas es una parte importantísima de cambiar tu vida, tus hábitos y tus conductas. Te ofrece puntos de referencia tangibles de los cuales puedes llevar un registro para saber cuándo estás progresando, y tanto las supermetas como las submetas son útiles para esto. Un estudio de 2018 realizado en Suiza y publicado en *Frontiers in Psychology* refuerza la idea de que combinar metas superiores con metas más pequeñas relacionadas con alcanzar la meta mayor es más eficaz que tener metas concretas sin centrarse en el panorama completo o centrarse en el panorama completo sin tener metas.[1]

El artículo examinó muchos proyectos de investigación relacionados con fijar metas realizados a lo largo de los años para sacar conclusiones teóricas sobre qué es lo que funciona. Usaron como ejemplo la meta superior (supermeta) de «generar menos basura». (Es obvio que esta meta no está relacionada con la salud, pero era una buena meta para el propósito del estudio). Generar menos basura no es algo que haces en una semana y luego te olvidas. La meta es crear un cambio en el estilo de vida. Esto requiere un esfuerzo sostenido y a largo plazo, acompañado de cambios de hábitos más pequeños que se logran mediante submetas, como comprar alimentos al por mayor, priorizar productos con la menor cantidad posible de embalaje y reciclar más. Sin esas submetas jamás alcanzarás tu supermeta, pero sin la supermeta sería fácil perder de vista esa meta a largo plazo cada vez que algo se convierte en un inconveniente, como cuando no tienes ganas de llevar la basura al punto de reciclaje o comprar al por mayor.

Tener una supermeta es, en otras palabras, motivador. Un estudio sobre la teoría de fijación de metas[2] publicado en el *International Journal of Management, Business, and Administration* afirma que «fijar metas es la explicación subyacente a todas las teorías principales de la motivación laboral». Nosotros creemos que esto no aplica solo al ámbito laboral, sino también a la vida personal. Puedes tener una idea general de qué es lo que quieres, pero al fijar una meta lo que haces es establecer el marco para un plan de acción. Una supermeta puede guiar tus decisiones y ayudarte a determinar cuáles son las submetas que te ayudarán a conseguirla, además de hacer que sea más fácil ceñirte a tu plan en los momentos difíciles.

¡Así que vivan las supermetas y las submetas! ¿Estás listo para fijar algunas?[3]

Formular tus metas

Para empezar, piensa en tu meta como si fuera un destino. ¿A dónde quieres ir? O, dicho de otro modo, ¿qué parte de tu vida te gustaría que fuera diferente? Dejemos a un lado por un momento las metas que ya tienes en mente. Piensa en cómo te gustaría que fuera tu vida. Piénsalo de verdad. No te limites. ¿Cómo es tu vida soñada? Sé concreto, pero sueña en grande.

Puede que tu primer impulso sea recurrir a las respuestas fáciles: mucho dinero, amor verdadero, aventura, el cuerpo perfecto (lo que sea que eso signifique), salud perfecta, la casa de tus sueños, destreza atlética, fama, fortuna... Es divertido pensar en todo eso, ¿verdad? Pero la próxima pregunta que debes hacerte es la siguiente: «¿Qué se necesita para conseguirlo?».

Quizás no conozcas la respuesta exacta, pero cuando pienses en qué es lo que de verdad deberías cambiar para obtener todas esas cosas con las que sueñas, es posible que tus pensamientos empiecen a ir en otra dirección, y que esa dirección te sorprenda y te ayude a centrarte en una versión más realista de lo que tu corazón desea, algo que de verdad te represente.

También puede ser útil pensar en qué estarías dispuesto a hacer para conseguir lo que quieres. Tal vez creas que quieres mil millones de dólares, pero ¿te gustaría ser la persona que hace lo que sea necesario para obtener mil millones de dólares y llevar esa vida? Tal vez creas que quieres correr una maratón, pero ¿te gustaría ser la persona que se esfuerza y entrena todo lo necesario para poder hacerlo? Tal vez creas que quieres pesar lo que pesabas en el instituto, pero ¿te gustaría llevar la vida de alguien que hace lo necesario para pesar lo que no ha pesado en décadas? Quizás la respuesta a estas preguntas sea «¡claro que sí!», y quizás sea «un momento, ¡creo que no!». Sea como sea, hacerte estas preguntas te enseñará algo sobre cuáles son realmente tus metas.

Los científicos han estudiado este tema y han determinado que cuando la visión de tu futuro está alineada con tu yo actual y comparte similitudes con él, cuando tu vida soñada es emocionante y vívida, pero también realista y alcanzable, y cuando observas con positividad, como algo que te motiva, entonces es probable que estés más dispuesto a tomar decisiones en el presente que se aseguren de que ese yo futuro se convierta en realidad.[4]

¿Recuerdas la teoría de la autodeterminación del capítulo 1? La teoría de la autodeterminación se basa en la idea de que la motivación autónoma es el motor del cambio de conducta. En otras palabras, es más probable que tengas éxito cuando tu motivación para cambiar es interna en lugar de externa. En Noom llamamos a esto motivación intrínseca: cuando tu motivación se relaciona con algo que es relevante y valioso a nivel personal.

Los estudios muestran que, cuando se trata de cambiar con éxito las conductas relacionadas con la salud, tener una motivación intrínseca (como mejorar la salud para vivir más o ser un ejemplo para tus hijos) es más potente que tener una motivación basada en factores externos, como recibir la aprobación de los demás o verse bien con un traje de baño frente a otras personas.[5]

¿Tus metas están motivadas intrínsecamente? Esto es algo que debes analizar, porque siempre puedes hacer pequeñas modificaciones para que sean más significativas para ti. Eso no significa que tus metas deban ser fáciles ni estar alineadas por completo con tu vida actual. Quizás formen parte de los cambios de vida que quieres hacer. Tampoco significa que no pueda haber motivadores externos que tengan un papel. A veces, tener una motivación externa puede darle un empujón a tu motivación intrínseca. ¡No queremos que le pongas límites a tu imaginación ni a los sueños que tienes para tu vida! Pero ten en cuenta de dónde procede tu motivación, porque eso puede influir en la probabilidad de que alcances tus metas.

Aunque quizás aún no tengas muy claros los detalles concretos. Otra forma de abordar esta pregunta es, en lugar de plantearte qué quieres tener, pregúntate quién quieres ser. Tal vez pienses que quieres tener una salud perfecta, mil millones de dólares, un coche vistoso o una vida llena de lujos, pero preguntarte quién quieres ser puede conducirte a respuestas más significativas, con mayor motivación intrínseca. ¿Quieres tener más energía para hacer más cosas? ¿Quieres estresarte menos por el dinero? ¿Quieres ser una persona que está en forma para no tener que esforzarte tanto al moverte y disfrutar cuando lo hagas? ¿Quieres ser alguien más tranquilo o amable, o ser mejor pareja, padre, madre o amigo? ¿Quieres ser el tipo de persona que cambia el mundo para bien? Puedes ser cualquiera de esas cosas sin importar el dinero, las posesiones o los privilegios que tengas. ¿Qué es lo que te llevaría a eso?

Pregúntate: «¿Cuál es la vida más maravillosa que puedo imaginarme y que de verdad me gustaría tener, que podría conseguir y que estaría dispuesto a conseguir, que realmente es coherente con mi persona y me daría una sensación de felicidad y realización?». Esas son cuestiones mucho más profundas que «¿qué quiero?». Cuando tengas esa imagen en mente, puedes empezar a pensar en serio cuáles son las metas que quieres de verdad, y así tendrás una infraestructura psicológica que las respalde.

Cuando hayas pensado en todas las preguntas que te hemos planteado hasta el momento, es posible que empiecen a tomar forma en tu cabeza algunas supermetas. Una supermeta podría ser algo como «quiero mejorar mi salud para que mi vida sea larga y así ver crecer a mis hijos, nietos y bisnietos» o «quiero mejorar mi estado físico para evitar perder movilidad como les sucedió a mis abuelos». Aunque no tiene por qué ser algo que abarque tanto tiempo. Podría ser algo como «quiero volver a tener un peso saludable para tener la energía y la seguridad necesarias para alcanzar mi máximo potencial» o «quiero ser un ejemplo a seguir para mi familia para que todos aprovechemos la vida al máximo» o «quiero ser una persona más tranquila, pacífica y centrada, y mejorar mi salud me ayudará a lograrlo».

Aquí tienes algunos ejemplos de supermetas con submetas que las sustentan. Es posible que alguna de ellas coincidan con la tuya, pero si no, tómalas como inspiración.

Ideas de supermetas que podrías fijar hoy:

- **Convertirte en *runner*.** Posibles submetas: empezar con un programa de caminatas, aumentar la intensidad hasta hacer las distancias corriendo, inscribirte en tu primera carrera de cinco kilómetros.

- **Conseguir un estado físico estupendo.** Posibles submetas: empezar a hacer una clase de actividad física, apuntarte al gimnasio, hacerte un horario para ir al gimnasio con regularidad, trabajar con un entrenador personal.

- **Hacer yoga de forma habitual.** Posibles submetas: probar una clase de yoga en tu gimnasio, buscar videos de yoga en internet, encontrar un compañero de yoga y apuntarse juntos a un centro de yoga.

- **Sentirte seguro y a gusto con tu cuerpo.** Posibles submetas: intentar comer alimentos con menor densidad calórica (veremos más sobre el tema en el capítulo 4), empezar un programa de caminatas, levantar pesas un par de veces por semana, fijar una meta a corto plazo para sentirte seguro con tu cuerpo (por ejemplo, una boda que se aproxima, un reencuentro de exalumnos o unas vacaciones).

- **Tener hábitos de alimentación saludables.** Posibles submetas: comer más verduras, reducir el consumo de azúcar y alimentos fritos, ser más consciente de lo que eliges comer, prestarle más atención a cómo te sientes después de tomar diferentes tipos de alimentos.

- **Evitar enfermedades crónicas.** Posibles submetas: pedir a tu médico que te haga análisis para saber cómo te encuentras, trabajar con tu médico para hacer cambios que lleven tus resultados a los valores normales, obtener el visto bueno de tu médico, conocer qué funciona para ti y haciéndolo para mantener el progreso.

- **Convertirte en un experto en el manejo del estrés.** Posibles submetas: desarrollar el hábito de meditar o practicar otra técnica concreta para el manejo del estrés (por cierto, tenemos una aplicación para eso; para conocer más sobre Noom Mood ve a la página 304).

Da igual la supermeta que elijas, debes ser consciente de que puede cambiar a medida que tú y tu vida cambiéis, y eso está bien. Nadie dice que debas conservar la misma meta durante toda la vida. Lo que sea en este momento es producto de tus prioridades reales ahora. Ha llegado el momento de refinar tu meta aún más, y para hacerlo veremos qué dice la psicología sobre cómo crear las metas más motivadoras y realizables posibles.

¿Qué hace que una meta sea buena?

La mayoría de los estudios coinciden en que una meta bien construida y con una alta probabilidad de éxito es a la vez motivadora y realizable.[6] Según un artículo sobre la neurociencia de las metas y el cambio de conductas publicado en *Consulting Psychology Journal*,[7] una buena meta hace que te entusiasmes al pensar en ella. Quieres alcanzarla. También crees que puedes hacerlo. No requiere que te conviertas en una persona completamente diferente, pero sí es lo suficientemente desafiante como para inspirarte a actuar. Aquí en Noom hacemos muchos estudios propios y, en uno que todavía está en curso, hemos visto que tener emociones positivas relacionadas con las supermetas de pérdida de peso tiene como resultado una pérdida de peso más exitosa.

Un conjunto de criterios para crear metas eficaces que nos gusta mucho consiste en asegurarnos de que esas metas sean inteligentes o, como se dice en inglés, *smart*. O aún mejor, SMART,[8] un acrónimo que describe un conjunto de criterios para crear metas que ha sido estudiado y cuya eficacia ha sido comprobada en muchos escenarios donde se fijan metas.[9] Las letras de SMART corresponden a concreta (*specific*), medible (*measurable*), alcanzable (*attainable*), relevante (*relevant*) y con límite de tiempo (*time-based*), y aquí tienes una explicación de cada criterio:

- **Metas concretas.** Hay estudios sobre la teoría fijar metas que demuestran que tener metas concretas es más eficaz que tenerlas imprecisas. En un resumen de treinta y tres años de investigación sobre fijar metas publicado en 2002,[10] Edwin Locke y Gary Lathan usaron como ejemplo que es más probable que una persona alcance una meta concreta como «perder cinco kilos» que una imprecisa como «perder peso».

Este hallazgo se ve reflejado en las propias investigaciones de Noom,[11] en las que hemos descubierto que las metas concretas daban pie a emociones más positivas que las generadas por metas abstractas. No es que las metas abstractas sean necesariamente malas. Lo que creemos, basándonos en nuestra propia investigación con Noomers, es que las metas concretas son más motivadoras porque es fácil llevar un registro y ver pruebas tangibles del progreso, al menos cuando son cambios relacionados con la salud y la pérdida de peso.

Ahora bien, es cierto que las supermetas quizás no sean tan concretas como las submetas que te llevan a ellas, pero hay formas de hacer que tu supermeta lo sea un poco más. Es posible que quieras mejorar tu salud. Esa es una supermeta fantástica (y más adelante en este capítulo hablaremos sobre el Porqué Supremo de tu supermeta), pero «quiero mejorar mi salud» no es muy concreto. ¿En qué sentido quieres mejorar tu salud? Quizás quieras alcanzar un valor normal de IMC (índice de masa corporal) para tu altura. Quizás quieras estar físicamente en forma. Quizás quieras seguir una dieta saludable la mayor parte del tiempo. Todas estas metas son más concretas que «quiero mejorar mi salud».

Las submetas también pueden ser aún más específicas. Imaginemos que tu supermeta es mejorar tu dieta. La submeta «quiero mejorar mi desayuno» es imprecisa, pero quizás lo que realmente quieras es cambiar tu típico desayuno de cereales con leche por algo más nutritivo, como fruta y avena. «Quiero comer más verduras» es impreciso, pero «comer al menos dos porciones de verdura todos los días» es más concreto.

Por cierto, uno de los motivos por lo que algunas personas dudan a la hora de marcarse metas concretas es que pueden parecer reglas. Aquí en Noom no somos rigurosos con las reglas. Nos gusta ser flexibles y tener opciones. Las reglas funcionan con algunas personas, pero a veces piden a gritos saltárselas, así que piensa en eso al crear tus metas más concretas. Tu meta no es una regla; es algo bueno que estás añadiendo a tu vida. No es algo que te estás diciendo que tienes que hacer. No es un deber. Es un hábito nuevo que has elegido adoptar por tu cuenta.

- **Metas medibles.** Estas metas son cuantificables para que puedas determinar con certeza si las has cumplido o no. «Hacer más ejercicio» o «empezar a meditar» no es algo que puedas cuantificar, lo que sí puedes cuantificar es «hacer 150 minutos de algún tipo de ejercicio todas las semanas» o «empezar la mañana con diez minutos de práctica de consciencia plena relajada».

  Estas metas no dejan de ser flexibles, porque puedes meditar de la forma que quieras o dividir esos minutos de ejercicio como más te guste. Puedes hacerlo a tu manera, pero también puedes llevar la cuenta de (o cuantificar) esos diez minutos por la mañana o esos 150 minutos al final de todas las semanas. Una vez más, no tienen por qué ser reglas. Son metas que te fijas para tu beneficio, porque quieres mejorar tu vida. Cuantificar y alcanzar tu meta es gratificante.

- **Metas alcanzables.** Se trata de cosas que de verdad puedes lograr con algo de empeño en vez de cosas que, en realidad, son imposibles con el estilo de vida que llevas o van en contra de las leyes de la física. Una meta alcanzable sería perder dos kilos por mes. Perder veinte kilos para tu boda dentro de cinco semanas no es realista y, aunque fuera posible, no sería saludable ni sostenible.

Hacer ejercicio treinta minutos al día cinco veces a la semana es alcanzable, si tu agenda te lo permite. Hacer ejercicio dos horas por día los siete días de la semana probablemente no lo sea (y no te permitiría tener el tiempo de recuperación necesario). Hacer senderismo por el Gran Cañón es posible si tienes un viaje previsto. ¿Convencer a Richard Branson de que te lleve con él en su próximo vuelo espacial para hacer senderismo por las montañas de la Luna? Imaginamos que no es alcanzable (aunque a lo mejor Richard es tu mejor amigo, ¡quién sabe!).

Dicho todo esto, los resultados de algunos estudios muestran que las metas deben ser al menos un poco desafiantes, si no, las personas pierden interés, así que intenta que tu meta sea alcanzable, pero no demasiado fácil, o puedes dejar de interesarte por ella o no sentirte orgulloso al alcanzarla. Las metas fáciles no ofrecen la misma sensación gratificante cuando se logran.

Por ejemplo, si desayunas casi todos los días, alcanzar la meta de «desayunar todos los días» no te emocionará mucho. Cuando pienses en tu supermeta y en tus submetas, imagina cómo hacer que sean lo bastante desafiantes para entusiasmarte por el cambio que experimentarás al alcanzarlas, da igual que sea ir al gimnasio cuatro veces por semana o alcanzar de una vez por todas tu peso saludable en unos meses (¡bravo!).

• **Metas relevantes.** Estas metas están alineadas con tu vida en su totalidad. Si de verdad estás motivado para fijar la meta de alcanzar un peso saludable comiendo mejor y moviéndote más, entonces quizás sumar la meta de dominar el piano y terminar tu doctorado podría confundir un poco tus prioridades. Si de verdad te estás esforzando para dominar el piano, conocer a tu alma gemela o terminar el doctorado, tendrás más éxito si tus demás metas son relevantes para tus prioridades actuales y te guardas las de «correr una maratón» o «hacerme vegano» hasta... bueno, al menos hasta que tengas tu primer concierto o tu graduación.

Ahora bien, diremos que siempre podemos estar ocupándonos de nuestra salud, aunque solo sea de fondo mientras nos concentramos en las otras metas. Supongamos que estás en mitad de tu doctorado. Si tu estrategia de afrontamiento para lidiar con el estrés académico es beber cerveza y comer dónuts, posiblemente estés haciendo que tu meta de conseguir el título sea más difícil de alcanzar. Puedes fijar metas relacionadas con la salud que faciliten y contribuyan a cualquier supermeta en lugar de competir con ella. Cada paso que des hacia una mejor salud hará que alcanzar cualquier otra meta sea más fácil, y siempre puedes recurrir a Noom para crear límites cuando sientas que las cosas importantes de tu vida ponen en riesgo tu salud.

- **Metas con límite de tiempo.** Estas metas están vinculadas con un marco temporal, lo que hace que parezcan más claras y alcanzables. Imaginemos que tienes la supermeta de perder diez kilos en un año. Una de tus submetas podría ser hacer 150 minutos de ejercicio esta semana. Si bien los cambios de conducta son en realidad cambios del estilo de vida y no algo transitorio (como las típicas dietas de diez días), tener un marco temporal puede ayudarte a planificar la mejor forma de alcanzar tu meta. Tal vez podrías fijar una meta «correr una carrera de cinco kilómetros el 19 de junio», «perder cinco kilos para mi cumpleaños» o «conseguir que mi nivel de azúcar en sangre en ayunas esté dentro de los límites normales antes de que acabe el año». Todas estas metas apoyarían la supermeta mayor de «quiero sentirme más sano, fuerte y en forma tras la jubilación para poder disfrutar de mis años dorados» o «quiero evitar desarrollar diabetes».

LA SALUD COMO SUPERMETA

La salud es instrumental para alcanzar muchas de las metas que tienen las personas. Si estás sano, tendrás la energía, seguridad y claridad mental para trabajar en tus demás metas, así pues, ¿cómo influye la salud en TPC? Quizás sea el foco principal, porque cuando te imaginas alcanzando tu supermeta te imaginas rebosante de energía, con un estado físico estupendo o habiendo sido capaz de evitar alguna enfermedad con antecedentes en tu familia. También es posible que la salud sea un medio para llegar a un fin: algo que necesitas para conseguir ese ascenso, reunir la confianza necesaria para invitar a salir a la persona que trabaja en la cafetería a donde sueles ir o salir de gira con tu grupo de *covers*. (Genial, ahora ya no nos podemos sacar de la cabeza las canciones de Nirvana). Sea como sea, tener mejor salud hace que todo sea mejor, así que tenlo en cuenta al formular tu supermeta.

Vamos a practicar cómo sería crear una meta SMART. Imaginemos que tu meta es tener hábitos de alimentación saludables y tu submeta es comer más verduras.

«Quiero mejorar mi dieta y para eso comeré más alimentos integrales y menos procesados» es más concreto que «tener hábitos de alimentación saludables». Una submeta concreta podría ser llevar una ensalada para comer los días laborables. Eso es más concreto que «comer más verduras» y te ofrece mayor orientación. Quizás tu meta sea comer todos los días una ensalada con 360 gramos de verduras de hoja verde, 180 gramos de otras verduras cortadas, entre 100 y 200 gramos de cualquier proteína y una cucharada de aceite de oliva mezclada con otra de jugo de limón. Eso sí que es concreto.

¿Es **medible**? Sí, porque al final del día sabrás si te has comido una ensalada y puedes llevar un registro de cuántos días a la semana lo haces.

¿Es **alcanzable**? Quizás hacerlo todos los días no, porque muchos nos cansamos de hacer lo mismo todos los días. ¡Qué aburrido! Una meta más alcanzable podría ser comer una ensalada grande día sí día no o cuatro veces por semana. Y aprovechar también para probar distintas combinaciones de verduras y otros ingredientes. ¿Salmón? ¿Pollo? ¿Tofu marinado? ¿Zanahorias? ¿Remolacha? ¿Almendras laminadas? Las ensaladas pueden ser muy interesantes si varías los ingredientes.

La meta es **relevante** si tu prioridad es mejorar la calidad de tu alimentación e incorporar más nutrientes y fibra a tu dieta para sentirte mejor. De todas formas, lo genial de los cambios relacionados con la salud es que siempre son relevantes para cualquier meta. Si ya estás centrado en otra cosa, la ensalada sigue siendo una gran opción para comer que seguro que te ayudará.

Para darle un **límite de tiempo**, podrías considerar esto una prueba y reevaluar el plan dentro de seis semanas. Así, tu meta actual es comer una ensalada grande a mediodía con 360 gramos de verduras de hoja verde, 180 gramos de otras verduras cortadas, entre 100 y 200 gramos de cualquier proteína y una cucharada de aceite de oliva mezclada con otra de jugo de limón cuatro veces a la semana durante las próximas seis para ver si comer más verdura te hace sentir mejor o te ayuda a comer alimentos con menor densidad calórica (ve al capítulo 4). Se trata de una prueba para un cambio que te gustaría hacer en tu estilo de vida y que quizás puedas alargar o modificar pasadas seis semanas. Es un único hábito nuevo, así que puedes centrarte en él y ajustarlo antes de pasar a otra cosa. ¡Y además será delicioso!

Muy SMART, ¿no crees?

ANÓTALO Y CUÉNTASELO A ALGUIEN

Si anotas tu meta y se la cuentas a alguien, tendrás más probabilidades de alcanzarla que si te la guardas para ti y ni siquiera la pones por escrito. Cuando fijes tu supermeta y tus submetas, valora escribirlas. Cuanto más escribas sobre ellas y sobre las estrategias que tienes planeadas para alcanzarlas, más probable es que las cumplas. En un estudio de 2020 se demostró que escribir sobre las metas, ya sean personales o profesionales, concretas u abstractas, mejora el rendimiento y la probabilidad de alcanzarlas. Cuanto más escribían los participantes del estudio, y cuanto más concretos eran sobre las estrategias que tenían para alcanzar sus metas, mejor les iba. [12]

También somos grandes partidarios de tener un compañero o grupo a quien rendir cuentas. En nuestra aplicación nos percatamos de que un foro social más genérico no tenía el mismo impacto que lo que hacemos ahora, que es agrupar a personas que tienen metas similares y están en un punto similar de su viaje. Esto hizo que la participación de las personas y el compromiso a largo plazo con sus metas aumentara de forma espectacular. La ciencia también respalda la eficacia de tener el acompañamiento de un *coach* con conocimientos para que te apoye y te ayude a seguir trabajando en tus metas relacionadas con la salud. Un estudio publicado en 2020 en el *Journal of Medical Internet Research* [13] puso a prueba la teoría de rendir cuentas y apoyarse en personas que intentaban perder peso con intervenciones tecnológicas. A diferencia de quienes intentaron hacerlo sin la intervención de otras personas, quienes recibieron apoyo y rindieron cuentas tenían una mayor probabilidad de conservar sus nuevos hábitos saludables y mostraban un afrontamiento psicológico más positivo cuando la pérdida de peso se complicaba. Esta es solo una razón más por la que estamos tan comprometidos con la idea de incluir en nuestra aplicación el acompañamiento individual de los *coaches* y el apoyo de los grupos. Si hay una persona, o un grupo de personas, que te acompaña y sigue de cerca tu progreso, que conoce qué es lo que estás atravesando y se preocupa por tu bienestar, es más probable que te comprometas más con tus metas y es menos probable que te rindas cuando la situación se ponga difícil. [14]

Tu Porqué Supremo

Tienes una supermeta. Pero ¿por qué? Puedes tener todas las metas que quieras, pero si no tienes una respuesta consciente y concreta a la pregunta «¿por qué?» que respalde tu meta, puedes perder el interés pasado un tiempo o puede resultarte más fácil inventar excusas cuando tengas dudas.

Tu Porqué Supremo es el motor que te impulsa a esforzarte para alcanzar tu meta todos los días. Para llegar a eso, vamos a poner en práctica un ejercicio que uno de nuestros fundadores, Saeju, aprendió de su padre (puedes leer la historia en la introducción). Lo llamamos el test del porqué.

Cuando hayas encontrado una supermeta con la que te sientas cómodo, pregúntate:

1. ¿Cuál es tu supermeta? Descríbela con palabras. ¡Recuerda que debe ser SMART!
2. ¿Por qué quieres alcanzar esa meta? Piénsalo bien y escribe tu respuesta (o tenla en mente).
3. Profundicemos más. Has respondido por qué querías alcanzar esa meta. Pero ¿por qué fue ese tu porqué? Pasa al siguiente nivel: el porqué detrás de tu porqué.

4. Bien hecho, pero ¿puedes profundizar más? ¿Cuál es el porqué detrás de ese último porqué?

5. Lo estás haciendo de maravilla. Pero, una vez más, ¿puedes seguir profundizando? ¿Hay otro porqué?

Sigue preguntándote «¿por qué?» después de cada respuesta hasta que ya no puedas responder porque has llegado al núcleo más profundo de tus motivos para querer alcanzar esa meta. Este es tu Porqué Supremo. ¡Escríbelo! Querrás tenerlo siempre presente. Incluso puedes programar tu teléfono móvil para que te lo recuerde todas las mañanas.

Vamos a echarle una mirada a cómo podría funcionar esto en la vida real. A continuación tienes un ejemplo de cómo alguien podría usar estas preguntas para llegar a su Porqué Supremo:

1. ¿Cuál es tu supermeta?: «Quiero llegar a tener un peso saludable».

2. ¿Por qué quieres llegar a tener un peso saludable?: «Para sentirme bien con mi cuerpo».

3. ¿Por qué quieres sentirte bien con tu cuerpo?: «Para sentirme más seguro».

4. ¿Por qué quieres sentirte más seguro?: «Para dejar de impedirme hacer todo lo que sé que puedo hacer con mi vida».

5. ¿Por qué quieres dejar de impedirte hacer cosas?: «Para alcanzar mi máximo potencial como ser humano».

6. ¿Por qué quieres alcanzar tu máximo potencial como ser humano?: «¡Para vivir una vida larga y sana, llena de aventuras y experiencias, y no arrepentirme de haber dejado pasar oportunidades de vivir de verdad!»

¡Ajá! ¡Eso sí que suena como un Porqué Supremo! Querer aprovechar la vida al máximo sin que la falta de seguridad o salud te detengan es un gran motivador para cambiar. ¿Y no te parece interesante que, después de todo, la razón por la que esta persona quería perder peso no tuviera nada que ver con el peso en sí? La supermeta es un catalizador para llegar a un Porqué Supremo que es mucho más significativo que un número en la báscula.

Aquí tienes otro ejemplo más breve, porque a veces se llega antes a la respuesta:

1. ¿Cuál es tu supermeta?: «Quiero llevar una dieta de más calidad».
2. ¿Por qué quieres llevar una dieta de más calidad?: «Para perder peso y tener más energía».
3. ¿Por qué quieres perder peso y tener más energía?: «Para evitar enfermedades crónicas».
4. ¿Por qué quieres evitar enfermedades crónicas?: «¡Porque vi cómo la diabetes redujo la calidad de vida de mi madre y no quiero que me suceda lo mismo!».

Ese es otro poderoso Porqué Supremo. Si hay antecedentes de enfermedades crónicas en tu familia, ya sea diabetes, enfermedades cardíacas, demencia o cualquier otra cosa, tener en mente que llevar un estilo de vida saludable podría ayudarte a evitar ese destino puede ser un motivador potente.

Tu proceso de respuesta a todos estos porqués puede ser muy diferente a lo que acabas de ver, pero inténtalo para ver hasta dónde llegas. Quizás te sorprendas.

FIJA METAS, NO LÍMITES

Algunas personas se dan cuenta de que, al intentar fijar metas o pensar en el Porqué Supremo o imaginar lo diferente que será la vida, no dejan de pensar en limitaciones del estilo «sí, pero».

¿Quieres alcanzar un peso saludable? «Sí, pero nunca podré dejar de comer tanto queso». ¿Quieres mejorar tu estado físico? «Sí, pero odio hacer cardio». ¿Quieres sentirte más tranquilo? «Sí, pero mi trabajo siempre será muy estresante».

Al contrario de lo que pueda parecer, estos pensamientos no son evaluaciones objetivas de la realidad. Son distorsiones del pensamiento. Más adelante, tenemos un capítulo entero dedicado a las distorsiones del pensamiento (capítulo 8), pero por ahora basta con que sepas que siempre habrá obstáculos que se interpondrán a cualquier gran meta. Los obstáculos forman parte de todos los procesos de cambio. No implican fracaso (ni ninguna otra cosa, forman parte de la vida).

El simple hecho de que algo no haya funcionado antes no significa que no vaya a funcionar ahora. Nunca podrás hacer lo mismo dos veces exactamente de la misma forma porque tú, tu entorno y tu experiencia cambian constantemente. No alcanzar una meta te enseña cosas. ¿Qué has aprendido? ¿Por qué crees que no funcionó la última vez? ¿Qué podrías modificar esta vez? Esa experiencia y ese conocimiento que con tanto esfuerzo te has ganado pueden aumentar las probabilidades de que esta vez sí alcances tu meta.

El fracaso no existe, lo único que existe es la información. Mientras que sepas que siempre habrá obstáculos, y que siempre habrá forma de sortearlos, no descarrilarás de camino a tus metas. Tu supermeta y tu Porqué Supremo son más poderosos que cualquier obstáculo, y eso incluye tus propias preocupaciones de todo lo que «podría» suceder, todos los «no puedo», «no quiero», «pero» y «¿qué pasaría si...?». Cuando lleguen los obstáculos, estaremos a tu lado con más trucos psicológicos para encararlos.

Cómo cambiará tu vida

El último paso del recorrido para llegar a TPC es preguntarte: «¿Cómo cambiará mi vida cuando haya alcanzado mi meta?». (Fíjate que decimos «cuando» y no «si», ¡porque sabemos que puedes alcanzar tu supermeta!). Es obvio que no puedes conocer el futuro, pero sí imaginártelo. Para hacerlo, nos gusta usar una poderosa técnica llamada visualización creativa.

La visualización creativa es una forma de usar la imaginación para conseguir algo. Según un estudio de 2010 del *Journal of Psychology*,[15] los estudiantes que imaginaban su vida con mucho detalle se fijaban metas más ambiciosas y estaban más comprometidos con ellas. En nuestros experimentos internos también descubrimos que la visualización creativa era una técnica eficaz para que las personas realmente tuvieran una idea de cómo podrían cambiar sus vidas cuando alcanzaran sus metas. Aquí tienes una forma para probarla:

1. Relájate, ponte cómodo y respira lentamente un par de veces.
2. Cierra los ojos y empieza a pensar en tu supermeta y tu Porqué Supremo.
3. Cuando los tengas presentes, imagina que alcanzas tu supermeta. Has conseguido llegar a tu peso deseado, estás en forma y te sientes fuerte o estás haciendo lo que sea que quieras hacer con tu vida.
4. Piensa en cómo te hace sentir haber alcanzado esta meta. ¿Actúas de forma diferente? ¿Tu aspecto es diferente? ¿Cómo responden los demás? Imagina tu vida entera una vez que hayas alcanzado tu meta. Visualiza o describe tu vida con el mayor detalle que posible. ¿Qué pasa cuando estás en tu casa? ¿En el trabajo? ¿Con tu familia? ¿Con amigos? ¿Qué eliges hacer con tu tiempo? ¿Cómo se siente ser tú en este contexto?
5. Quédate en ese lugar asombroso tanto tiempo como te resulte placentero. Disfruta de la sensación de bienestar de haber al-

canzado tu meta. Maravíllate de los cambios en tu vida. Cuando ya sea suficiente (o sea hora de trabajar o preparar la cena), respira profundamente un par de veces más y abre los ojos.

Quizás te veas feliz y libre, moviéndote con agilidad y facilidad. Quizás te veas comiendo algo saludable sin preocuparte mucho por la comida, o ni siquiera pensando en ella. Sea lo que sea, la sensación es buena. Sientes que tu supermeta vale la pena, porque puedes verla. Ahora es hora de reunir todas las piezas: qué quieres lograr, por qué quieres lograrlo y esa nítida imagen mental de cómo cambiará tu vida al hacerlo. Todo esto junto, esta visión general del qué, el porqué y el cómo es tu panorama completo, o como lo llamamos nosotros, TPC, y baza potente en tu búsqueda del cambio.

Tu Supermeta + Tu Porqué Supremo + Cómo cambiará tu vida = TPC

TPC es algo más grande que una meta. Si tu meta es algo como «ponerme en forma» o «perder cinco kilos», podrías expresar TPC de la siguiente manera: «Quiero ponerme en forma porque no me gusta la sensación de no estarlo y quiero estar sano, activo y tener movilidad durante décadas» o «quiero perder cinco kilos porque sé que no he estado comiendo bien últimamente y quiero cuidarme mejor a mí para sentirme más seguro y cómodo con mi cuerpo». TPC es la suma total de tu meta más grande y significativa, el Porqué Supremo para alcanzarla y una consideración seria de cómo cambiaría tu vida si así lo hicieras. Nos gusta convertir esto en una ecuación como esta:

Tu Supermeta
+ Tu Porqué Supremo
+ Cómo cambiará tu vida
_____

TPC

Llegar a un Panorama Completo que te entusiasme requiere un poco de reflexión y planificación. Para hacerlo, hay que escoger una supermeta, excavar hasta llegar al Porqué Supremo y luego visualizar la vida después de alcanzar la meta. ¡Y nosotros estamos aquí para ayudarte! Al final de este capítulo, nuestra supermeta para ti es que tengas claro tu TPC y que sientas que es emocionante, motivador y alcanzable.

Prueba con esto. Si reúnes todas las piezas, puedes expresar TPC de forma similar a esta:

Conseguiré [Tu Supermeta]
porque [Tu Porqué Supremo]
para [algunas de las formas
en las que tu vida cambiará a mejor].

¿Cuál es TPC? Aquí tienes algunas opciones que nos parecen inspiradoras:

- «Conseguiré llegar a mi peso saludable porque quiero tener la seguridad y la libertad de vivir de la mejor manera posible para tener aventuras y experiencias nuevas en los próximos años y conservar mi salud hasta el final sin arrepentirme de nada».
- «Llevaré una dieta de alta calidad para ayudar a mi cuerpo y ofrecerme la mayor ventaja a la hora de evitar enfermedades crónicas que han afectado a otras personas de mi familia. ¡Esos problemas de salud no tienen por qué ser mi destino!».
- «Me convertiré en una persona vibrante y sana para llevar una vida creativa y gratificante llena de amor y éxito».
- «Me convertiré en una persona en buen estado físico y fuerte porque quiero tener energía, fuerza y movilidad para jugar con mis hijos y verlos crecer, y para jugar con mis nietos y también verlos crecer a ellos».

Uno de los mayores beneficios de ser consciente de TPC es que puede ayudarte a seguir por el camino correcto cuando la situación se pone difícil, y habrá momentos en los que pasará. Las mejores metas, las más significativas y grandiosas, suelen ser desafiantes. Requieren esfuerzo, y forma parte de la naturaleza humana no querer necesariamente esforzarse porque es difícil.

Existe un concepto llamado descuento temporal que la psicología usa para describir la tendencia sumamente humana a preocuparse menos por los resultados futuros que por los presentes. Los autores de un artículo titulado «¿Mas vale pájaro en mano que ciento volando?» lo explicaron así: «Los humanos y los animales prefieren las recompensas disponibles a corto plazo que las disponibles a largo plazo».[16] Este es uno de los principales motivos por los que el cambio de conducta puede ser tan complicado y nos cuesta tanto alcanzar metas. En todo momento, lo que sea que quieras para tu futuro puede no parecer tan urgente como lo que quieres ya mismo. Eso hace que mantenerse centrado en una meta sea realmente difícil.

Sin embargo, tu cerebro tiene otra área, más avanzada, capaz de procesar pensamientos más complejos y elevados, y de pensar con la mirada puesta en el futuro. Esta es la parte de tu cerebro con capacidad para la función ejecutiva. La función ejecutiva puede anular tus impulsos inmediatos (como los antojos de chocolate o esa sensación de que preferirías ver la televisión en lugar de ir al gimnasio) porque es más consciente y sofisticada, y se ocupa de cosas como prestar atención, cambiar de una tarea a otra, inhibir la información irrelevante o molesta, recordar, actualizar tu perspectiva según lo que aprendes y planear el futuro.

Pero la función ejecutiva requiere esfuerzo. No es automática, como la respiración, y no es instintiva, como el hambre o el miedo. También es limitada.[17] La energía necesaria para seguir haciendo uso de tu función ejecutiva debe reponerse con descanso y relajación. No puedes tenerla en marcha las veinticuatro horas del día, siete días a la semana, los 365 días del año. Entonces, aunque tu función ejecutiva puede anular el descuento temporal, o la tendencia de tu cerebro a prestar más atención a los deseos presentes, le resulta más difícil cuando estás estresado o cansado. Cuanta menos energía tienes, más básicos son tus instintos, y los hábitos arraigados entran en acción y son más difíciles de resistir. (¡Esta es una de las muchas razones por las que necesitas dormir bien! Pero ya hablaremos de eso en el capítulo 6).

Cuando estás estresado o cansado puedes experimentar cosas como la fatiga de decisión, un término que describe la dificultad para decidir cuando llevas todo el día tomando decisiones.

En esos momentos, es posible que no tengas energía para encender tu función ejecutiva, mirar hacia el futuro y pensar: «Espera un momento, hoy ya he comido suficiente y no necesito un helado. El helado no me beneficiará. Podría perjudicar mi sueño, hacer que quiera consumir más azúcar y quitarme las ganas de hacer ejercicio mañana por la mañana. Esto podría ser malo para mi salud e interferir con las metas a largo plazo de mi vida». Después de un día largo y agotador de trabajo, conflicto o estrés, quizás pienses: «¿Metas? ¿Qué es eso? Yo quiero helado». Y aquí es donde TPC entra en juego. Tener Tu Panorama Completo en mente puede ayudarte a mantener una perspectiva a largo plazo cuando te enfrentes a esos deseos a corto plazo. TPC elimina la toma de decisiones de la ecuación. El Dr. Michaelides lo explica así: «Si conoces tu TPC, eso puede hacer que no tengas que elegir en el momento. Las preguntas que te hagas no girarán solo en torno a "¿debería o no debería?". En lugar de eso, pensarás "¿encaja esto en mi TPC?"». Esto puede ser de gran utilidad cuando tengas que tomar una decisión y no tengas mucha energía mental al final del día. TPC puede ayudarte con la fatiga de decisión al ofrecerte un conjunto de estrategias preparadas para cuando debas tomar una decisión sin tener ni que pensarlo. Se te puede ocurrir igualmente la idea de tomar ese helado, pero allí estará TPC, como una estrella brillante en tu cabeza.

En psicología, la teoría del nivel de conceptualización (TNC) propone que, cuando las personas piensan en, el porqué detrás de sus conductas, pueden evitar con más éxito los hábitos que están intentando cambiar que cuando se centran en los detalles de su situación presente. Quizás esto parezca lo contrario al descuento temporal, pero la diferencia está en la forma en la que ambas opciones se ponderan. Los estudios sobre la TNC y el autocontrol han revelado que al tener en cuenta aspectos globales, superiores y del panorama completo, las personas tenían más éxito a la hora de evitar conductas indeseadas que cuando tenían en cuenta aspectos subordinados, secundarios y locales.[18]

Traducción: cuando las personas piensan en el panorama completo, son más capaces de resistir las tentaciones que tienen enfrente. Pensar y visualizar un tú sano, enérgico y vibrante que hace todas las cosas que quieres hacer con tu vida sintiéndose seguro y fuerte puede ser más persuasivo que la comida o el sillón cómodo que tienes enfrente en ese momento. TPC es la diferencia entre «da igual, me lo como» y «recuerdo por qué no quiero comer esto».

Y aunque quizás te tomes el helado (todos necesitamos darnos un gusto de vez en cuando), al menos lo harás en el contexto de tus metas y no como resultado del capricho de tus instintos. Quizás pienses «uno pequeño, y después cenaré una deliciosa sopa rica en vegetales». O quizás pienses «me guardaré el helado para otro momento. Pensar en lo bien que estaré cuando alcance mis metas es suficiente gratificación en este momento».

TPC también puede ayudarte cuando te enfrentes a obstáculos. En palabras del Dr. Michaelides: «Si te encuentras con un bache en el camino o se te pincha un neumático, da igual que regreses a casa, ¿a quién le importa? Pero si tienes un destino final —TPC— y quieres llegar, no te desviarás en la primera salida ni te darás por vencido cuando la situación se ponga difícil. Pasarás de largo esa salida, esquivarás el bache, repararás el neumático y seguirás tu camino. Siempre habrá desvíos, pero si tienes TPC, no perderás de vista a dónde te diriges».

Un ejemplo cotidiano podría ser ir a un restaurante. Quizás decidas qué pedirás por adelantado y basándote en TPC. Luego, como añade el Dr. Michaelides, «si tienes fatiga de decisión, bebes una copa de vino, que disminuye tus inhibiciones, u otra persona pide otra cosa y de pronto crees que quieres eso en lugar de la opción que ya habías pensado, TPC estará allí para respaldarte». Tendrás una respuesta a la pregunta «¿Por qué no pedir la tarta de tres pisos de queso y chocolate?». Quizás la respuesta sea «porque no encaja en mi panorama completo» o «me apetece mucho comer solo dos o tres bocados y eso es coherente con mi panorama completo. ¿Quién quiere compartir el postre?».

Cuando tienes TPC presente, como un mantra de fondo en tu vida, puedes recurrir a él cuando lo necesites: por la mañana, antes de comer, antes de hacer ejercicio, antes de relajarte, antes de dormir. Si no dejas de repetirte (y tu móvil y otras alertas no dejan de repetirte) que sí alcanzarás tu supermeta porque conoces tu Porqué Supremo y has imaginado en todo detalle cómo cambiará tu vida cuando lo consigas, TPC no parecerá estar nada lejos.

Más que cualquier otra cosa, queremos que recuerdes la T de TPC. Este es tu panorama completo. Estas metas son tuyas, no son nada que otros te hayan dicho que debes hacer. Este Porqué Supremo es tuyo, no se trata de ningún motivo que otros te hayan dicho que deberías tener. Esta visión de cómo se parecerá tu vida a tu vida soñada es tuya, no le pertenece a nadie más, aunque creas saber qué es lo que quieres. Tú quieres algo, y tú has elegido salir a conseguirlo porque tú crees en ti.

Puedes decidir cambiar tus metas, tu porqué o tu visión siempre que quieras. TPC evolucionará contigo porque eres tú quien conduce este coche, quien timonea este barco y maneja esta vida como un experto. Eres el único que puede decidir de verdad cómo vivir tu vida. Cada decisión que haya que tomar (qué comer y qué no, si te mueves o descansas, cómo lidiar con los obstáculos que se interpongan) es tuya y solo tuya. Con la información adecuada y las herramientas psicológicas indicadas (que seguiremos ofreciéndote), puedes lograrlo. Estamos contigo, animándote, porque nosotros también creemos en ti.

3

Formación y cambio de hábitos

Los hábitos son un compromiso entre un individuo y su entorno.

SAMUEL BECKETT

Los hábitos son conductas que las personas repiten una y otra vez sin prestarles demasiada atención, como lavarse los dientes antes de acostarse o cenar siempre frente al televisor. También pueden ser cosas que hayas dejado de hacer (¿recuerdas esa cuota del gimnasio que aún estás pagando?) porque comenzaste a hacer algo más gratificante (como dormir la siesta). Parece que nacen sin que lo planees, pero la realidad es que se han formado mediante un proceso inconsciente de múltiples pasos que ha sucedido por un motivo.

Ese motivo es tu entorno. «Los hábitos no son buenos ni malos —explica el Dr. Michaelides—. Los hábitos son adaptativos. Los desarrollas porque hicieron algo bueno por ti o te ayudaron a superar algo». Un hábito es algo que hiciste una sola vez, pero que de alguna forma te ayudó a adaptarte a tu entorno. Si repetiste esa conducta y siguió beneficiándote, tu cerebro decidió que, si ibas a hacer eso una y otra vez (comerte las uñas cuando estás nervioso, comer dulces cuando lees o estudias, ducharte antes de dormir), bien podía poner esa conducta en piloto automático. Por eso cambiar hábitos es tan difícil: a tu cerebro le gustan los procesos automatizados, porque consumen menos energía que los procesos conscientes y deliberados.

Imagina que estás estresado, así que decides tomarte un helado. Está muy bueno y, por un momento, te olvidas del estrés. Tu cerebro nota inmediatamente ese alivio eficaz del estrés, así que la próxima vez que estés estresado te recordará: «Oye, ¡quizás un helado ayude!». Si vuelves a tomar helado, experimentas un efecto positivo sobre tu estrés y lo haces una y otra vez, es posible que tu cerebro genere un hábito: cuando estás estresado, tomas helado. Ya ni siquiera tienes que pensarlo (y tu cerebro tampoco). Lo que haces es escribir un programa mental: 1. Sientes estrés. 2. Tomas helado. Y tu cerebro tiene menos trabajo que hacer.

Para poner otro ejemplo, quizás te has torcido el tobillo y has tenido que dejar de correr todas las mañanas. El médico te ha dicho que no corras hasta que el tobillo se cure, así que has estado durmiendo el mismo tiempo que antes dedicabas a correr. Salir a correr era un hábito, pero ahora lo has remplazado por dormir. Quizás tengas la intención de volver a empezar cuando tu tobillo se cure, pero tu cerebro no piensa en el futuro y en los efectos positivos del ejercicio. Está pensando en lo fácil que es automatizar el proceso de levantarte una hora más tarde. Dejas el hábito de correr y adquieres el de dormir. Por eso, cuando tu tobillo ya no te duela, puede que te cueste retomar el entrenamiento.

Por lo general, muchos hábitos se desarrollan como respuesta a conductas que nos hacen sentir placer o evitar el dolor en el momento. Pueden ser beber una copa de vino todas las noches mientras cocinas para relajarte después de un día difícil, fumar en situaciones sociales en la que te sientes algo nervioso o comprar la misma chocolatina en la máquina a las tres de la tarde. Quizás estas cosas te ayuden a relajarte, calmarte, animarte o sentirte mejor al hacerlas, y ese refuerzo psicológico positivo es fuerte, incluso más que el conocimiento de que el hábito podría tener consecuencias negativas para tu salud en el futuro.

Son estos mismos hábitos, los que hacen más livianas las sensaciones difíciles en el momento pero tienen consecuencias negativas más adelante, los que las personas suelen querer modificar. Estos hábitos son también los más difíciles de cambiar porque no nos gusta sentirnos incómodos. Los seres humanos somos muy simples: evitamos el dolor y buscamos el placer. La verdad es que no es ninguna sorpresa que desarrollemos hábitos que nos ayuden a hacerlo. Pero también tenemos cerebros con la capacidad de percibir consecuencias futuras, y ahí se encuentra el conflicto interno de los hábitos.

El Dr. Michaelides lo explica así: «Cuando intentas modificar un hábito, estás haciendo algo que requiere cambios monumentales en tu cerebro, que quiere permanecer tal como está, y está diseñado así por motivos relacionados con la eficiencia. Busca el camino de menor resistencia, o el de menor gasto de energía, lo que significa que, cuando intentas cambiar un hábito, vas en contra de la biología, y eso puede parecer antinatural».

Si te cuesta romper un hábito, es importante que sepas que no es porque seas un desastre; es porque estás yendo en contra de una costumbre arraigada. «A tu cerebro no le importa que hayas decidido que hay un hábito que ya no te gusta —continúa el Dr. Michaelides—. Tu cerebro no está optimizado para el cambio. Cuando modificas un hábito, básicamente estás diciendo: "No quiero que mi cerebro funcione como debería funcionar. Elijo la ineficiencia". Es difícil. Va en contra de tu biología en muchos sentidos. Pero eso no significa que no puedas hacerlo, y desde luego no significa que no debas».

Entonces, ¿cómo trabajas en contra de tu inteligentísimo y poderosísimo cerebro? Irónicamente, debes usar ese inteligentísimo y poderosísimo cerebro: es hora de activar tu función ejecutiva (las funciones cerebrales superiores y conscientes de las que hablamos en el capítulo 2). Tu cerebro superior se encarga de la función ejecutiva y es capaz de cambiar hábitos que no te benefician o no están en línea con tus metas.

Ahora vamos a usar esa función ejecutiva para observar más de cerca el proceso de formación de hábitos. Los hábitos están integrados en lo que los psicólogos llaman guiones, y los guiones se forman mediante un proceso llamado cadena de conducta. Una vez que entiendas cómo funcionan los guiones y las cadenas de conducta, podrás editarlos y aplicar ingeniería inversa a esas cadenas de conducta para desmontar un hábito que quieres modificar. También puedes usar estos conceptos para crear hábitos nuevos que quieras adoptar.

Tomar conciencia de tus guiones

Si te interesa el teatro aficionado, por poner un ejemplo, ya sabes para qué sirve un guion en sentido literal: te dice qué debes decir y hacer durante la obra, y lo usas hasta que lo conoces tan bien que puedes repetir las líneas y los movimientos de memoria sin tener que pensar en ellos. En psicología, un guion también te dice qué debes decir y hacer, pero aquí el dramaturgo eres tú. Tú has escrito el guion que te dice qué hacer en situaciones concretas, y eso significa que puedes modificarlo.

Del mismo modo que todos tenemos hábitos por un motivo, todos tenemos guiones por un motivo. Al cerebro le encantan los guiones tanto como los hábitos, porque el cerebro siempre intenta ahorrar energía, y los pensamientos y comportamientos conscientes requieren más energía que los pensamientos y comportamientos automáticos. Las personas tienen guiones para muchas facetas de la vida: guiones para la rutina de todas las mañanas, para el almuerzo, para el trabajo, para los momentos de ocio, para las dinámicas familiares, para la rutina de todas las noches y muchos más. Muchos de los guiones que tenemos son funcionales y útiles para nuestras vidas, pero si tienes un hábito que quieres modificar, puedes reescribir el guion.

Una forma de identificar tus guiones es descubrir en qué situaciones has establecido (de forma consciente o no) una rutina de «si [...]

entonces [...]». Los guiones suelen tener ese formato de «si [...] entonces [...]», por ejemplo: «Si es hora de dormir, entonces me lavo la cara, me lavo los dientes y me acuesto» o «si es hora de comer, entonces pido un sándwich, unas patatas y una galleta, y como en mi escritorio». Cuando encuentres un guion que te gustaría cambiar, puedes aplicar el mismo formato a otras conductas.

Imaginemos que quieres empezar a comer de forma más saludable. Échale un vistazo a tu guion de la comida de mediodía y fíjate si puedes editarlo para que el sándwich, las patatas y la galleta se conviertan en una ensalada grande, unas galletas saladas y un plátano. Así modificarás el hábito, pero conservarás el guion. Tu cerebro obtiene el beneficio de seguir con un guion prácticamente automatizado y tú consigues introducir un nuevo hábito sin levantar sospechas.

Pero cambiar un hábito no es siempre así de fácil. A veces requiere una renovación mayor, y es en esos casos cuando debes analizar más de cerca cómo fue creado en un principio. Los guiones suelen ser resultado de cadenas de conducta, y una cadena de conducta es una serie de sucesos que concluye en la creación de un guion que contiene hábitos. Si deconstruyes la cadena de conducta, descubrirás dónde comenzó tu guion. Las cadenas de conducta pueden ayudarte a quitarle el piloto automático a un guion para hacer que sea algo consciente, lo que hace que sea más fácil de editar.

Deconstruir cadenas de conducta

Una cadena de conducta es el proceso de formación de un guion o hábito, y toda cadena de conducta comienza con un disparador. Este disparador conduce a pensamientos y sentimientos, que conducen a acciones, que conducen a resultados (llamados «consecuencias» en nuestra aplicación), que, con el paso del tiempo, si el resultado es sistemáticamente positivo, conducen a la formación de guiones.

Así es una cadena de conducta:

Disparador = pensamientos/sentimientos = acción = resultados = guion o hábito

Disparadores

Todas las cadenas de conducta comienzan con un disparador. Recuerda que los hábitos son adaptativos, y los disparadores son aquello a lo que se adaptan los hábitos. Pueden causar que hagas cosas beneficiosas, neutras o perjudiciales. Hay muchos tipos de disparadores que pueden iniciar una cadena de conducta:

- **Disparadores ambientales**, como la caja de dónuts que alguien ha dejado sobre el mostrador de la cocina o la máquina expendedora que ves desde tu escritorio en el trabajo.
- **Disparadores sociales**, como cuando tus amigos del trabajo insisten en que los acompañes a la hora feliz del bar o cuando estás en el gimnasio.
- **Disparadores temporales**, como buscar automáticamente un tentempié a las tres de la tarde o galletas después de cenar.
- **Disparadores biológicos**, como ese antojo de azúcar que tienes cuando te saltas el desayuno o solo comes una ensalada pequeña a mediodía.
- **Disparadores mentales**, como las ansias de comer después de hacer algo muy difícil.
- **Disparadores emocionales**, como el famoso helado después de una ruptura complicada o la sensación de derrota al no llegar a una fecha de entrega y pedir una pizza en lugar de cocinar ese plato saludable para el que ya habías comprado los ingredientes.

Otro disparador muy frecuente es lo que hacen los demás. Tendemos a comer la misma cantidad y a la misma velocidad que las personas con las que estamos comiendo,[1] nos vestimos como lo hacen los demás miembros de nuestro grupo[2] e incluso imitamos su lenguaje corporal.[3] Cuando las personas están juntas, sus conductas comienzan a sincronizarse sin que nadie lo note, y eso puede hacer que empieces a hacer cosas que quizás no hayas elegido. Este comportamiento se conoce como ajuste a las normas y es una de esas cosas que los humanos hacemos para vincularnos y llevarnos bien con los demás dentro de un grupo.

Es más probable que participemos de conductas poco saludables si quienes están a nuestro alrededor lo hacen. Afortunadamente, lo contrario también es cierto: es más probable que participemos de conductas saludables si quienes están a nuestro alrededor lo hacen. Hacer lo que hacen los demás nos hace sentir cómodos, pero si repetimos estas conductas una y otra vez, podrían convertirse en hábitos que nada tienen que ver con nuestras preferencias. Son hábitos moldeados por lo que hacen los demás y no por lo que nosotros queremos hacer.

Hasta cierto punto es inevitable hacer lo mismo que los demás. Es un comportamiento natural cuyo objetivo es mantenernos unidos en grupo para nuestra seguridad, algo que antes era necesario para nuestra supervivencia. El ajuste a las normas es normal y generalmente inofensivo. Hasta que deja de serlo. Piensa en alguna situación en la que hayas observado o participado de alguno de estos ejemplos de ajuste a las normas que parecen inocentes, pero podrían dañar la salud:

- Tu jefe compra pizza para todos, así que te la comes a pesar de haber traído una comida saludable.
- Tus compañeros de ejercicio cancelan la sesión de entrenamiento, así que tú tampoco vas al gimnasio.
- Tu compañero de piso quiere quedarse hasta tarde para ver una película, así que te quedas a verla tú también aunque tienes que madrugar al día siguiente.
- Quedas con tus amigos en un restaurante y todos están bebiendo cócteles. Habías pensado pedir una tónica, pero…

- Todos tus amigos se enfadan por algo que han dicho en las noticias y empiezan a formarse una opinión compartida sobre su importancia. Tú les sigues la corriente, aunque no estás del todo de acuerdo con su opinión y la situación te estresa.

Todos estos ejemplos pueden convertirse en guiones si se repiten con regularidad, lo que provocaría que adoptaras hábitos que no te gustaría tener. Intenta prestar atención la próxima vez que hagas algo que no habrías hecho si hubieras estado solo. ¿De verdad quieres hacerlo?

Pensamientos y sentimientos

Al enfrentarte a un disparador, lo primero que pasa es que tienes pensamientos y sentimientos. Ese es el siguiente eslabón de la cadena de conducta. Esos pensamientos y sentimientos son reacciones al disparador. Quizás sean simples observaciones o quizás tengan una carga emocional, pero siempre conducen a que hagas algo.

Imagina que te has empeñado mucho en terminar un trabajo antes de una fecha de entrega, pero no lo has conseguido. Estás exhausto, te sientes un poco inseguro y no te queda ancho de banda. Planeabas cocinar una cena saludable, pero, al llegar a casa, la idea te parece agotadora. No cumplir con la fecha de entrega fue el disparador, pero eso te hizo que te sintieras derrotado y te hizo pensar: «No quiero cocinar una cena saludable. Quiero comer algo reconfortante, y rápido».

Acción

Esto es lo que haces en respuesta a los pensamientos y sentimientos que te provoca el disparador. En el ejemplo de más arriba, la acción es pedir comida para llevar en lugar de cocinar. A veces, la acción casi parece suceder antes que el pensamiento. El camarero de la fiesta pasa junto a ti con una bandeja llena de aperitivos de lujo, tú te has saltado la comida y estás famélico, así que agarras una brocheta de pollo o una bola de queso y te la comes antes de que tu cerebro se dé cuenta de que cenarás dentro de media hora. Tomas un puñado de patatas fritas o un trozo de pan de la cesta que hay sobre la mesa antes incluso de mirar el menú. Te descubres echando monedas en la máquina expendedora antes de recordar que has traído hummus y galletas saladas al trabajo para un momento así. Esos pensamientos avanzan a velocidades supersónicas en respuesta a esos disparadores para los que no estabas preparado y ¡pum! ya has actuado.

Resultados

El próximo eslabón de la cadena de conducta son los resultados. Los resultados son consecuencia de las acciones, que fueron consecuencia de los pensamientos y sentimientos, que fueron consecuencia del disparador. Pueden ser positivos o negativos, y son determinantes para que la acción que hayas ejecutado se convierta o no en hábito. Los hay de distintos tipos:

- **Fisiológicos:** mmm, helado de chocolate. ¡Está buenísimo y ya me siento más tranquilo!
- **Físicos:** ese tercer trozo de pizza me ha dado dolor de estómago.
- **Psicológicos:** está totalmente justificado que falte un día al gimnasio porque hoy he trabajado mucho.
- **Emocionales:** estoy triste, pero ese helado de chocolate me hace sentir mucho mejor.

Si los resultados de tu acción fueron reforzadores, es decir, tuvieron un efecto positivo en ti, como hacerte sentir bien o reportarte elogios, entonces es probable que vuelvas a hacer la misma acción la próxima vez que te encuentres con ese disparador. Si los resultados de tu acción fueron punitivos, es decir, tuvieron un efecto negativo en ti, como hacerte sentir mal o reportarte críticas, es menos probable que vuelvas a realizar la misma acción la próxima vez.

A medida que se forja una cadena de conducta, la parte del «pensamiento/sentimiento» puede cambiar y debilitar o fortalecer la cadena, dependiendo de cuáles hayan sido los resultados. Quizás la próxima vez pienses: «La última vez que me sentí estresado, el helado me hizo sentir mucho mejor. ¡Quiero sentirme bien de nuevo!». Una consecuencia más punitiva tendría un resultado diferente: «La acidez de estómago que me provocó la pizza no me dejó dormir en toda la noche. Creo que esta vez prepararé la comida saludable que tenía planeada».

Es posible que tus pensamientos y sentimientos no sean tan conscientes como los expresados en los ejemplos. Si tomar helado te resultó gratificante la vez anterior, tal vez sientas antojo de volver a hacerlo sin racionalizar el porqué. Eso es porque tu cerebro ya ha comenzado a automatizar la conducta. Si la pizza no estaba muy buena (aunque ¿acaso no están siempre un poco buenas todas las pizzas?), la próxima vez que pienses en ello puede que tu respuesta sea más un «bah» que un «venga» (o, por lo menos, «busquemos otro sitio a donde pedir»).

Ahora bien, si eres como nosotros, y apostamos a que sí, ya te habrás dado cuenta de que los resultados suelen ser una combinación de aspectos positivos y negativos, todo en uno. Si el alivio de pedir una pizza y el placer de esa delicia de queso y pepperoni pesan más que la acidez de estómago que sentiste luego, es posible que la próxima vez vuelvas a pedirla. Si el helado estuvo exquisito en el momento, pero odiaste lo hinchado que te hizo sentir la mañana siguiente, quizás la hinchazón le gane al disfrute. Que un hábito se forme o no es una especie de competencia por ver quién ganará, el resultado negativo o el positivo.

Sin embargo, para muchos de nosotros, la mayoría de las veces el placer gana a cualquier inconveniente. No tiene nada que ver con la fuerza de voluntad ni es ningún error de nuestra moral interna. Es solo que a los cerebros se les da muy bien convencernos de hacer cosas que nos hacen sentir bien o alivian nuestro estrés en el momento.[4] Es posible que olvides selectivamente los resultados más negativos solo para obtener más de lo bueno. La subida del azúcar o el alivio de no tener que preparar la cena pueden anular el arrepentimiento de no haber seguido el plan, o incluso el malestar físico de la indigestión.

El nacimiento de un hábito

Cuando tu cerebro decide que una acción ha valido la pena y empiezas a repetirla, se escribe un guion. Si es noche de viernes, entonces pides una pizza, da igual si de verdad te apetece o no. Si has terminado el día laborable, entonces te tomas un cóctel con tus compañeros, aunque no siempre estés de humor para eso. Si has acabado de cenar, entonces comes un postre, aunque estés satisfecho. Los guiones, y los hábitos que incluyen (pedir la pizza, tomar un cóctel, comerte el postre), arraigan más y más cuanto más los «ensayas».

A esta altura del proceso, es importante entender que ninguna de las cosas que haces son malas en sí. No hay nada inherentemente malo en la pizza, el helado, las margaritas o la comida para llevar; no hay nada inherentemente malo en no ir al gimnasio, quedarse despierto hasta tarde o beber mucho café. De hecho, muchos guiones son beneficiosos. Si es sábado, entonces sales a caminar con tu familia. Si es un día entre semana por la mañana, entonces te tomas quince minutos para respirar o meditar antes del desayuno. Si son las once de la noche, entonces te vas a dormir.

Sin embargo, lo que está mal es sentir que los hábitos son algo que te sucede o que están fuera de tu control. La automatización es fantástica para ahorrar energía, pero no como herramienta de manipulación para que hagas cosas que en realidad no quieres hacer. Tú tienes el poder de cambiar lo que sea que quieras cambiar de tu vida. Solo tienes que hacer que lo inconsciente vuelva a ser consciente. Ese es el secreto para romper un hábito. ¿Y cuál es el secreto para crear un hábito nuevo? Hacer que lo consciente sea inconsciente, o automático.

Romper la cadena

Puedes modificar una cadena de conducta partiendo del guion o hábito y retrocediendo hasta llegar al disparador. Cambiar cualquiera de los elementos que aparecen en el camino, sobre todo el disparador o los pensamientos/sentimientos relacionados con el disparador, puede hacer que la cadena de conducta se desmonte, lo que hará que seas consciente del guion y el hábito y recuperes el control. Por ejemplo, una forma que tenemos de hacer esto mediante nuestra aplicación es usar las notificaciones *push* como disparadores de hábitos nuevos que las personas intentan crear. Puedes crear tus propias «notificaciones *push*» adaptando tu entorno de forma adecuada. Vamos a ver cómo funcionaría eso. Empezando por el final de la cadena, elige un hábito que quieras romper e identifica el guion que lo incluye (el «si [...] entonces [...]»). Ponle un nombre y retrocede al eslabón anterior de la cadena:

Disparador = pensamientos = acción = resultado = **hábito**

Supongamos que tu hábito es comer helado de postre después de cenar todos los días. Vale la pena repetir que comer helado de postre después de cenar no tiene nada de malo, pero como es un hábito, lo haces incluso aunque estés satisfecho. Lo haces incluso cuando en realidad no quieres. Lo haces porque siempre lo haces, o porque todos los hacen, o porque te reconforta hacer lo mismo todos los días. Este es el hábito que quieres romper (sustitúyelo por cualquier hábito que quieras romper tú). Identifica el guion: «Si he terminado de cenar, entonces me como un helado». Ahora veamos cómo empezó eso.

Resultados

Si retrocedemos un poco, ¿cuáles son los resultados que hicieron que tomar helado se convierta en un hábito? Seguro que hay buenos y malos. Quizás darte el gusto te proporcionaba sensación de calma o felicidad, y puede que siga siendo así. ¡Eso es bueno! Pero lo que suele suceder es que, al pensarlo, te des cuenta de que el helado suele hacerte sentir muy lleno e incómodo, o te deja inquieto y te hace dormir mal porque lo comes muy poco antes de acostarte. Es posible que ya ni siquiera lo consideres darte un gusto porque se ha convertido en algo cotidiano. Casi ni lo saboreas después de los primeros bocados. O quizás sigue siendo fabuloso, pero te has fijado la meta de llegar a un peso saludable y sospechas que tomar helado todas las noches está interfiriendo con ella.

Haz un análisis: ¿tus resultados actuales, son más negativos que positivos? Tal vez sí, tal vez no, pero es bueno determinar si han cambiado a lo largo del tiempo (la mayoría de las cosas lo hacen) y tener más presentes algunos de los resultados más negativos.

Acciones

Si seguimos hacia atrás en la cadena, llegamos a las acciones. ¿Cuáles son las acciones que tomas y conducen a esos resultados? No nos referimos solo a «comer helado». En este caso, la acción en realidad es levantarse, ir al congelador, sacar el helado, agarrar una cuchara (o un tenedor, si eres poco convencional) y, si eres elegante, un bol. Tomar helado después de la cena requiere esfuerzo, más esfuerzo que no levantarte. Es interesante pensar en eso. Si no llevaras a cabo esa acción, no tendrías el hábito. Desde luego, no es tan sencillo, porque un disparador ha generado pensamientos y sentimientos que hicieron que el esfuerzo de levantarse a buscar el helado valieran la pena, así que vamos a echarles un vistazo.

Pensamientos y sentimientos

¿Cuáles son esos pensamientos tramposos y escurridizos que hicieron que tomar helado valiera tanto la pena? ¿Recuerdas cuáles fueron los pensamientos que formaron ese hábito en primera instancia? Si no lo recuerdas, observa el patrón de conducta e intenta descubrir cuál fue el origen de esta reacción. Cuando piensas en hacerla ahora, ¿qué pensamientos se te ocurren? Esta podría ser una lista:

- Merezco un helado.
- Tengo antojo de algo dulce.
- ¡Estoy triste! El helado me hace feliz.
- ¡Estoy nervioso! El helado me tranquiliza.
- La cena me resulta incompleta si no hay algo dulce al final.
- Me gusta el helado (¡este es un muy buen motivo para disfrutarlo!).
- Sigo teniendo hambre.
- Estoy con alguien que quiere helado, así que comer juntos sería más amistoso.
- Quiero ser el tipo de persona que come helado cuando quiere sin que eso signifique nada.

La acción de desplazar tus pensamientos y sentimientos a la parte consciente de tu mente es importante. Te permite analizar su validez, verdad y relevancia en el presente. Para romper ese hábito, debes cuestionar o al menos entender estos pensamientos. Pero antes de empezar a hacerlo, hay algo que debes recordar: sé bueno contigo, esto no va de sentir culpa o vergüenza. Va de entender los matices de tus pensamientos para llegar al fondo de qué es lo que de verdad está sucediendo con tus esfuerzos para hacer un cambio que te importa. Aquí tienes algunas formas de encarar los pensamientos y sentimientos de tu cadena de conducta:

- ¡Es cierto que mereces cosas buenas! ¿Estás seguro de que eso bueno que quieres es de verdad un helado?

- Piensa en todos los motivos por los que podrías tener antojo de azúcar. ¿Estás comiendo lo suficiente en la cena o durante el día? ¿El antojo está realmente relacionado con la comida? (Para saber más sobre esto, échale un vistazo a la sección sobre cómo vencer tus antojos en la página 152).

- ¡Está bien sentirse triste! ¿Hay otra cosa que pueda hacerte feliz, por ejemplo, recibir apoyo emocional de una persona real en lugar de un bol de productos lácteos?

- ¡También está bien estar nervioso! A todos nos ha pasado. Puede que el helado te tranquilice, pero ¿hay alguna otra cosa que también te tranquilice y sea más coherente con tus metas? ¿Qué te parece una taza de té, envolverte en una manta caliente, acurrucarte con una mascota, ver videos graciosos o escuchar música relajante? Podrías intentar alguna de esas otras acciones para ver si te ayudan a tranquilizarte tanto como el helado.

- ¿No sería divertido cambiar un poco la rutina? ¿Cuáles serían buenas alternativas con una mayor densidad nutricional, una menor densidad calórica o menos azúcar (si eso es lo que buscas)? ¿Qué te parece un yogur griego (mmm, probióticos) con una cucharada de chocolate rallado y trozos de fresa? ¿Un polo? ¿Té de menta o canela?

- ¡Es genial que te guste el helado! Es delicioso. Piensa en si no sería más gratificante si no lo tomaras tan a menudo.

- ¿Por qué sigues teniendo hambre después de comer? ¿Estás comiendo lo suficiente? ¿Qué sucedería si aumentaras las raciones de tu cena para quedar realmente satisfecho? ¿Seguirías queriendo ese helado?

- ¿Qué pasaría si tú estuvieras tomando helado por tu compañero y tu compañero por ti, y en realidad no os apetece a ninguno? Podrías preguntarle.

- Puedes ser una de esas personas que come helado cuando quiere sin que eso signifique nada. Imagina que eres esa persona. Si no fuera gran cosa, ¿lo tomarías solo cuando de verdad quisieras?

No conocemos las respuestas a estas preguntas, y no podemos prometerte que vaya a funcionarte ninguna de esas ideas. Las respuestas las debes dar tú, igual que debes ser tú quien experimente, esto son solo sugerencias. La idea de este ejercicio es que cuestiones los pensamientos que te conducen a acciones que no quieres realizar. Cuestionar tu proceso mental con interés y curiosidad es una buena forma de verificar si esos pensamientos siguen siendo aplicables a ti o si ya no son relevantes.

Disparador

Finalmente, hemos llegado al disparador. Aquí es donde todo empezó. Quizás no recuerdes el disparador inicial o quizás sigue presente y tiene un efecto en ti todos los días. Piensa qué puede ser:

- Aburrimiento.
- Fatiga.
- Ansiedad.
- Tristeza/sentimientos negativos.
- Comenzaste a hacer algo en respuesta a una situación de crisis, como una lesión o una ruptura.

- Estrés laboral.
- Estrés familiar/relacional.
- Rutina: siempre tomas helado a esa hora.
- Personas: alguien con quien comes siempre quiere helado después de cenar.
- Hambre.
- Te ajustas a las normas.

Sea cual sea el disparador, obsérvalo con mirada crítica y analízalo. Si puedes redireccionar los pensamientos que afloran después del disparador, puedes redireccionar la acción para obtener un resultado diferente. Por ejemplo, si la fatiga es un disparador, ¿puedes trabajar en mejorar la calidad de tu sueño en lugar de recurrir al helado? ¿Puedes conseguir ayuda para afrontar tu ansiedad o tristeza? Si la situación de crisis ha terminado, ¿sigue siéndote útil el guion? ¿Hay formas de reducir tu estrés? ¿Podrías sustituir el helado por otra cosa a esa hora o cuando estás con esas personas disparadoras? Si sueles tener mucha hambre al final del día, ¿podrías comer raciones más grandes más temprano? Si te estás ajustando a las normas, ¿podrías tomar conciencia de eso y elegir hacer otra cosa?

Quizás no sea fácil cambiar un disparador, pero, a veces, basta tomar conciencia de él para que la cadena de conducta se desmonte y puedas rehacerla como tú quieras.

Y *voilá*: el hábito se ha roto.

Terapia de exposición o sentir tus sentimientos

A veces, la parte más difícil de acabar con un hábito es reconocer la existencia de emociones fuertes y que has desarrollado el hábito para afrontarla, o incluso para enmascararlas. Si rompes el hábito, entonces ¡vaya si aparecen esos sentimientos! Antes de remplazar un hábito por otro (comer un enorme bol de uvas frente al televisor en lugar de un enorme bol de palomitas de maíz con mantequilla), piensa si hay sentimientos subyacentes intensos que impulsen el deseo de comer un enorme bol de lo que sea. Afrontar esos sentimientos puede ayudarte a lidiar con ellos, o acostumbrarte, para que ya no necesites ver la televisión tres horas al final del día, ni seguir comiendo cuando ya no tienes hambre.

El Dr. Michaelides nos dice: «Cambiar de hábitos significa tener la capacidad de sobreponerse a la incomodidad». También explica que comer para bloquear la incomodidad de una emoción, lo que se conoce como hambre emocional, es muy frecuente. «Aprendemos nuestros hábitos de alimentación a lo largo de la vida, y si aprendes que comer es una respuesta reconfortante ante el dolor emocional, entonces ese hábito puede arraigar. Romperlo puede ser un proceso extremadamente incómodo. Estos hábitos se vuelven aún más difíciles de romper cuando has hecho esas asociaciones toda la vida, desde la primera infancia. Son un buen ejemplo de un hábito adaptativo, pero a medida que nos convertimos en adultos podemos aprender que hay formas más sofisticadas de afrontar las emociones negativas. Ya no necesitas la comida para adaptarte, pero quizás sientas que la necesitas, y ese sentimiento puede ser muy fuerte».

UN COACH DE NOOM RESPONDE TUS PREGUNTAS

¿Cómo puedo controlar mis hábitos de alimentación cuando estoy estresado, triste, etc.?

Algo que ha tenido éxito con muchos Noomers es sustituir la acción de sucumbir a un antojo o impulso por una tarea constructiva y práctica, como salir a caminar, escribir en un diario, practicar yoga, practicar un pasatiempo o cualquier otra actividad saludable y positiva. Planéalo con antelación para no tener que pensarlo cuando llegue el antojo.

Imaginemos que siempre comes después de discutir con alguien, y que lo has hecho desde que eres pequeño, cada vez que oías discutir a los miembros de tu familia. Esas discusiones familiares fueron un disparador inicial, pero has conservado esa cadena de conducta durante décadas. Ahora, cuando asistes a una discusión (en la que puedes o no desear participar), puede que tus emociones te resulten más incómodas de lo que correspondería a la situación, porque la asocias con las discusiones más traumáticas que experimentaste de niño. Esto puede disparar un fuerte deseo de comer algo, lo que en tu experiencia calma las emociones incómodas. Lo único que quieres es que desaparezcan, y si algo tan fácil de obtener como una bolsa de patatas fritas o unas natillas puede aliviar esos sentimientos y dejar que sigas con tu vida, es obvio que estarás tentado de comer eso.

La alternativa, que es sentir esos sentimientos de verdad, puede sonar aterradora. Quizás necesites incluso la ayuda y el apoyo de un amigo o un terapeuta para lograrlo. Sin embargo, es una potente forma de disolver un hábito. Sentir tus sentimientos sin recurrir a masticar algo crujiente con furia o tranquilizarte con algo suave y cremoso puede calmar esos antojos que en realidad no tienen nada que ver con la comida.

Si quieres intentarlo, te sugerimos una técnica llamada exposición.

La terapia de exposición es algo que usan los psicólogos para ayudar a las personas a lidiar con fobias, ansiedad y otros sentimientos incómodos. Lo que hacen es exponer al paciente a lo que los incomoda (alturas, espacios cerrados, arañas) en dosis pequeñas y un ambiente seguro, y luego aumentan poco a poco el tiempo y la intensidad de la exposición hasta que los sentimientos ya no son tan fuertes. Por ejemplo, puede que al principio mires una imagen de una araña durante un minuto. Luego la miras más tiempo. Luego miras una araña de verdad durante un minuto. Luego te acercas más y más. Te quedas en cada paso el tiempo necesario para que el miedo disminuya de intensidad y avanzas al paso siguiente.

Esto también funciona para lidiar con las emociones fuertes que hacen que practiques hábitos que quieres abandonar. Exponerte a sentimientos fuertes poco a poco te ayuda a acostumbrarte a la incomodidad hasta que deja de ser tan incómodo. Es una forma de reforzar la tolerancia emocional o la resiliencia.

Tomemos el ejemplo del hambre emocional, para lo que la exposición puede ser muy eficaz. El Dr. Michaelides lo explica así: «Cada vez que tienes ansiedad y comes, lo que haces es alimentar esa ansiedad, es un refuerzo. La evasión alimenta la ansiedad. Pero si aprendes a soportar esa ansiedad y esperas a tener hambre de verdad, entonces empiezas a construir una relación diferente con lo que significa tener hambre y con la sensación en tu cuerpo».

En Noom llamamos a esto surfear las ansias. Surfear las ansias es un proceso que consiste en subirse a la ola (como un surfista) de la incomodidad que llega cuando haces algo a lo que no estás acostumbrado. Quizás tu guion sea algo así: «Si voy al cine, entonces como palomitas de maíz». Ya no quieres hacerlo, así que vas al cine y no compras palomitas. De pronto te sientes muy incómodo. Estás acostumbrado a las palomitas. Te gustan las palomitas. Quieres masticar algo. Los tráileres son aburridos. Te entran ansias de levantarte e ir a comprar palomitas, porque tu incomodidad actual te resulta más urgente que tu meta de romper el hábito.

Pero debes recordar todo lo que has aprendido: que los seres humanos tienden a priorizar el ahora al después, y el placer y la evasión del dolor a conductas más lógicas guiadas por nuestras metas; que comer palomitas de maíz es un guion que ya no coincide con lo que intentas lograr. Y entonces puedes surfear esa ola, amigo. Siente la incomodidad. Ten conciencia de ella. Siente cómo crece y crece. Y… espera… siéntela bajar. Cuando la ola baje, sabrás que has logrado algo importante. Le has enviado a tu cerebro el mensaje de que tus hábitos no mandan. Mandas tú. Y de pronto esas palomitas ya no parecen tan importantes y puedes disfrutar de la película sin ellas. Has llevado a cabo un experimento en ti mismo usando la exposición y has surfeado las ansias para salir de tu guion.

Da igual el disparador, y no importa qué sentimiento fuerte experimentes, puedes usar esta técnica. Siente la angustia hasta que pase. Cada vez que lo hagas, los sentimientos tendrán menos poder y el impulso de suprimirlos será más y más débil. La exposición es más eficaz cuando la angustia disminuye notablemente antes de terminar la exposición, así que fíjate en si puedes esperar a que la intensidad del sentimiento disminuya. Sentir esa disminución es valioso. Es el principio del fin de ese hábito molesto.

Usar la cadena de conducta para crear hábitos nuevos

No tienes por qué limitarte a eliminar un viejo hábito. También puedes iniciar uno nuevo. Abandonar un viejo hábito te ofrece la gran oportunidad de sustituirlo por uno nuevo. Es difícil dejar de hacer algo que nos resulta gratificante sin más. Es un poco más fácil remplazarlo por otra cosa que también sea gratificante. Las personas prefieren la acción, así que nos gusta más hacer cosas que dejar de hacerlas.

Puede que tu nuevo hábito no sea tan gratificante como el anterior, al menos al principio. El té de menta no va a tener el mismo efecto que las galletas de chocolate y menta, pero ayudará a crear un puente entre un hábito que quieres romper y uno nuevo que estás creando.

Cuando empieces a romper viejos hábitos, piensa también en qué hábitos nuevos te gustaría tener. Ahora que sabes cómo crearlos, puedes construir una nueva cadena de conducta a propósito. Puedes diseñar **disparadores** que conduzcan a **pensamientos,** que conduzcan a **acciones** planeadas, que conduzcan a **resultados** irresistiblemente maravillosos, y así habrás utilizado la ingeniería inversa para crear tu propio hábito nuevo.

Supongamos que quieres dejar de beber tantos refrescos y susti-
tuirlos por agua. Ese es tu hábito nuevo. Cuando deconstruyas tu
hábito viejo observando los resultados de beber refrescos y yendo hacia atrás, pasando por las acciones, los pensamientos y sentimientos y
el disparador, puedes ir en el sentido contrario para crear el hábito de
beber agua.

En primer lugar, ¿cuál era el disparador que te conducía a beber refrescos? Si era el antojo del sabor dulce, piensa en algo que
pueda sustituir al refresco y que se acerque al agua. Lo que buscas
es algo que pueda tener un resultado similar al de los refrescos.
Podría ser un té de granada o una porción de fruta. Quizás esta
elección satisfaga tu deseo de algo dulce y también ayude a reducir
la intensidad del sabor dulce que obtenías del refresco, lo que hará
que te acostumbres. Puedes experimentar con la exposición cuando bebas té y tengas ansias de beber un refresco. A medida que el
ansia de consumir algo dulce disminuya, puedes incorporar sabores
menos dulces.

Mientras tanto, puedes empezar a pensar en cómo crear un nuevo
«disparador». Aunque no es un disparador de verdad si lo creas tú
mismo; es más bien una señal. Pero no pasa nada. ¿Qué señal podrías
establecer para provocar el pensamiento que te conduzca a la acción
de beber agua? Quizás sea la hora de comer. O podrías programar una
alarma en tu móvil. Tal vez la señal sea despertarse por la mañana, o
el descanso en el trabajo. Cada vez que suceda tu señal, piensa en
beber agua y en lo bien que te hará sentir. Luego actúa y bebe un vaso
de agua enorme y refrescante. Por último, disfruta del resultado: el
agua te da más energía, será menos probable que confundas la sed con
hambre, tienes nuevas oportunidades de tomarte un descanso en el
trabajo y, según los estudios, las personas que beben más agua tienden
a tener mejores hábitos de alimentación y una mejor nutrición.[5] ¡Hu-
rra por esa agua deliciosa!

Para hacer que esto sea todavía más fácil, elimina los disparadores ambientales del refresco y añade los disparadores del agua. Saca

de tu casa todas las bebidas edulcoradas con azúcar, pon una jarra de agua fría en la nevera (quizás puedes añadirle unas rodajas de limón o pepino para darle algo de sabor) y consigue una botella de agua fabulosa que te guste llevar contigo. El tiempo también puede ser un disparador, así que programa un recordatorio en tu móvil o presta atención a todos los momentos durante el día en los que empieces a pensar en bebidas dulces y asegúrate de beber un vaso de agua en su lugar.

Ya estás listo para el éxito: suena tu alarma. ¡Es hora de beber agua! Te tomas un descanso de lo que sea que estés haciendo, vas al refrigerador, te sirves un refrescante vaso de agua y llenas tu botella, das sorbos muy satisfecho, piensas activamente en lo bien que te sientes y cuánta energía tienes… y lo vuelves a hacer una y otra vez. Pronto adquirirás el hábito y beber agua formará parte de tu rutina. Puede que te sigas tomando un refresco de vez en cuando, pero el hábito de beber agua habrá llenado el hueco que antes ocupaban los refrescos, y eso encaja con tus metas de salud.

UN COACH DE NOOM RESPONDE TUS PREGUNTAS

¿Puedo beber alcohol con Noom?

Como cualquier macronutriente, el alcohol tiene calorías. Siete calorías por gramo, para ser exactos, que puedes comparar con las cuatro calorías por gramo que tienen los carbohidratos y las proteínas, y las nueve calorías de las grasas. En otras palabras, tiene una densidad calórica bastante elevada. Y es más, a diferencia de las grasas, proteínas y carbohidratos saludables, el alcohol no tiene por qué formar parte de una dieta equilibrada. En esencia, beber alcohol suma calorías vacías a tu dieta, es decir, aumenta tu ingesta de calorías sin darte sensación de saciedad. ¿Significa esto que nunca puedas tomarte una copa de vino? ¡Claro que no! Solo que es importante que antes de hacerlo incluyas esas calorías en tu presupuesto calórico diario. ¡No son gratis! Siempre que lo planees con antelación, tomarte una o dos copas no deberían entorpecer tu progreso.

Combinación de hábitos

Otro de nuestros métodos favoritos para desarrollar hábitos nuevos es uno llamado combinación de hábitos. Se trata de un gran método para ayudarte a establecer un hábito nuevo. La combinación de hábitos consiste en emparejar un hábito que ya tienes incorporado con uno que quieres incorporar. Por ejemplo, si desayunas todos los días, emparejar tu nueva meta de «beber más agua» con el desayuno hace que sea más sencilla de recordar y llevar a cabo. Ya estás comiendo, ¿por qué no bebes algo de agua ya que estás?

En resumen:

Hábito actual
+ Nuevo hábito
_____

Agrupación de hábitos

La combinación de hábitos reduce el tiempo requerido para desarrollar un hábito nuevo, porque es como si el hábito viejo le diera un empujón. Es un sistema de apoyo para tu hábito nuevo, un compañero, por así decirlo.

Quizás el hábito que quieres crear es comer más verduras. Ya tienes el hábito de comer galletas saladas con hummus como tentempié por la tarde. Es tu picoteo favorito. Para emparejar ese hábito con el nuevo, podrías añadirle unas verduras crudas cortadas para mojar en el hummus. No tienes que abandonar las galletas; solo añadir las verduras. ¡Un hábito se suma al otro!

Esto puede funcionar con cualquier hábito. Quizás tu hábito nuevo sea usar más el hilo dental (sabes que quieres hacerlo). Como ya te lavas los dientes, añadir el hilo dental a tu rutina de lavado de dientes existente es más fácil que recordar usarlo en cualquier otro momento del día.

Si tu hábito nuevo es respirar hondo para reducir el estrés y ya tienes el hábito de leer un libro antes de dormir, combina tus ejercicios de respiración con la lectura, ya sea antes o después.

Hay mil millones de formas de combinar hábitos, así que usa tu imaginación, pero, hagas lo que hagas, une tu hábito nuevo con un compañero. No querrás que se sienta solo.

Y recuerda que al hacer algo muchas veces, tu cerebro empieza a detectar que debe ser automatizado. Deja que esa programación juegue a tu favor, no en tu contra, ¡y automatiza esos hábitos cuanto antes!

Reflexión final

Aunque el cerebro intente con mucha fuerza mantener los viejos hábitos, puedes ganar terreno si desarticulas la cadena de conducta, eslabón a eslabón, utilizando tus extraordinarias habilidades lógicas. Puede que tu cerebro proteste un poco con argumentos tan eruditos como «¡pero yo quiero esto!». Incluso si has remplazado tu hábito por uno diferente (como el yogur griego, el té de hierbas, el Sudoku, un paseo por la tarde, aprender una nueva palabra todas las noches... son solo sugerencias), a veces sentirás que quieres helado, pizza o un refresco, quizás con mucha intensidad. Por suerte, tú mandas, así que puedes tomarte esas cosas cuando decidas conscientemente que de verdad las quieres. Y cuando no sea así, puedes decirle a tu cerebro: «Lo siento, cerebro, pero no vamos a hacer eso ahora. Yo sé lo que es mejor para ti». (Claro está, quien le dice eso a tu cerebro es el propio cerebro. Muy meta, ¿verdad?).

¿Y si a veces sí quieres tomarte un helado al final de un día arduo o pedir comida para llevar en lugar de cocinar, aunque esa no fuera tu intención? Pues adivina qué: eres un ser humano normal. Las personas no siempre hacen lo que tienen intención de hacer, y los únicos cambios permanentes que conseguirás sostener a lo largo de tu vida requieren que sepas eso y no te castigues cuando suceda. Lo que importa es lo que hagas después. Siempre puedes elegir hacer otra cosa la próxima vez que tengas que tomar una decisión difícil, y así practicas quitar las riendas de tus acciones y tu vida a los hábitos que parecían controlarte.

Romper hábitos y crear nuevos puede ser abrumador, pero descubrir por qué haces lo que haces, sentir tus sentimientos y derribar esos viejos hábitos gastados para remplazarlos por unos nuevos y brillantes puede de verdad cambiar tu cerebro y tu conducta. Cuando de hábitos se trata, el conocimiento es poder, así que cuanta más atención prestes a cómo te hace sentir lo que haces, más consciente serás de tus conductas y más fácil será hacer lo que de verdad querías hacer en tu panorama completo.

Muchos de los ejemplos que han aparecido en este libro han sido sobre comida, gloriosa comida. Ahora llegó el momento de echarle una mirada más de cerca a eso que tantos adoran y temen, a eso que etiquetan y valoran con tanto detenimiento. En lugar de hacer eso, nosotros seremos realistas. Enfrentémonos cara a cara con la comida.

4

Cara a cara con la comida

Dime qué comes y te diré quién eres.

JEAN ANTHELME BRILLAT-SAVARIN

La comida es compleja. Necesitamos su energía para vivir y sus nutrientes para estar sanos. La comida es combustible, pero es mucho más que eso. Las personas tienen una relación cultural, social y emocional con la comida, y eso no tiene nada de malo. No es raro establecer una conexión emocional con algo con lo que interactuamos varias veces al día, que está tan vinculado a los lazos sociales y es tan importante para la vida a nivel fisiológico.

Sin embargo, también hay muchos aspectos problemáticos relacionados con la cultura de la comida. Las grandes empresas se benefician de hacer irresistible la comida basura. Nos bombardean con anuncios que pueden llevarnos hasta sus mostradores a pesar de nuestras mejores intenciones. A veces las personas comen mucho más o mucho menos de lo que sus cuerpos necesitan por muchos y complejos motivos y luego se sienten mal. Aparte está la cultura de la dieta con sus estándares imposibles. No es ninguna sorpresa que necesitemos ayuda para navegar este mundo que hace que sea tan difícil mantenerse sano.

Entonces, ¿qué tendríamos que comer? Esa pregunta deberías responderla tú, no nosotros, pero cuanto más conozcas sobre la alimentación, mejor podrás hacerlo porque podrás usar la comida para lo que tú quieras: mantenerte sano, obtener energía, ayudarte a sanar, sentir placer, unir a familia y amigos o todas estas cosas juntas y más.

Algunas personas intentan responder a la pregunta sobre qué comer explorando qué es lo que los humanos han comido durante la mayor parte de la historia de la humanidad. Eso tiene sentido a nivel lógico porque la cuestión parecer ser cuál es la dieta más «natural» del ser humano. Aunque no es algo tan fácil de definir. La dieta humana ha evolucionado de diferentes formas en función de la zona geográfica y de lo que había disponible, y también de la época evolutiva del ser humano que estudiemos. Determinadas personas, en determinados períodos, en determinados sitios, comían sobre todo pescado o carne, mientras que otros vivían sobre todo a base de tubérculos con almidón. En general, a lo largo de los milenios los humanos han comido muchas plantas, frutas, semillas, frutos secos, pescado, carne, hierbas, hojas, setas y, sí, insectos, y hemos evolucionado para poder sobrevivir con una gran variedad de alimentos. Por eso los seres humanos se consideran omnívoros: podemos comer muchos tipos de dieta diferentes y sobrevivir. Pero lo único que tienen en común todos los alimentos que se han ingerido en todos los períodos en todo el mundo a lo largo de gran parte de la historia de la humanidad hasta hace muy poco es que procedían de la naturaleza, no de una fábrica.

El procesamiento de alimentos es un fenómeno muy reciente. Hace que comer sea más eficiente, cómodo y a veces más seguro (como con la pasteurización). Pero también ha hecho que la alimentación sea menos natural y, en muchos casos, menos nutritiva. Desde que las grandes empresas de alimentación empezaron a producir alimentos ultraprocesados, o lo que el autor Michael Pollan llama «sustancias comestibles similares a la comida»,[1] las personas han empezado a desarrollar más enfermedades crónicas.[2] Los alimentos ultraprocesados suelen tener niveles de azúcar, grasa y sal mucho más elevados de lo normal en comparación con los alimentos integrales (que están en su estado natural, como frutas y verduras frescas, granos enteros, carne, etc.; es decir, que apenas han sido procesados). Suelen tener más calorías, menos fibra y menos nutrientes que los alimentos integrales. Si bien no hay nada de malo en comer algo divertido de vez en cuando (a nadie le amarga un dulce), consumir demasiadas calorías sin los nutrientes que tienen los alimentos integrales puede dar pie a problemas de salud indeseados en el futuro.[3]

Por otra parte, comer no es solo cuestión de salud. A veces comemos por placer, entretenimiento o celebración, no para nutrirnos. A veces tenemos que comer rápido y sobre la marcha. Lo que es incluso más complejo es la relación de los seres humanos con la comida. Lo ideal sería que todos supiéramos intuitivamente qué necesitamos, comiéramos la cantidad necesaria para que nuestros cuerpos tengan suficiente energía y nutrientes, disfrutáramos de lo que comemos y compartiéramos comidas con nuestros seres queridos, nos diéramos algún gusto e hiciéramos celebraciones basadas en la comida, no nos obsesionáramos con ella sino que mantuviéramos, en general, una buena relación. Pero eso puede parecer una utopía para quienes tienen una relación difícil con la comida.

Una de las principales prioridades de Noom es ayudarte a entender mejor los alimentos y tu relación con ellos para que lleves una dieta equilibrada que incluya alimentos nutritivos y divertidos, te haga sentir bien y esté alineada con tus metas. Para lograrlo, te vamos a informar sobre los aspectos nutritivos de cada alimento y los distintos abordajes dietéticos, pero también te vamos a ayudar a personalizar tu dieta, por eso te vamos a enseñar por qué tienes antojos, cómo distinguir los distintos tipos de hambre, qué es el hambre emocional y cómo tomar más conciencia sobre cómo te afecta a ti la comida. En este capítulo hablaremos de la información nutricional y, en el próximo, de cómo personalizar la dieta. Así que es hora de empezar con lo más básico: ¿qué es lo que de verdad necesitas conocer sobre los alimentos para escoger los que te ofrezcan todo lo que quieres y necesitas a nivel fisiológico?

UN COACH DE NOOM RESPONDE TUS PREGUNTAS

¿Puedes darme sugerencias de platos para comer sobre la marcha?

Con nuestras ocupadas agendas, contar con más de quince minutos para preparar algo es todo un lujo, pero el tiempo no debería ser obstáculo para disfrutar de una comida nutritiva. Casi cualquier plato puede comerse sobre la marcha. La clave está en tener la comida o los ingredientes listos para prepararlo. Aquí tienes algunos consejos útiles:

- Cuando cocines, duplica, triplica o cuadruplica las cantidades para tener comida lista para toda la semana, o congélala para comerla más tarde.
- Cocina varias porciones de un alimento (carnes magras, arroz, patatas, verduras, etc.) a la vez y combínalas con ingredientes diferentes cada día.
- Lava y corta frutas y verduras en cantidad para que estén siempre listas para un tentempié o para acompañar una comida.
- Prepara tu desayuno y comida del mediodía el día anterior y guárdalos en la nevera.

Calorías: ¡solo datos, por favor!

Lo primero que debemos decir es que comemos alimentos por la energía que proporcionan a nuestro cuerpo. Cada alimento aporta una cantidad de energía distinta. A veces necesitas mucha y otras, solo un poco. Esto puede ayudarte a determinar qué comer.

Las kilocalorías, o calorías, como suelen llamarse, miden la energía de los alimentos. ¡Ay! ¿Acabamos de mencionar la terrible palabra que empieza con c? Sí, ha llegado la hora de encarar la realidad: los alimentos tienen calorías. Cada alimento contiene una cantidad distinta de energía, es decir, un número de calorías diferente. Las personas depositan una gran carga emocional en la palabra caloría, pero una caloría no es más que una unidad de energía. Para ser precisos, es la cantidad de energía necesaria para aumentar 1 °C la temperatura de un gramo de agua.

Pero tú no eres un tubo de ensayo, y el funcionamiento de la energía en ti es propio y característico. Cada persona procesa la energía a su manera en función de la edad, el peso, la masa muscular, el nivel de actividad y otros factores. Cómo emplee tres mil calorías tu tía de ochenta años es muy distinto a como lo hace un niño o Dwayne Johnson, por poner un ejemplo.

El procesamiento de las calorías también varía en función del tipo de alimento del que procedan. Algunos tienen más unidades de energía que otros. Para obtener trescientas calorías podrías comer una bola de helado pequeña o un plato de pescado a la parrilla, un boniato y una pila de espárragos al vapor. La cantidad de azúcar, grasa y fibra que contiene un alimento influye en cómo se procesan esas calorías y a qué velocidad.

Sin embargo, las calorías son un tema polémico. La gente discute sobre si hay o no que contarlas.

¿Deberías contar calorías? La respuesta es: depende.

Hay expertos de la salud que dicen que sí y otros que dicen que no. Para algunas personas, contar calorías es muy útil para ceñirse a sus metas. Hacerlo les resulta motivador y gratificante. Para otras, consume demasiado tiempo y es desalentador, e incluso puede ser un disparador que las haga comer de más o de menos. Todo depende de quién seas.

En la aplicación de Noom preguntamos a las personas cuáles son sus metas y el límite de tiempo para alcanzarlas, y luego determinamos un rango de calorías personalizado. Hemos recibido críticas al respecto, pero lo hacemos porque los estudios muestran que las personas que controlan su dieta y hacen un seguimiento de las comidas y las calorías tienen muchas más probabilidades de alcanzar sus metas de pérdida de peso y mantener hábitos más saludables a largo plazo.[4] Dicho esto, contar calorías no es un requisito en la aplicación. Es una herramienta que cada cual puede elegir usar o no. La realidad es que, si alguien quiere perder peso, debe comer menos calorías de las que quema. Para perder peso hace falta un déficit de calorías.[5] Pero contar o no las calorías para lograrlo es menos importante que conseguir ese déficit de calorías, si tu meta es perder peso.

Al igual que pesarte, si contar calorías te ayuda, estamos a favor. Si hace que tu relación con la comida sea más complicada, ¡no lo hagas! Tus metas de salud serán más difíciles de alcanzar si haces algo que te haga sentir incómodo. Estamos aquí para ayudarte en lo que necesites, y no hay duda de que puedes alcanzar tus más grandes sueños de salud sin tener que contar nada en absoluto.

UN COACH DE NOOM RESPONDE TUS PREGUNTAS

¿Cómo se determina mi presupuesto de calorías?

La aplicación calcula tu presupuesto de forma automática con la ecuación de Harris-Benedict, que tiene en cuenta el nivel de actividad y el ritmo al que se desea perder peso. Lo hace muy bien, pero el cálculo de calorías nunca es cien por cien acertado. Si sientes que necesitas más energía de la que te ofrece tu presupuesto, puedes ajustarlo en la aplicación de Noom cuando quieras.

Densidad calórica: una forma fácil de escoger alimentos sin contar

En situaciones reales en las que debes tomar decisiones sobre qué comer, hemos descubierto que más útil que contar el número de calorías es tener en mente la densidad calórica. La densidad calórica son las calorías que tiene un alimento por peso o volumen. Para calcularla se dividen las calorías por el peso. Una uva y una pasa tienen el mismo número de calorías, pero la pasa es más pequeña y pesa menos, porque se le ha extraído toda el agua. Esto hace que sea más densa en calorías. Como aún conservan toda su agua, las uvas son más grandes y pesadas. Sin embargo, las pasas proceden de las uvas. Son el mismo alimento, solo se diferencian por su contenido de agua. No es que unas sean «buenas» y las otras «malas». Solo tienen distintas densidades calóricas. El agua diluye la densidad calórica, lo que hace que las uvas sacien más que las pasas. Para obtener la misma cantidad de calorías puedes comer muchas más uvas que pasas en peso o volumen. Así que, si tienes mucha hambre, quizás elijas las uvas. Si solo quieres algo dulce, quizás elijas las pasas.

Aquí hay otro ejemplo desde una perspectiva diferente. Una hamburguesa de unos cien gramos (sin el pan) y unos cien gramos de ensalada de hojas verdes (sin aliño) pesan lo mismo, pero los cien gramos de hamburguesa tienen alrededor de 290 calorías, mientras que la ensalada tiene 9 calorías. Si comieras 290 calorías de ensalada de hojas verdes, te sentirías más saciado porque sería una cantidad enorme de ensalada (¡unos tres kilos y medio!). La hamburguesa de 290 calorías te saciaría menos porque son solo unos 100 gramos de alimento en lugar de tres kilos y medio. Por lo tanto, la hamburguesa es mucho más densa en calorías que las hojas verdes.

No necesitas saber exactamente la densidad calórica de los alimentos para usar a tu favor tus conocimientos sobre este concepto. Cuando necesites más energía (calorías), porque has estado haciendo mucho ejercicio o necesitas ganar peso para alcanzar uno más saludable, puedes elegir comer alimentos más densos en calorías. Si no necesitas tanta energía, porque quizás estés teniendo un día (semana, mes, año) sedentario o quieres perder peso para alcanzar uno más saludable, puedes saciarte a propósito con alimentos menos densos en calorías. Uvas y pasas, hamburguesas y hojas verdes... todo tiene su momento. A veces quieres una hamburguesa, a veces quieres una ensalada, pero entender la densidad calórica puede ayudarte a satisfacer tu hambre y equilibrar tus elecciones de alimentos para alcanzar tu meta de tener un peso saludable.

Es importante resaltar que los alimentos densos en calorías no son malos. Puedes seguir comiéndolos cuando quieras (puedes comer lo que quieras cuando quieras), pero saber si un alimento es denso en calorías te ayudará a tomar decisiones sobre tus comidas. En palabras del Dr. Michaelides: «Pensar en los alimentos en función de su densidad calórica ayuda a las personas a evitar pensar en términos binarios y usar las etiquetas "bueno" y "malo". Las comidas no son buenas ni malas. Todo depende del contexto. La densidad calórica puede hacer que las personas vean a los alimentos como parte de un espectro y tomen decisiones con mayor facilidad sin exigir ni prohibir ninguna comida».

UN COACH DE NOOM RESPONDE TUS PREGUNTAS

¿Puedes recomendarme algunos tentempiés?

Ya sea durante la ajetreada semana laboral o durante un fin de semana lleno de actividades, puede ser difícil encontrar tentempiés nutritivos y cómodos. Muchos están llenos de sal y grasas saturadas o parecen saludables pero en realidad están cargados de azúcares añadidos. Es mejor preparártelos tú. Aquí tienes algunas buenas opciones para comprar o preparar:

- **Fruta:** es la opción más obvia. La fruta viene con su propio envase natural, así que es fácil de llevar, proporciona carbohidratos saludables perfectos para incrementar tu energía por la tarde. Si tienes antojo de algo dulce, elige cítricos, como la naranja y el pomelo. Un plátano o una pera te saciarán más si lo que buscas es algo más abundante.

• **Yogur griego:** está lleno de proteínas y es bajo en calorías, lo que lo convierte en un gran tentempié. Escoge la opción desnatada y, en lugar de comprar los que tienen trozos de fruta (que están llenos de azúcar), añade tu propio edulcorante, que puede ser miel, mermelada natural o una cucharada de fruta fresca o seca cortada.

• **Frutos secos:** son un tentempié clásico. Aportan grasas y proteínas saludables y son un excelente combustible para tu cerebro. Elígelos tostados si quieres algo más crujiente, pero ten cuidado con la sal. Los surtidos también son una buena opción. Solo recuerda que los frutos secos son densos en calorías, así que presta atención al tamaño de las raciones.

• **Huevos duros:** puede que tengas que prepararlos con antelación, pero son muy fáciles de transportar y te saciarán. Quítale la cáscara cuando se enfríen y guárdalos en un recipiente para más tarde. Puedes añadirles algo de sabor con un poco de sal o incluso mostaza.

• **Barritas de proteínas:** es cierto que muchas están llenas de azúcar e ingredientes impronunciables, pero también hay muchas barritas de proteína hechas con diez ingredientes o menos. Son una alternativa sencilla a las patatas fritas o las chocolatinas para los días que no tengas tiempo. Solo recuerda revisar la etiqueta para verificar que no tengan azúcares añadidos.

Densidad nutricional: la fuente del poder de los alimentos

La densidad nutricional se relaciona en cierto modo con la densidad calórica. Algunos alimentos son densos en nutrientes, lo que significa que tienen muchos (por ejemplo, vitaminas y minerales) en relación con la cantidad de calorías que tienen. Otros alimentos no son densos en nutrientes, es decir, no tienen muchos nutrientes en proporción a sus calorías. La col kale, por ejemplo, tiene una densidad nutricional mayor a la de la lechuga iceberg. Setenta y cinco gramos de col kale cruda tiene un par de calorías más (menos de nueve) que la misma cantidad de lechuga iceberg (menos de ocho calorías), pero te aporta mucha más fibra, vitamina C, vitamina A, vitamina K, vitaminas B, calcio, hierro y potasio.[6]

Pero un momento... ¿Eso significa que la col kale es buena y la lechuga iceberg es mala? ¿Qué haces si te encanta la lechuga iceberg y detestas la kale? ¡No te preocupes! Aquí en Noom creemos que no existen alimentos buenos y malos, y no dejamos de recordárselo a nuestros Noomers. Los alimentos son solo alimentos. Que uno (por ejemplo, una manzana) tenga menos calorías o más nutrientes que otro (por ejemplo, un trozo de pastel de manzana... mmm, pastel) no es sinónimo de ninguna cualidad «buena» o «mala».

La densidad calórica y la densidad nutricional de los alimentos son solos conceptos que puedes usar o no. Lo único que queremos es que los conozcas para que decidas qué comer. Hoy tus metas y tus deseos pueden estar relacionados con la salud, pero mañana quizás lo estén con el placer. A veces una manzana o una ensalada de kale son justo lo que quieres; otras, lo que necesitas es un trozo de pastel de manzana o una ensalada hecha con una crujiente lechuga iceberg y condimentada con salsa ranchera y beicon.

TRUCOS PARA MANTENERTE HIDRATADO

Una de las cosas que altera la densidad calórica, como sucede con la col kale y la lechuga iceberg o las uvas y las pasas, es el contenido de agua del alimento. El agua, claro está, tiene cero calorías independientemente de la cantidad, por lo que cuanta más agua tenga un alimento, más diluidas estarán sus calorías. Por eso 100 gramos de sandía, que es un 90 por ciento de agua y tiene alrededor de treinta calorías, es menos densa en calorías que 100 gramos de plátano, que es un 75 por ciento de agua y tiene alrededor de ochenta y nueve calorías.

Que el agua te sacie es otra herramienta que puedes usar a tu favor. Un estudio que sugiere que las personas a menudo comen como respuesta a la sed[7] demostró que el 62 por ciento de las veces las personas responden «de forma inapropiada» a las señales de sed y hambre (comen en vez de beber cuando están sedientas), y que solo responden «de forma apropiada» a la sed bebiendo agua un 2 por ciento de las veces (el resto toman bebidas dulces o comen algo). Esto quiere decir que beber más agua podría ayudarte a apaciguar y distinguir las señales de hambre y sed, lo que te ayudará con la alimentación consciente (lee las páginas 173-174).

Estos son algunos de nuestros trucos favoritos para mantenerte hidratado:

- Comienza el día con un vaso grande de agua para recuperar la que hayas perdido durante el sueño.
- Bebe un vaso de agua antes o durante las comidas para saciarte antes y sentirte más satisfecho.

- Intenta empezar la pausa del café con un vaso de agua. Después de tomarlo, ¿sigues queriendo ese café? (Si la respuesta es sí, adelante; ¡nunca nos interpondríamos entre un amante del café y su taza matutina!)
- Beber una taza caliente de té de hierbas o agua con limón por la mañana o durante una tarde fría es reconfortante e hidratante. (El té de hierbas cuenta como agua... un agua caliente, acogedora y llena de sabor).
- Date un gusto bebiendo agua con gas. ¡Las burbujas son divertidas!
- Si buscas más sabor, añade rodajas de un cítrico o pepino o incluso un par de bayas al agua.
- Consigue una botella de agua que te guste ver y de la que te guste beber para llevarla contigo. Algunas botellas de tecnología de punta te ayudan a llevar un registro de cuánta agua estás bebiendo y te recuerdan cuándo debes beber.

Todos estos son trucos placenteros y sin calorías que te ayudarán a mantenerte hidratado, y mantenerte hidratado hace que te sientas bien, que tu cuerpo funcione mejor y se mantenga sano.[8]

¡Salud! (Brindamos con nuestros vasos de agua).

Macronutrientes bajo el microscopio

Claro que los alimentos son mucho más que su densidad calórica. Los alimentos están formados por tres nutrientes principales llamados macronutrientes, que son las grasas, los carbohidratos y las proteínas. Los alimentos también contienen micronutrientes, que son las vitaminas y los minerales. Todos necesitamos encontrar un equilibrio para mantenernos sanos y hacer que nuestro cuerpo siga funcionando como debería sin ninguna deficiencia nutricional. Si un programa de alimentación te indica que debes aumentar o disminuir de forma drástica algún macronutriente en concreto, seguramente no esté bien equilibrado. Antes de tomar cualquier decisión apresurada sobre los macronutrientes, vamos a ver qué hace por ti cada uno de ellos y desmintamos algunas de las ideas erróneas que suelen oírse al respecto.

No luches contra las grasas

Las grasas no son tus enemigas. Repetimos: ¡no son tus enemigas!

Las grasas suelen ser injustamente vilipendiadas, pero no son malas. Solo son más densas en calorías que los carbohidratos o las proteínas. Un gramo de proteína y un gramo de carbohidratos tienen cuatro calorías cada uno, pero un gramo de grasa tiene nueve. Sin embargo, necesitas grasas para funcionar, y tu cerebro es en su mayor parte grasa (todos tenemos la cabeza literalmente «grasienta»). La grasa también ayuda a tu cuerpo a absorber algunas vitaminas muy importantes, las llamadas vitaminas solubles en grasa (como las A, D, E y K). Las grasas aportan energía, ayudan a que las neuronas funcionen mejor, lubrican el cuerpo y son, en general, esenciales para la vida.

Las grasas pueden ser saturadas o insaturadas. Las insaturadas proceden sobre todo de plantas, como las aceitunas, los aguacates y los frutos secos, y de pescados grasos, como el salmón, en forma de ácidos grasos omega-3. Existen subtipos de grasas insaturadas: las poliinsaturadas y las monosaturadas. Las grasas saturadas son sobre todo de animales y alimentos ultraprocesados. Las carnes rojas, los productos lácteos (mantequilla, helado, etc.) y los huevos son principalmente grasas saturadas. El aceite de coco, a pesar de ser de origen vegetal, es también en su mayor parte grasas saturadas.

¿Qué tipo de grasas es mejor? Este es un tema muy discutido por muchos.[9] Hay quienes dicen que las grasas insaturadas son mejores, y muchos estudios han mostrado que remplazar grasas saturadas con insaturadas reduce significativamente el riesgo de enfermedades cardíacas.[10]

Otros dicen todo lo contrario y afirman que no hay ninguna relación entre grasas saturadas y enfermedades cardíacas,[11] y que algunas grasas poliinsaturadas, como los aceites de maíz, girasol y soja, que contienen una gran cantidad de ácidos grasos omega-3, son antiinflamatorias.[12] Las investigaciones son tan contradictorias y las grasas en sí son de una complejidad bioquímica tal, que intentar resolver el debate de saturadas frente a insaturadas es prácticamente imposible a estas alturas; de todas formas, como no nos cansamos de decir, los alimentos no son «buenos» ni «malos». Es probable que lo más importante sea limitar el uso de grasas procesadas (en concreto las grasas trans) en lugar de naturales. Lo que sí sabemos a ciencia cierta es que las grasas trans, que son (en su mayoría) «frankengrasas» creadas por el ser humano, contribuyen al riesgo de sufrir enfermedades cardíacas.[13] De hecho, son tan peligrosas que el gobierno estadounidense está adoptando medidas para ilegalizarlas como aditivos alimentarios (¡para eso sirven los impuestos!). También sabemos que comer mucha comida frita está relacionado con un mayor riesgo de enfermedades cardíacas.[14] Parece que lo que causa el problema es interferir con las grasas naturales… ¡otra vez ese entrometido procesamiento de alimentos!

Por otro lado, solemos llamar «grasas saludables» a las que sabemos que contribuyen a la buena salud (y no simplemente a no enfermarte).[15] Estas grasas reducen el colesterol LDL (el «malo»)[16] y aumentan el colesterol HDL (el «bueno»),[17] y en general son las grasas naturales de plantas y pescados: las del aguacate, las aceitunas y el aceite de oliva; las de los frutos secos, como las nueces, las almendras, los anacardos y los pistachos; las de las semillas, como las de lino, girasol, chía, cáñamo y calabaza; y las de los pescados grasos, como el salmón, la caballa, el atún y las sardinas.[18] Hay quienes dicen que las grasas saturadas de alimentos como la carne fresca de res o cerdo también son grasas saludables, y algunos estudios recientes están mostrando que las grasas saturadas no contribuyen a las enfermedades cardíacas como antes se creía.[19]

Hasta que tengamos mayor certeza, probablemente esté bien consumir una combinación de grasas saturadas e insaturadas en cantidades moderadas y en la forma más natural posible. Si comparamos gramo con gramo, las grasas tienen una densidad calórica mayor a las proteínas y los carbohidratos, así que si lo que intentas es disminuir tu ingesta de calorías, puedes hacerlo moderando tu ingesta de grasas. Dicho esto, varios estudios han demostrado que las dietas altas en grasas y bajas en carbohidratos y las dietas altas en carbohidratos y bajas en grasas son prácticamente igual de eficaces para la pérdida de peso,[20] así que es posible que descubras que una dieta con menos carbohidratos y más grasas te funciona bien.

La conclusión es que la grasa no te hace engordar más que las proteínas y los carbohidratos. La cuestión es si estás comiendo más calorías de las que tu cuerpo necesita.

UN COACH DE NOOM RESPONDE TUS PREGUNTAS

Estoy dando el pecho. ¿Debería aumentar mi presupuesto calórico?

Se recomienda aumentar el presupuesto unas cuatrocientas o quinientas calorías por día por cada bebé al que estés dando el pecho, y siempre debes consultar con tu médico o especialista en lactancia. En la aplicación de Noom puedes ajustar tu presupuesto calórico manualmente para que se adecúe a las recomendaciones de tu médico.

Hacer las paces con los carbohidratos

En los años 80, todos se enfadaron con las grasas y se volvieron locos por las galletas sin grasa. Hoy en día, las personas tienden solo a desconfiar ligeramente de las grasas. Pero ¿los carbohidratos? ¡Están prácticamente cancelados! Sin embargo, al igual que las grasas, los carbohidratos son inocentes («¡inocentes, señoría!», gritamos mientras el juez de los alimentos golpea con su mazo). Los carbohidratos son el combustible favorito de tu cuerpo, y a tu cerebro le encantan por lo fácil que es convertirlos en glucosa, que es lo que alimenta a ese cerebro activo y hambriento.

Todas las verduras, frutas, granos, frutos secos y legumbres contienen carbohidratos, y no puedes conseguir fibra sin consumirlos. La fibra es fundamental para que tu sistema digestivo funcione bien y también es un buen alimento para las bacterias beneficiosas que habitan en tu intestino grueso (lo que también se conoce como microbiota intestinal). La mayoría de los alimentos de baja densidad calórica y alta densidad nutricional del sistema de codificación por colores de Noom son ricos en carbohidratos, y la naturaleza suele «empaquetar» los carbohidratos con vitaminas, minerales y muchos fitonutrientes (un término sofisticado para denominar a los compuestos antioxidantes y antiinflamatorios que tienen las plantas y que nos ayudan a luchar contra enfermedades y a estar más sanos).[21]

Dicho esto, los carbohidratos, al igual que las grasas, adquieren muchas formas: peras y pizza, guisantes y galletas, plátanos y pan blanco. Algunos alimentos ricos en carbohidratos son grandes aliados en la búsqueda de la salud, ya que nos ayudan a calmar antojos, favorecen la pérdida de peso, mejoran la salud del corazón y estabilizan el azúcar en sangre. Estos jugadores estrella son los carbohidratos de los alimentos integrales: verduras, frutas frescas y congeladas, legumbres (como las alubias y las lentejas) y los cereales integrales (como la avena, la quinoa, el arroz salvaje y la cebada).

Los alimentos ultraprocesados también son ricos en carbohidratos, y estos suelen ser los que las personas tienen en mente al despotricar en su contra: pan blanco, pasta no integral, galletas dulces, galletas saladas, bagels, pizzas, masas, cereales para el desayuno, dónuts, patatas fritas, jugos de fruta, refrescos y cualquier cosa con azúcar. La fuente de los carbohidratos en estos alimentos ultraprocesados suele ser altamente refinada (no porque sea elegante y beba té con el meñique en alto, sino porque ha sido procesada, como cuando le quitan toda la fibra a la fruta o el salvado y las vitaminas a la harina).

¿Y si te gustan la pizza, los bagels, los cereales y los dónuts? ¿Disfrutas de tomarte un zumo de naranja por las mañana o un café de lujo con leche batida y todo el azúcar que haya? Estos alimentos no son malos. Lo que sí suelen ser es densos en calorías y poco nutritivos. Está bien darse un gusto y disfrutarlos, pero no son alimentos básicos para la nutrición. Son como los esmóquines y los vestidos de fiesta: fantásticos para ocasiones especiales, pero no para todos los días.

Existen alternativas densas en nutrientes para muchos de estos alimentos, como cereales integrales o pizza, pasta y pan hechos con harina integral, que se acercan más a los orígenes naturales de los alimentos y los alejan de la zona roja. Por ejemplo, la pasta de harina blanca tiene una densidad calórica moderada, pero su densidad nutricional es baja, mientras que la pasta de harina integral es densa en nutrientes a pesar de tener algunas calorías más (¡vale la pena!).

Cuando hemos hablado de las grasas, hemos mencionado que, según la ciencia, las dietas bajas en carbohidratos y altas en grasas son prácticamente igual de eficaces para la pérdida de peso. (Algunos estudios muestran que las dietas bajas en calorías son más eficaces, mientras que otros muestran que las dietas bajas en grasas funcionan mejor, y un tercer grupo muestra que no hay una diferencia estadísticamente significativa).[22] Si te encantan los carbohidratos, no temas no poder perder peso. ¡Al contrario! Si organizas tu dieta en torno a los carbohidratos integrales, que son densos en nutrientes pero no en calorías, es posible que te resulte más fácil mantener el déficit de calorías y, en consecuencia, perder peso. Hay muchos estudios que respaldan esto.

¿AZÚCAR TERRORÍFICO?

Si hablas de azúcar o le ofreces algo dulce a alguien, es posible que te contesten con una mezcla de entusiasmo y culpa. «Oooh, ¿un delicioso dónut? Oh, no, ¡no debería!». Puede que tenga la reputación de ser el carbohidrato malo, pero el azúcar no es inherentemente malo. Solo es denso en calorías y escaso en nutrientes.

A la mayoría de los azúcares se les extrae la fibra y los nutrientes y son alimentos refinados. Pero algunos azúcares también van acompañados naturalmente de sus fibras, vitaminas y minerales; se encuentran dentro de frutas, verduras y cereales. Este es el azúcar natural. Las frutas dulces, como los plátanos y las uvas, tienen más azúcar natural que las frutas menos dulces, como las bayas y los cítricos. El maíz, el trigo, la cebada y la avena también contienen azúcar natural. Los alimentos con azúcares naturales tienen una densidad calórica mucho menor que los alimentos con azúcares añadidos. Una mazorca de maíz no es densa en calorías, pero un trozo de pan de maíz dulce sí.

Cuando las personas hablan de los aspectos negativos del azúcar, suelen referirse a los azúcares procesados, que proceden de la caña de azúcar, la remolacha azucarera, los dátiles o el maíz, y suele presentarse en forma de cristales o jarabe. Si estás controlando tu ingesta de azúcar, presta atención a las etiquetas de los alimentos. El azúcar puede tener muchos nombres: dextrosa, fructosa, sacarosa, lactosa, melaza, néctar, miel o cualquier cosa combinada con la palabra «jarabe», así que lee las etiquetas. Puedes encontrar azúcar en muchos alimentos ultraprocesados, incluidos algunos que quizás no imaginarías, como condimentos, salsas para pasta, cremas de frutos secos y aliños para ensalada, además de otros alimentos que son claramente dulces, como los cereales de desayuno, las leches vegetales, los yogures de sabores, las barritas de proteínas y de granola y los cafés de sabores.

Si estás trabajando en ser más consciente de lo que comes, quizás te sirva prestar atención a cómo te sientes cuando comes mucho azúcar. A algunas personas las hace sentirse hinchadas, les da dolor de estómago o cabeza, las hace temblar o sentirse fatigadas, les da mucha sed o más hambre. Con el tiempo, también puede conducir a problemas con el azúcar en sangre y la insulina, que son factores de riesgo para la diabetes. Cuanto más notes los efectos que el azúcar tiene en ti, más información tendrás para ayudarte a tomar decisiones sobre tu ingesta de azúcar.

Predicando sobre las proteínas

Las personas no suelen demonizar las proteínas. Son esenciales para la vida y ayudan a acelerar el metabolismo, activar el sistema inmune y sanar y promover el crecimiento de la sustancia de la que está hecha el cuerpo: los músculos, la piel, los órganos. Aunque hay quienes dicen que en realidad no necesitamos grasas o carbohidratos (por cierto, no estamos de acuerdo con ninguna de esas opiniones), nadie dice que no necesitemos proteínas. Y aunque quizá sí consumamos más de la que necesitamos, probablemente la mayoría de nosotros, con la posible excepción de los culturistas, no debemos preocuparnos por no estar consumiendo la cantidad necesaria.

Según los expertos, la mayoría de los adultos necesitan alrededor de 0,8 gramos de proteína por kilo de peso corporal, así que alguien que pesa 90 kilos debería consumir 72 gramos de proteína al día. Eso no es difícil de conseguir porque la mayoría de los alimentos contienen proteínas. Las fuentes más ricas de proteínas son las carnes, los pescados, los mariscos, los huevos y los productos lácteos, y cuanto más magros sean (cortes de carne magros, productos lácteos desnatados o semidesnatados, la clara del huevo), más proteína tienen.

Los vegetarianos no tienen de qué preocuparse: también hay muchos alimentos de origen vegetal ricos en proteínas. El tofu y otros productos derivados de la soja son fuentes excelentes, porque la soja tiene mucha proteína, y hay otras legumbres (garbanzos, alubias, lentejas... básicamente todas las legumbres y guisantes) que también son ricas en proteínas. Los frutos secos y las semillas tienen proteínas, y los cacahuetes y la crema de cacahuetes también son buenas fuentes. Incluso algunas hojas verdes, como la espinaca, y otras verduras verdes, como los espárragos, el brócoli y las coles de Bruselas, tienen algo de proteína, así que si comes muchos vegetales, esas pequeñas cantidades suman.

Las proteínas te hacen sentir saciado, así que te recomendamos incluir una fuente de proteína (animal o vegetal) en la mayoría de tus comidas y tentempiés si tu meta es tener un peso saludable. Las proteínas también tienen un efecto térmico mayor, lo que significa que se necesita más energía para digerirlas que para digerir carbohidratos o grasas. Un estudio publicado en el *American Journal of Clinical Nutrition* demostró que el aumento de saciedad causado por las proteínas resulta en una reducción de la cantidad de alimentos que consumen las personas cuando no tienen una dieta restringida y además ayuda a mantener la masa muscular en las personas que están en el proceso de pérdida de peso.[23]

◆

Ya hemos visto todos tus macronutrientes explicados en pocas palabras: las grasas, los carbohidratos y las proteínas. Todos contienen energía (calorías). Todos contienen micronutrientes (diferentes combinaciones de vitaminas y minerales). Todos pueden formar parte de una dieta saludable y, si bien se pueden comer proporciones muy diferentes de cada uno, es importante consumirlos todos para mantener la salud, y esta es la clave de una dieta equilibrada.

EL SENTIDO DE LA SAL

Es frecuente oír que la sal es «mala» y que llevar una dieta baja en sodio es mejor para la salud del corazón y la presión arterial. Al igual que el azúcar, la sal no es un «alimento malo». Todos la necesitamos. Ayuda a nuestros cuerpos a mantener el equilibrio de electrolitos en la sangre, y la sal no procesada (como la sal de mar, la sal rosa, etc.) es una buena fuente de minerales. Todavía se está debatiendo cómo de peligrosa es la sal para la salud, pero el consenso general actual parece ser que una ingesta moderada está bien para las personas sanas y que limitar estrictamente la sal es más importante para las personas que ya tienen ciertos problemas de salud, como hipertensión. [24] Sin embargo, dado que casi cualquier alimento envasado contiene sal, que se usa generosamente en los restaurantes (tanto de comida rápida como en los más elegantes) y que sirve como potenciador del sabor, es fácil comer mucha, y mucha sal no es buena para nadie. Sobrepasarse con la sal puede causar retención de líquidos, lo que puede hacerte ganar dos kilos de la noche a la mañana. En algunas personas también tiene el efecto de aumentar la presión arterial. No es algo que haya que eliminar, pero sí es algo que probablemente haya que moderar.

Resumen de las filosofías de alimentación

Entonces, ¿qué alimentos deberías elegir? No nos cansamos de insistir en que eso depende de ti, pero a algunas personas les gusta tener algo más de orientación, y lo entendemos. Esto es lo que el Dr. Michaelides tiene que decir al respecto: «Recomiendo desarrollar una filosofía de alimentación, la que sea que te funcione. Una filosofía de alimentación no es una dieta. Es algo sostenible en lo que crees y que sigues durante toda la vida. Una dieta es algo pasajero. Si estás pensando en pasarte a una alimentación keto, vegana o mediterránea, valora si es algo que puedes hacer a largo plazo. ¿Te sentirás saciado? ¿Te sentirás satisfecho? ¿Lo disfrutarás? ¿Te imaginas comiendo así dentro de diez años? ¿Concuerda con tus valores? ¿Es algo que te interesa o en lo que crees? Si la respuesta es sí, adelante. No importa lo que sea, también funcionará con Noom».

Tu filosofía de alimentación puede ser simple como «equilibrada» u «omnívora», o puede centrarse en mantener sano tu corazón o a gestionar un problema de salud preexistente, como celiaquía o diabetes. Puede que te interese aprender a comer lo que quieras de forma consciente, así no te obsesionarás tanto con las reglas y prestarás atención a las señales de tu cuerpo (capítulo 9). Quizás ya seas un practicante devoto de alguna filosofía de alimentación o quizás no estés seguro de cuál es la tuya, pero te interesa saber más. Vamos a echar un vistazo a algunas filosofías populares que tienen muchos seguidores. Tal vez alguna te llame la atención y sea la «indicada» (nos encanta formar parejas).

Alimentación vegetariana/vegana/basada en productos de origen vegetal (plant-based)/WFPB/WFPBNO/ WFPBNONSNS

Pensabas que sabías de qué íbamos a hablar en esta sección con eso del veganismo y el vegetarianismo y luego has visto todas esas siglas y has pensado «¿qué…?» (o quizás has pensado: «Guau, ¡estoy impresionado de que Noom entienda mi estilo de vida WFPBNONSNS!»). Estas dietas son todas variaciones sobre un mismo tema con algunas diferencias:

* **Los vegetarianos** comen sobre todo alimentos de origen vegetal, pero también suelen comer productos lácteos o huevos. Técnicamente, los vegetarianos que comen productos lácteos son lactovegetarianos, los que comen huevos son ovovegetarianos y los que comen las dos cosas son ovolactovegetarianos, pero vamos, que ya no estamos en los años 70. Nadie los llama así. Son solo «vegetarianos».

* **Los veganos** no comen ningún producto de origen animal, incluidos lácteos, huevos y miel. Los veganos también consideran el veganismo más que una dieta. Es una postura ética. Aunque los animales supuestamente no siempre sean dañados, los veganos consideran que usar animales para el placer y el consumo humano no es ético. También evitan usar otros productos de origen animal (como abrigos de lana y zapatos de piel) en la medida de lo posible.

* **Basada en alimentos** de origen vegetal (*plant-based*) significa precisamente eso, aunque puede que el cien por cien de lo que comas no sea de origen vegetal. También se usa para distinguir a quienes solo comen productos de origen vegetal, pero por motivos de salud, no por motivos relacionados con los derechos de los animales. Cuando se habla del tema, puede haber cierta intersección entre los términos vegano y basada en productos de origen vegetal. Por ejemplo, muchas personas llaman veganas a estas dietas, aunque no practiquen el veganismo ético.

* **WFPB** es una sigla que significa «alimentos integrales, de origen vegetal» (en inglés: *whole-food, plant-based*) y se refiere a las personas que solo comen alimentos integrales o naturales, es decir, no procesados. Estas personas suelen tener una alimentación cien por cien de origen vegetal, pero no siempre.

* **WFPBNO** significa «alimentos integrales, de origen vegetal, sin aceites» (en inglés: *whole-food, plant-based, no oil*). Si un alimento

es graso por naturaleza, como el aguacate, no hay problema, pero las personas que siguen esta dieta nunca añaden aceite a sus comidas. Ni siquiera de oliva, da igual que digan que es saludable.

• **WFPBNONSNS** es para los fanáticos acérrimos de los alimentos integrales y significa «alimentos integrales, de origen vegetal, sin aceites, sal ni azúcar» (en inglés: *whole-food, plant-based, no oil, no salt, no sugar*). Solo comen alimentos tal y como la naturaleza los ha creado. Sin aditivos de ninguno tipo. ¡Extremo!

Todas estas variantes de la dieta basada en alimentos de origen vegetal tienen muchas ventajas e inconvenientes. La primera es que suelen incluir sobre todo alimentos de baja densidad calórica y alta densidad nutricional, por lo que quienes comen así suelen obtener más vitaminas y minerales que quienes comen carne, sobre todo vitaminas C y E, ácido fólico, potasio, magnesio y fitoquímicos. También tienden a comer mucha más fibra que los omnívoros y suelen obtener suficientes proteínas de fuentes de origen vegetal, como tofu, tempeh, legumbres, setas, cereales integrales, frutos secos y semillas.

Las dietas basadas en alimentos de origen vegetal también se asocian a una menor incidencia de enfermedades cardíacas[25] y cáncer.[26] Los únicos nutrientes que suelen faltar son la vitamina B_{12} (solo la contienen los alimentos de origen animal) y a veces la vitamina D, que es difícil de obtener a menos que bebas leche fortificada con ella. Las personas que no comen carne suelen tomar suplementos de B_{12} y D.

Si te interesa comer así, los sustitutos de carne (hamburguesas, salchichas, pollo, «carne» picada veganos) y los productos lácteos vegetales (por ejemplo, leche, queso, yogur y helado de soja, almendras o avena) te ofrecen una forma fácil de pasar de los alimentos de origen animal a los de origen vegetal. Para minimizar la densidad calórica y maximizar los nutrientes, convierte las verduras en el centro de tu alimentación y compleméntalas con cereales integrales, legumbres y frutas.

Sin gluten

Es probable que hayas oído hablar de las dietas sin gluten, pero para quienes no lo sepan, el gluten es una proteína que se halla en el trigo, el centeno, la cebada, la espelta y otros familiares del trigo. A algunas personas les provoca una reacción autoinmune que hace que su cuerpo ataque su propio intestino delgado, lo que da lugar a una cascada de problemas de salud. Estas personas tienen lo que se conoce como celiaquía, y para ellas la sin gluten debe convertirse en una forma de vida si quieren evitar daños en el tracto digestivo.

También hay personas que al comer sin gluten sienten alivio de los síntomas del síndrome del intestino irritable (SII) y otros problemas digestivos, y además tienen más energía, aunque no sean celíacos. Es posible que tengan un problema de salud que se ha reconocido hace poco y se llama sensibilidad al gluten no celíaca.[27] Hay personas que no parecen tener ningún problema para comer gluten, pero que creen que deberían sumarse a la tendencia. Dejar de comer gluten no parece tener ningún beneficio para quienes no son sensibles a él. No es una dieta para perder peso. La mayoría de los alimentos sustitutivos sin gluten no son más nutritivos ni contienen menos calorías (por ejemplo, las galletas sin gluten). Comer sin gluten puede ser perfectamente placentero con todos los sustitutos que existen, pero probablemente no es necesario si no eres sensible a él.

Paleo

La llamada dieta paleolítica o ancestral, o simplemente «paleo», es una filosofía de alimentación de la que muchas veces se tienen ideas equivocadas y que se centra en comer alimentos que imiten, de la mejor manera posible en este mundo moderno, lo que nuestros ancestros comían en el Paleolítico, antes de la agricultura y la domesticación de los animales. No podemos comer exactamente lo que comían nuestros ancestros porque nuestro mundo es otro, pero nadie necesita comer alimentos ultraprocesados o de origen agrícola, y en eso consiste la dieta paleo.

Se centra en comer productos frescos y preferentemente orgánicos: carnes y pescados, verduras, frutos secos, semillas, huevos, una cantidad pequeña de fruta (por lo general, lo que esté en temporada) y grasas añadidas mínimamente procesadas, como manteca u aceite de coco, oliva o aguacate. Lo que no está incluido en el menú son todos los alimentos ultraprocesados, los azúcares añadidos, los cereales (se cree que se sumaron en cantidades significativas a la dieta humana durante la revolución agraria del Neolítico), las legumbres y los aceites de vegetales procesados, como el de canola, maíz y girasol. Muchos entusiastas de la paleo también eliminan los productos lácteos.

Lo bueno de la dieta paleo es que hace hincapié en los alimentos integrales, lo que hace que incluya muchos alimentos saludables que contribuyen a la pérdida de peso, el control del azúcar en sangre y la presión arterial. Sin embargo, los detalles son importantes. Algunas personas que comen así se centran sobre todo en la carne y no en todos los alimentos de origen vegetal que nuestros ancestros paleolíticos seguramente comían la mayor parte del tiempo. Esto puede dar lugar a una dieta baja en nutrientes y fibras y alta en grasas saturadas (para bien o para mal). El riesgo de consumir poca fibra se ve reforzado por la ausencia de cereales integrales y legumbres, alimentos ricos en fibra y nutrientes.

Si te atrae la idea de probar una «dieta humana natural», te recomendamos que incluyas suficientes alimentos de origen vegetal para obtener fibra y fitonutrientes, que moderes la ingesta de carne y elijas alimentos naturales y orgánicos siempre que puedas. A algunas personas les va bien con esta dieta, mientras que otros sienten que es demasiado restrictiva (eliminar los cereales y los lácteos deja fuera muchas comidas corrientes).

Mediterránea

La dieta mediterránea es seguramente la dieta más estudiada, la que suele mencionarse como la más saludable del mundo, la que año tras año sale primera en el ampliamente difundido *ranking* de dietas más populares publicado por el *U.S. News & World Report.*[28] Es cierto que en algunos de los lugares donde las personas viven más y tienen menos enfermedades crónicas se sigue este tipo de dieta (como en Cerdeña, una isla frente a la costa italiana, e Icaria, una isla frente a la costa griega). Existen muchas variaciones de este estilo de alimentación, pero en general se caracteriza por incluir muchas verduras, frutas, cereales integrales, frutos secos, semillas y legumbres, además de muchos pescados y mariscos, y pequeñas cantidades de carnes blancas y rojas. Los productos lácteos principales son el yogur y el queso, en cantidades pequeñas, y también incluye una cantidad mínima de dulces. En lugar de la manteca, la estrella es el aceite de oliva, y también suele haber cantidades moderadas de vino (aunque no es necesario). La comida procesada no cabe en esta dieta. Algo que seguramente también es clave para este estilo de vida es el fuerte apoyo social, el tiempo que pasan al aire libre quienes la practican, el movimiento natural y la priorización del tiempo en familia, factores que no son para nada insignificantes para llevar una vida sana (capítulo 6).

Es una forma de comer fácil, equilibrada y deliciosa. Si quieres intentarlo, te resultará muy útil que te guste cocinar. Elige comidas caseras la mayoría de las veces, incluye verduras, pescado y alimentos sabrosos como el hummus y el pan de pita integral; yogur sin azúcar y con frutas; ensalada griega y sopa de verdura con pesto y pan integral; pasta con salsa de tomate y hierbas frescas; pizza con mozarela, aceitunas y corazones de alcachofa; y frutos secos y frutas de tentempié. Mmm, ya nos está dando hambre...

Baja en carbohidratos

Las dietas bajas en carbohidratos han existido desde hace al menos cinco décadas. Se popularizaron por primera vez cuando la dieta Atkins se puso de moda, pero han formado parte de muchas otras dietas (incluida en muchos casos la paleo). Es posible que sean buenas para las personas que comen demasiados carbohidratos y quieren reducir su ingesta. Una dieta baja en carbohidratos estándar obtiene alrededor del 20 por ciento de sus calorías de los carbohidratos.

Esta forma de comer se centra en la carne; el pescado; los huevos; los productos lácteos no desnatados; vegetales sin almidón, como hojas verdes, setas y brócoli; frutos secos y cremas de frutos secos; y grasas y aceites añadidos. A veces también incluyen legumbres y frutas bajas en azúcar, como las bayas. Las personas que comen pocos carbohidratos tienden a evitar todos los cereales y los productos a base de cereales, los vegetales con almidón (como las patatas y el maíz) y los alimentos altos en azúcar, incluidas frutas como los plátanos y las uvas.

Como ya hemos dicho, las dietas bajas en carbohidratos pueden ser eficaces para perder peso, prácticamente tanto como las dietas bajas en grasas,[29] aunque algunos estudios afirman que lo son aún más.[30] Comer pocos hidratos también podría ayudar a controlar el azúcar en sangre y a bajar los triglicéridos, factores de riesgo para enfermedades cardíacas.

«Keto»

Las dietas cetogénicas, también llamadas «ceto» o «keto», son muy bajas en carbohidratos y muy altas en grasas. Algunas obtienen el 75 por ciento o más de sus calorías de grasas y menos del 5 por ciento de carbohidratos. Eso puede no sonar muy saludable, pero las dietas cetogénicas han demostrado ser eficaces para la pérdida de peso, al menos en períodos cortos. Un metaanálisis de ensayos controlados aleatorios (un análisis de varios estudios) mostró que la dieta cetogénica era más eficaz para bajar de peso a largo plazo que la dieta baja en grasas (esto quiere decir que un año después de los estudios, los participantes habían conseguido mantener mejor el peso al que habían llegado con una dieta keto que con una dieta baja en grasas).[31] Otro estudio publicado en la *International Journal of Environmental Research and Public Health* concluyó que la dieta cetogénica puede reducir el hambre en personas con obesidad y podría ayudar a acelerar la pérdida de peso,[32] aunque este artículo la describía como una dieta temporal, no como un estilo de alimentación permanente.

Si tienes algún problema de salud, como antecedentes de enfermedades cardíacas o diabetes, consulta a tu médico si este tipo de dieta es apropiado para ti. Si quieres probar la dieta cetogénica, solo asegúrate de incluir muchos vegetales sin almidón y frutas para obtener suficientes nutrientes y fibra.

Ayuno intermitente

Esta última filosofía de alimentación no está relacionada con lo que comes, sino con cuándo lo comes. El ayuno intermitente consiste en establecer una ventana de tiempo durante la cual puedes comer y una ventana de tiempo durante la cual ayunas, es decir, no comes. Las personas suelen comenzar con doce y doce horas. Por ejemplo, si cenas a las ocho de la tarde, no desayunarías hasta las ocho de la mañana. Como probablemente estés dormido una gran parte de ese tiempo, el ayuno de doce horas no suele ser muy difícil para la mayoría de las personas.

Quienes quieran progresar más, pueden ampliar la ventana de ayuno a catorce, dieciséis, dieciocho o veinte horas, lo que los deja con solo diez, ocho, seis o cuatro horas respectivamente para cubrir todas las necesidades calóricas y nutricionales del día. Algunas personas alargan el ayuno todavía más y no comen uno o dos días a la semana. La versión más extrema de esto es comer día sí y día no.

La teoría es que el tiempo durante el cual no se hace la digestión le da la oportunidad al cuerpo de sanarse y repararse. La mayoría de los estudios sobre el ayuno intermitente muestran algunos efectos positivos en la pérdida de peso y una mejora en el metabolismo;[33] esto significa que el ayuno intermitente podría ayudar a reducir la grasa corporal y la inflamación y a mejorar la sensibilidad a la insulina.

Algunas personas comen así por naturaleza. Esperan hasta el mediodía para comer, o dejan de comer por la tarde. Si sabes que si no comes cada pocas horas el hambre te pone de mal humor, quizás el ayuno intermitente no sea para ti. Parece funcionar mejor con el estilo de vida y el metabolismo de unas personas que de otras.

Si quieres intentarlo, comienza con un ayuno de doce horas durante la noche. Si te gusta la sensación, puedes aumentar el tiempo poco a poco. Pero ¡escucha a tu cuerpo! Cómo te sientas te dirá si el ayuno es para ti. Si la sensación es maravillosa y te encanta, entonces es probable que tu cuerpo responda bien a él. Si lo odias, no te preocupes. Hay muchas formas de comer (como ya has visto) que son al menos igual de eficaces que el ayuno intermitente cuando se trata de mejorar la salud y conseguir un peso saludable.

◆

Esperamos que a esta altura tengas algunas buenas ideas sobre la comida y que el poder de los alimentos te haya inspirado a querer influir en tu salud y peso, pero lo que todavía no hemos cubierto es la psicología de la alimentación. Saber qué estilo de alimentación quieres tener es una cosa, pero afrontar la relación complicada entre los humanos y la comida es otra. ¿Por qué comes? ¿Cómo comes? ¿Qué hay de los antojos, el hambre emocional y la alimentación consciente? En el próximo capítulo, dejaremos en pausa el tema de la comida como alimento y miraremos más de cerca qué es lo que ocurre en tu cerebro cuando comes.

5

La psicología de la alimentación

La buena comida es como una música que puedes saborear, un
color que puedes oler. La excelencia te rodea. Solo tienes que
prestar atención para detenerte y apreciarla.

CHEF AUGUSTE GUSTEAU (*RATATOUILLE*)

Si solo aprendes una cosa en estos capítulos sobre los alimentos, esperamos que sea esto: la comida hay que disfrutarla. Es una parte
integral de la vida, y no importa cuáles sean tus metas en cuanto a
salud, siempre puedes gozarla, saborearla y desearla; puedes recordar
lo que has comido y pensar en cuánto lo has disfrutado. Pero eso es
más fácil decir que hacer. Dominar esta relación engañosamente sencilla con la comida requiere algunos conocimientos sobre psicología.
Por suerte, ¡esa es nuestra especialidad!

La alimentación se vuelve complicada cuando empezamos a pro-
yectar sentimientos, juicios y valores sobre ella. Hay personas que es-
tablecen una relación con la comida en términos de «no puedo», «no
debo», «no debería», «tengo que», «debería», «es obligatorio». Se preguntan: «¿Para qué he comido esto?», «¿por qué no comí aquello?»,
«¿por qué no puedo comer lo que tengo intención de comer?», «¿por
qué como lo que no quiero comer?». Todo esto del «debería», de cues-
tionarse y ponerle una etiqueta a todo conduce al miedo, la culpa y el

arrepentimiento, además de a una sensación de falta de control frente a la comida.

Desafortunadamente, la cultura de la dieta promueve muchas de estas actitudes y luego hace que las personas se vuelvan dependientes de las dietas, que se priven constantemente («¡tengo una fuerza de voluntad enorme!») o que se sientan culpables por comer «demasiado» («¡no tengo fuerza de voluntad!»). Hasta cierto punto, todo este pensamiento dicotómico es parte de la naturaleza humana. En palabras del Dr. Michaelides, «a las personas les gusta poner las cosas en cajas, categorizarlas para dar sentido al mundo». Pero una cosa es categorizar y otra juzgar.

Ya has visto que en Noom a veces ponemos las cosas en cajas, como cuando categorizamos los alimentos en densos o no densos en calorías. Esto hace que sea más fácil construir una dieta equilibrada. Pero lo que no hacemos es decir que los alimentos que no son densos en calorías son buenos y los que son densos en calorías son malos. Puedes tener metas de salud claras (metas SMART). Puedes tener un panorama completo (TPC) en mente. Puedes trabajar en mejorar tu salud o alcanzar un peso con el que te sientas cómodo, pero lo que no necesitas hacer para lograr todo eso es asignar juicios de valor a los alimentos.

Reconocemos que es un patrón difícil de romper. Quizás requiera que reencuadres tus pensamientos, ideas y actitudes en relación con la comida para que favorezcan tus metas en lugar de frustrarlas. Para empezar a revitalizar tu relación con la comida y tus pensamientos y sentimientos sobre la alimentación, comencemos con un pequeño truco psicológico al que nos gusta llamar metacognición.

Introducción a la metacognición

Aquí tienes algo que te hará pensar: tú no eres tus pensamientos ni tus sentimientos. Eres quien tiene esos pensamientos y sentimientos.

Metacognición es un término sofisticado para decir que eres consciente de la separación entre tu yo y tus pensamientos y que reconoces que tú eres quien observa tus pensamientos.[1] Es el proceso de planear, monitorizar y evaluar tu propio conocimiento y rendimiento, y consiste tanto en tener una conciencia crítica de tus propios pensamientos y de tu aprendizaje como de tener conciencia de ti mismo como un ser que piensa y aprende. Técnicamente, metacognición significa «cognición sobre la cognición», o pensar sobre pensar. (¿Ya te hemos volado la cabeza?). La metacognición suena como uno de esos conceptos fabulosos sobre el que se podría hacer una película de ciencia ficción (un pensamiento dentro de otro pensamiento dentro de otro pensamiento…), pero la realidad es que es una herramienta que puedes usar para manejar pensamientos sobre la comida (o sobre lo que sea) que te resulten problemáticos.

Antes de poder tener una buena relación con la comida, quizás necesites lidiar con algunos de tus pensamientos menos convenientes sobre los alimentos, y la forma de hacerlo es notar cuando surjan y reencuadrarlos como algo que tienes, en lugar de algo que eres. También es útil cuestionar si lo que dicen es cierto.[2] Por ejemplo, después de un día de haber comido muchas verduras y frutas y haber ido al gimnasio, tal vez piensas que has sido «bueno» todo el día. Quizás tenías mucha hambre a la hora de la cena, así que has repetido y te has comido un postre enorme. Quizás entonces pienses que has arruinado todo, que eres un fracaso y «una mala persona».

Con la metacognición puedes detenerte y analizar esos pensamientos. ¿De verdad comer verduras te hace bueno y comer postre te hace malo? Claro que no, aunque lo hayas pensado o sentido. Recuerda, has tenido el pensamiento de que eres bueno o malo, pero eso no tiene nada que ver con que seas una u otra cosa.

Si utilizas la metacognición cada vez que sientas que tus pensamientos se vuelven negativos, puedes frenar la desesperación que aparece a menudo cuando las personas intentan comer de forma más saludable y sienten que fallan. La metacognición puede ayudarte a dar un paso atrás para tomar perspectiva de tus pensamientos y así (1) deconstruirlos para descubrir si son ciertos o no y (2) reencuadrarlos de una forma más positiva y en línea con tus metas.

Aquí tienes algunas ideas sobre cómo puedes arrancar algunas de esas distorsiones del pensamiento y reencuadrarlas:

- **«He sido bueno todo el día».** ¿Qué significa eso? ¿Bueno todo el día? Piensa en esta idea como si fuera algo separado de ti, algo que flota en el éter. «He sido bueno todo el día». Si la miras durante un buen rato, comenzará a parecerte absurda. Ahora reencuadra ese pensamiento para que tome una forma más útil para ti, por ejemplo: «Hoy me he ceñido a mi meta. ¡Me siento orgulloso de lo bien que lo he hecho! Es cierto que puedo practicar hábitos saludables».

- **«Esta noche he sido malo».** ¿De verdad crees que has sido «malo»? Si la respuesta es sí, ¿te parece que ese es un pensamiento racional? ¿Estarían de acuerdo las personas que te quieren? En lugar de pensar eso, puedes reencuadrarlo así: «He tenido un día largo y cuando ha llegado la hora de la cena, tenía fatiga de decisión. He sentido que mi fuerza de voluntad se había acabado por hoy y he comido más de lo que había planeado comer cuando ha empezado el día». Fin. Nada de juzgar, solo hechos. Si quieres añadir algo útil en vez de desalentador, puedes pensar también esto: «Bueno, esto le pasa a todo el mundo de vez en cuando. Eso no significa que me vaya a pasar siempre. Ahora sé que es más difícil ceñirme a mis metas a largo plazo cuando estoy cansado. ¿Qué plan podría tener preparado para ayudarme la próxima vez?».

- **«Lo he arruinado. ¡Soy un fracaso!».** Deja que ese pensamiento flote en tu conciencia y pronto verás lo poco que tiene de cierto.

¿Eres un fracaso porque has comido más de lo que planeabas comer horas antes de esa comida en concreto? Por supuesto que eso no te convierte en un fracaso. Tienes muchas otras oportunidades para trabajar en tus metas. Una alternativa para reencuadrar este pensamiento es esta: «Sé que hay un motivo por el que he hecho lo que he hecho. Quizás no he comido lo suficiente más temprano y me he quedado con hambre. No he seguido mi plan esta noche y a veces los planes no salen bien». También puedes ver el lado positivo y recordar lo mucho que has disfrutado el helado que te has comido. Podrías incluso pensar «está bien darse el gusto con un helado y disfrutarlo de verdad».

- **«Jamás podré mejorar mi salud».** ¿Eres adivino? ¿Puedes ver el futuro? Este pensamiento negativo parecerá todavía menos cierto cuando lo veas con la distancia que te ofrece la metacognición. ¿Cómo puedes saber que no podrás hacer algo en tu vida? En lugar de eso, reencuádralo de esta forma: «Mejorar la salud es un camino y estoy en él porque quiero sentirme bien. Aunque ahora no me siento muy bien, esa es una información que puede servirme de guía».

Puedes hacer esto con cualquier distorsión del pensamiento. Solo debes retroceder un paso y observar. Tu cerebro es sabio, pero a veces produce pensamientos que son muy dramáticos, pesimistas o frustrados. En otros momentos pueden ser absurdamente optimistas, joviales y alegres, o estar llenos de esperanza y ambición. Tú decides cuáles son los pensamientos que te guían y cuáles te hacen desviar la mirada con exasperación y decir: «Vamos, pensamientos. Es hora de ser realistas». (Hablaremos más sobre metacognición en el capítulo 9, que aborda la consciencia plena).

ES TU TRABAJO

Un truco que nos gusta mucho para argumentar en contra de los pensamientos y sentimientos de frustración y reencuadrarlos es una frase muy potente: «Es mi trabajo».[3] Cada vez que te descubras pensando que tus metas son demasiado difíciles, que no puedes alcanzarlas, que te sientes atascado o que simplemente quieres darte por vencido, solo tienes que decirte a ti mismo «es mi trabajo».

Todos tenemos un trabajo que hacer en esta vida, y no siempre es divertido, pero hemos elegido hacerlo porque el resultado es gratificante, no importa si es por el dinero, la sensación de orgullo y logro o el sentirse mejor y tener una mejor salud. ¿No quieres ir al gimnasio? «Es mi trabajo». ¿Sientes un fuerte antojo de comer azúcar que quieres resistir pero sientes que es imposible hacerlo, incluso si la cena ha sido enorme y la verdad es que no tienes hambre? «Es mi trabajo». ¿Estás tentado de ceder ante un alguien que te insiste solo para seguirle la corriente al grupo aunque te gusta pensar que tienes la fortaleza para decir que no? «Es mi trabajo».

De alguna manera, reencuadrar tus metas como una tarea que estás llevando a cabo puede hacer que parezcan más importantes, más necesarias y más difíciles de ignorar. También hace que sea más fácil reconocer que los pasos que tomas día a día son acumulativos.

Tipos de alimentación

Resulta que la metacognición es una herramienta fabulosa para aplicar a la alimentación y así entender los múltiples motivos por los que comemos y la forma en la que lo hacemos. Puede ayudarte a notar cuándo comes por hambre, por placer, por aburrimiento o por el impulso de emociones fuertes. Comer por un motivo que no sea hambre de vez en cuando no tiene nada de malo, pero si empiezas a sentir que pierdes el control con la comida y no comes de una forma que ayuda a tus metas de salud, la metacognición puede servirte.

Para usar esta herramienta de forma eficaz, hemos identificado cuatro tipos de alimentación que todos practicamos en función del momento, la situación y el estado de ánimo. A medida que leas sobre ellos, fíjate en si reconoces haberlo hecho (la mayoría los hemos hecho todos); así, cuando vuelvas a practicar ese tipo de alimentación podrás pensar en eso y notar cómo y por qué estás comiendo. Los cuatro tipos de alimentación que hemos identificado son los siguientes: alimentación energizante, alimentación divertida, alimentación neblinosa y alimentación tormentosa. (El Dr. Michaelides nos recuerda a nosotros, y quiere recordártelo también a ti, que por más evocativos que sean estos nombres, no se trata de términos psicológicos. Se los hemos puesto para ayudarte a recordarlos y reconocerlos, pero también nos ocuparemos de explicar la psicología detrás de cada uno de ellos).

Alimentación energizante

Es el tipo de alimentación cuyo propósito es proporcionar energía a tu cuerpo. Consiste en escoger alimentos que son nutritivos para el cuerpo y que aportan el combustible necesario para tener buena energía y buena salud, lo que incluye carbohidratos complejos, grasas saludables, proteínas magras, fibra, vitaminas y minerales. Comer para obtener energía es comer para vivir (en contraposición a vivir para comer), y sienta muy bien, porque son alimentos que a tu cuerpo le gusta usar como combustible. Cuando tomas la decisión consciente de comer esa ensalada enorme con muchas verduras y salmón a la plancha, estás practicando una alimentación energizante.

Este tipo de alimentación ayuda a tu cuerpo a funcionar mejor y también contribuye a tu salud mental. Un estudio de 2017 publicado en *Scientific Reports* investigó cómo de felices y satisfechas se sentían las personas después de comer, usando sus teléfonos inteligentes para hacer una evaluación durante ocho días.[4] Sorprendentemente, hallaron que las verduras contribuían más que otros alimentos a la felicidad que sentían las personas después de comer durante esos ocho días y que las personas acostumbraban a sentirse más felices después de comer verduras y frutas que después de comer dulces. El estudio también observó que las personas eran igual de felices después de cenar que después de comer un tentempié, lo cual sorprendió a los investigadores, que esperaban que los tentempiés las harían más felices. Así que no debe preocuparte que la alimentación energizante vaya a arruinar tu estado del ánimo. ¡Todo lo contrario!

Sin embargo, debes tener cuidado, porque al ser saludable es fácil asignarle la etiqueta de alimentación «buena» o «virtuosa». Es buena para ti, pero no es el único tipo de alimentación que existe.

Alimentación divertida

La alimentación divertida consiste en comer por placer. Si la alimentación energizante es comer para vivir, la alimentación divertida es vivir para comer (y sí, puedes hacer las dos cosas, en la variedad está el gusto). Las comidas divertidas son, por ejemplo, la comida reconfortante (¡los macarrones con queso de tu madre!), los postres deliciosos (¿alguien dijo coulant de chocolate?), las recetas típicas de festividades o celebraciones (¡pastel de cumpleaños!) y cualquier otro alimento que comas más por placer que por sus nutrientes.

Eso no significa que las comidas divertidas no sean nutritivas. Según un estudio de 2019 publicado en *Health Psychology Open*, consumir alimentos placenteros con moderación es más saludable que preocuparse constantemente por la comida, intentar tener hábitos de alimentación perfectos y pensar en la comida placentera en términos negativos.

Igual que es fácil pensar en la alimentación energizante como «buena», puede ser fácil también pensar en la alimentación divertida como «mala», pero eso lo único que hace es generar estrés innecesario.[5] ¡No hay absolutamente nada de malo en divertirse un poco en la vida! Según el estudio, comer con consciencia plena alimentos divertidos con amigos y familia, disfrutar de cocinar, apreciar la experiencia de comer y priorizar la calidad de la comida y los rituales para la cena son buenas formas de conseguir ser moderado sin preocuparse todo el tiempo por el autocontrol. ¡Esta teoría tiene nuestra aprobación! Solo recuerda que los alimentos divertidos tienden a ser densos en calorías, así que tenlo en cuenta cuando tomes decisiones deliberadas sobre el tamaño de la ración.

Alimentación neblinosa

«La alimentación neblinosa es simplemente la alimentación mecánica —explica el Dr. Michaelides—. Cuando no prestas atención a lo que haces». A todos nos ha ocurrido, ¿verdad? Estás entusiasmado con lo que estás viendo en la televisión y de pronto el bol de palomitas de maíz está vacío; sospechas del perro y lo miras, pero él parece decir «has sido tú».

No resulta sorprendente que al cabo de un tiempo dejemos de prestar atención a algo que hacemos varias veces al día. La primera vez que comiste helado, seguro que caíste de espaldas al probar ese milagroso invento, pero con el tiempo te has acostumbrado a él. Es difícil prestar mucha atención a algo que sucede con tanta frecuencia, así que las personas suelen activar el piloto automático y comer mientras hacen otras cosas, ya sea revisar mensajes, ver la televisión o incluso participar en animadas conversaciones durante la cena.

No puedes evitar del todo la alimentación neblinosa. «Prestar atención de verdad a cada bocado siempre que comas no es una aspiración realista —señala el Dr. Michaelides—. Pero eso no significa que un poco de atención no pueda mejorar tu experiencia de alimentación». Prestar atención al comer podría significar pensar mejor tus decisiones, notar cuando estás saciado y disfrutar más de la comida.

También puede ayudarte a conectar con cuánto estás comiendo. ¿Has notado que el camarero ha vuelto a llenar tu copa de vino? ¿Era tu intención comerte la cesta de nachos entera? Dividir en porciones lo que comes, comerlo intencionalmente y prestar la atención suficiente para decir «no, gracias, estoy satisfecho» cuando realmente lo estás puede ayudarte a evitar comer de más en situaciones en las que has decidido que no quieres hacerlo.

Alimentación tormentosa

La alimentación tormentosa suele darse como reacción a emociones fuertes o respuesta a la restricción alimentaria. Llegas a tu casa furioso por una situación laboral y arrasas con el armario de los tentempiés. Alguien deja una caja de dónuts sobre la mesa y, aunque «has dejado de comer azúcar», no hay nadie en casa, así que vas a por ellos. ¡No hay testigos! No has comido más que ensalada y fruta todo el día y alguien pide una pizza de pepperoni grasienta con mucho queso y te lanzas sobre ella.

La alimentación tormentosa, en realidad, no está relacionada con el hambre. Es más una rebelión en contra de las restricciones alimentarias o una especie de automedicación con comida. Cuando sucede, sientes que tienes tanto control como el que tendrías atrapado en un huracán. La mayoría de las personas han vivido esto en algún momento y hay quienes lo hacen con frecuencia. Es normal que pase de vez en cuando, pero si se convierte en un hábito, podría jugarte en contra a la hora de alcanzar tus metas. (Y si sueles sentirte fuera de control cuando te alimentas de forma tormentosa, podrías consultar a un experto en desorden por atracón o en nutrición para recibir ayuda profesional y controlar ese tipo de alimentación). Si sientes que la alimentación tormentosa es un problema para ti, piensa en si estás comiendo lo suficiente, si estás restringiendo demasiado tu dieta o si estás comiendo por motivos emocionales, y qué podrías hacer en lugar de comer (porque, desafortunadamente, la comida no puede resolver los problemas emocionales de nadie).

Hambre emocional

Como ya la hemos mencionado y suele estar asociada con la alimentación tormentosa (aunque también puede asociarse con otros tipos de alimentación), vamos a hablar ya del hambre emocional. El hambre emocional es comer en respuesta a sentimientos intensos, y el motivo por el que las personas lo hacen es que, a corto plazo, parece ayudar. La comida puede ser reconfortante, interesante, placentera y distraernos de otras cosas; a veces sientes que eso es lo que necesitas. ¡Y quizás lo sea!

Sin embargo, si tienes hambre emocional con más frecuencia de lo que te gustaría, hay algunas formas de redireccionar tu energía emocional. Espera, no te preocupes, no vamos a decirte que «tomes un baño de burbujas», que «llames a un amigo» ni ninguna de esas cosas que debes de haber escuchado un millón de veces. Ni siquiera te diremos que «sientas tus sentimientos», ¡porque la idea del hambre emocional es justamente no tener que sentirlos! Siempre puedes hacer eso más tarde, pero en el momento, cuando lo único que quieras es un trozo de pastel, sentir tus sentimientos probablemente no sirva.

Lo que en realidad necesitas son estrategias de afrontamiento,[6] y adivina qué: ¡a nosotros nos sobran![7] De hecho, tenemos un acrónimo para ellas: EMOTE. Técnicamente, en inglés, el verbo *to emote* significa «sentir tus sentimientos», pero en este caso no va de eso. Nuestro acrónimo agrupa las siguientes estrategias: explorar, meditar, observar, textear/hablar y ejercitar. Recurrir a EMOTE es más bien una forma de sustituir los sentimientos cuando nos superan en el momento. Si quieres comer y sabes que el hambre que experimentas tiene un origen emocional, aquí tienes algunas cosas que puedes hacer:

E de explorar

¡Explorar es divertido! Es cautivante, interesante e incluso puede llegar a pulsar el botón de la dopamina y llenarte que buenas vibraciones. Si sientes ansias de comer por una emoción intensa y no por hambre, vuélcate en otra cosa que te interese y te haga sentir bien. Puede ser leer un artículo fascinante, dejarte llevar por algún tema que te llame la atención en internet (¡teorías conspirativas!) o ver algo en la televisión que hace mucho que te apetece. Podrías ponerte los auriculares y escuchar ese nuevo grupo de música del que todos hablan. ¿Recuerdas ese pasatiempo que te encanta y para el que no has tenido tiempo? Toca la guitarra, dibuja a tu gato, sumérgete en un proyecto de carpintería, comienza a escribir tus memorias (¡sí que eres lo bastante interesante!), sal a caminar y prueba una ruta nueva, empieza a diseñar tu casa soñada, planea tus próximas vacaciones... o haz cualquier otra cosa que sea nueva y emocionante, que dispare tu imaginación y tu pasión. Deja que esa exploración y esa sensación de novedad llene tu cerebro para que no quepa nada más.

M de meditar

¡Dame todo ese zen! La meditación no es tan difícil como dicen y la sensación que proporciona es muy, muy buena. Puede calmar tu mente ansiosa, aliviar el estrés, animarte y tranquilizarte. Hay muchas formas de meditar: por ejemplo, puedes sentarte y prestar atención a tu respiración al inhalar y exhalar, repetir una frase que te calme o visualizar un entorno relajante. Ahhhhh... Elige la estrategia que más te guste.

MENÚ DE MEDITACIÓN

Todo lo que te ayude a relajarte puede considerarse meditación, pero a veces es útil tener algo de estructura. Aquí tienes algunas técnicas de meditación que puedes probar cuando sientas alguna emoción intensa y tengas la necesidad de mitigarla con comida:

- **Respiración con suspiro:** inhala profundamente por la nariz todo el aire que puedas y deja que salga de tus pulmones por la boca con un gran suspiro. Repítelo cinco veces o más, hasta que el sentimiento intenso haya pasado.
- **Respiración cuadrada:** inhala cuatro segundos, retén el aire cuatro segundos, exhala cuatro segundos y no respires cuatro segundos. Repítelo las veces que te haga falta.
- **Contar:** elige un número. Cuenta lentamente hasta alcanzarlo y luego cuenta hacia atrás hasta llegar a uno. Repítelo las veces que te haga falta.
- **Visualizar:** imagina un entorno tranquilo e imagínate a ti en él. Intenta visualizarlo con el mayor detalle que puedas. ¿Dónde te encuentras? ¿Caminando por un bosque tranquilo o una pradera llena de flores? ¿En la playa, en tu ciudad favorita o en un lugar de tu pasado en el que te encantaba estar? Imagina tu jardín de meditación, estudio de yoga o cocina ideales. Lo que sea que te parezca un lugar divertido y relajante donde estar puedes crearlo en tu mente. ¡Fabuloso!

O de observar

Siéntate unos minutos y observa todo lo que te rodea haciendo un repaso con tus cuatro sentidos (en el orden que quieras). Toma nota mental de todo lo que ves (presta atención a los detalles), hueles (los aromas pueden ser sutiles, pero intenta detectar alguno), oyes (desde el ruido del tráfico al zumbido del lavaplatos) y sientes (tus prendas de vestir, el aire contra la piel). Esto puede ser una distracción interesante y hace que estés realmente presente en el momento.

T de textear/hablar

No es necesario que reveles tus sentimientos más vulnerables o complicados para sentir los beneficios de ponerte en contacto con un amigo. Entabla una conversación casual o envía un mensaje de texto solo para saludar. Preguntarle a otra persona sobre su vida es una gran distracción. No hay nada como escuchar a otra persona para ayudarte a pensar en otra cosa. Y si terminas hablando de tus sentimientos, ¡genial! Pero no es necesario. A veces, para interrumpir la intensidad de una emoción que te está afectando, basta con recordar que hay otras personas en el mundo a quienes también les pasan cosas.

E de ejercicio[8]

No, no es necesario que vayas al gimnasio, que hagas treinta minutos de cardio ni cualquier otra cosa que estamos seguros de que no tienes ganas de hacer en este momento. Pero ¿qué actividad física podrías hacer durante uno o cinco minutos? Pon el temporizador. Incluso un minuto basta para que tu mente cambie de tema y para hacer fluir la sangre. Fíjate cuántas sentadillas, flexiones de brazos, zancadas, saltos de tijera o lo que sea puedes hacer en un minuto. O pon cinco minutos en el temporizador y sal a dar un breve paseo. Aunque no llegues más que hasta la acera o a la entrada de tu garaje, habrás hecho algo físico.

¿Y qué sucede si después de intentar una (o varias o todas) de estas estrategias de afrontamiento te das cuenta de que tienes hambre de verdad? ¡Entonces hazte el favor de comer algo! Comer es siempre una opción. EMOTE solo sirve para esos momentos en los que tú (y nadie más) has decidido que comer no es la mejor opción o la más saludable. Si necesitas más ayuda con la alimentación neblinosa y la alimentación tormentosa, así como con el hambre emocional, lee los hábitos fundamentales que comienzan en la página 159 en particular «olvida las etiquetas» y «alimentación consciente».

A medida que continúes examinando y experimentando con tu relación con la comida, es posible que te encuentres con otro fenómeno molesto: los antojos. Todo el mundo los tiene, pero si sientes que están controlando tu conducta alimentaria de un modo que no te gusta, puede que quieras conocerlos un poco mejor. Porque ya sabes lo que dicen: mantén a tus amigos cerca, ¡y a tus enemigos aún más cerca! (Aunque, como verás pronto, los antojos no son realmente tus enemigos. Pueden ayudarte a ser consciente de tu cuerpo).

Vencer los antojos

Cuando los científicos preguntan a las personas qué fue lo que mandó al traste sus intentos de llevar una dieta más saludable, una de las respuestas más frecuentes es «los antojos». Los antojos pueden parecer algo físico, pero por lo general (no siempre) tienen un disparador psicológico. ¿Cuál es la verdadera causa de los antojos, por qué cedemos ante ellos y, lo más importante de todo, qué podemos hacer para no desesperarnos cuando aparecen?

Hay muchas opiniones sobre qué es lo que causa los antojos, muchas de ellas con una base científica. Sospechamos que en algunos casos tienen razón, hasta cierto punto y según la situación. Aquí presentamos algunas de las teorías más comunes, fíjate en si alguna resuena con tus experiencias:

- **Las deficiencias nutricionales causan antojos.** Hay una teoría de amplia circulación que dice que cuando te falta algún nutriente, sientes antojo de un alimento que lo contenga. Esta sería una explicación fisiológica. La teoría es que si te falta hierro, por ejemplo, podrías tener antojo de comerte un filete. Si te falta magnesio, quizás tengas antojo de chocolate negro. Si te falta vitamina C, tal vez tengas antojo de naranjas. Esto puede ser cierto en casos extremos, pero en general esta teoría ha sido refutada. Aunque tu antojo de patatas fritas podría, en teoría, deberse a una deficiencia de sodio, la mayoría de las personas consumen más sodio del necesario y aun así tienen antojo de tentempiés salados. De hecho, es más probable que lo contrario sea cierto: algunos estudios muestran que las personas que comen mucha sal son más propensas a tener antojo de sal, mientras que las personas que han reducido la ingesta de sal se acostumbran a consumir menos y es menos probable que se les antoje.[9] Quienes comen mucho azúcar también tienden a tener más antojos de azúcar, quizás porque libera opioides y dopamina en el cerebro[10] y esta respuesta placentera puede conducir a la formación de un hábito. En líneas generales, el consenso actual parece ser que, aunque en teoría es posible que las deficiencias nutricionales causen antojos de ciertos alimentos, y quizás de vez en cuando así sea, hay otras razones más probables.

- **Las reglas relacionadas con la alimentación causan antojos.** Si no comes lo suficiente o te estás privando de ciertos alimentos, es común tener antojos, en particular de cosas que has decidido que no puedes comer. Forma parte de nuestra naturaleza esencialmente rebelde. «¿Que no puedo comer chocolate, eh? ¡Ya verás! ¡Ya verás si puedo o no comer chocolate!». Aunque no digas nada de eso ni lo pienses, ese es el sentimiento que podría provocar tus antojos. Sin embargo, esto probablemente solo suceda cuando las reglas de alimentación son muy estrictas o la persona está comiendo mucho menos de lo necesario. Es poco probable que una reducción sensata de las calorías para perder peso tenga este efecto, al menos a largo plazo. Un estudio de 2020 publicado en *Nutrition and the Brain* halló que, si bien la reducción de calorías puede causar antojos al principio, se trata de un fenómeno breve y que, al igual que un hábito, puede desaprenderse.[11] De hecho, la reducción de calorías a largo plazo en realidad resulta en una reducción de los antojos, quizás porque te acostumbras a comer menos y, una vez que te acostumbras, se convierte en tu nueva normalidad.

- **Comer de más causa antojos.** Más probable es que los antojos sean causados por comer demasiado con regularidad. Un estudio de 2020 publicado en *Appetite* mostró que las personas que tienden a comer mucho durante el día tienden a comer alimentos con una gran densidad calórica.[12] También tienden a hacerlo durante un período de tiempo más amplio (por ejemplo, hasta altas horas de la noche), tienen un IMC más elevado y son más propensos a experimentar antojos de comida. Esto podría parecer contraintuitivo, hasta que lo miras desde la perspectiva de la formación de hábitos. Tener el hábito de comer más, y no menos, sí parece causar antojos a largo plazo.

- **Los antojos son intentos de cambiar el estado de ánimo.** Todos conocemos el estereotipo de ahogar las penas en medio kilo de helado, y existe evidencia de que las personas sí comen en respuesta al estrés (alimentación tormentosa, hambre emocional). Un estudio de 2001 publicado en la revista *Appetite* observó que comer carbohidratos aliviaba la sensación de angustia y evocaba sentimientos de felicidad en quienes tenían antojo de carbohidratos.[13] Otro estudio mostró que las personas que estaban haciendo dieta eran más propensas a sentir antojos cuando estaban en un estado de ánimo negativo; sus cerebros reaccionaban de forma más intensa a imágenes de comida apetecible,[14] lo que sugiere que los antojos son un intento de sentirse mejor. (Como ya sabes, responder a las emociones con comida suele ser un hábito, ¡que puedes cambiar!).

- **La falta de sueño causa antojos.**[15] Sabemos que esta teoría es cierta, sobre todo en lo que respecta a los de carbohidratos. En un estudio de 2019 publicado en la revista *Nutrients* se mostró que, en el caso de las mujeres, si una noche dormían un 33 por ciento menos al día siguiente tenían más hambre, más antojos, comían más chocolate y raciones más grandes a mediodía.[16] Otro estudio mostró que, en hombres jóvenes, la privación aguda de sueño causaba un aumento en el tamaño de las raciones e influía en la selección de alimentos.[17]

- **Lo veo, lo quiero.** «Mi dieta es una cuestión de deber. ¡De ver algo y querer comérmelo!». Aunque sea un chiste malo, tiene algo de verdad. Las personas suelen responder a los alimentos. Es probable que sea un instinto básico que nos ha ayudado a sobrevivir, pero ver (u oler) comida puede hacer que de pronto tengamos antojo, aunque no estuviéramos pensando en comer.

  Un estudio observó cómo aparecían los antojos en la corteza visual del cerebro.[18] El estudio mostró que las personas puntuaban más bien alto en una escala del «poder de la comida» (que indicaba que eran en general más susceptibles a los antojos), eran más propensas a experimentar un aumento del hambre cuando se les pedía que visualizaran los alimentos de los que tenían antojo. Otro estudio de 2017 mostró que las imágenes de chocolate aumentaban de forma significativa los antojos.[19] De hecho, muchas personas que experimentan antojos dicen que la exposición sensorial a la comida (verla, olerla, saborearla) hace que el antojo se intensifique; solo imaginar el aspecto, aroma y sabor del alimento deseado puede intensificar el antojo.[20]

- **Los antojos son hábitos.** Como quizás recuerdes del capítulo 3, los hábitos son conductas automáticas repetidas. Si tienes el hábito de comer algo dulce después de cenar y decides dejar de hacerlo, al principio tu cerebro se resistirá al cambio; puede que experimentes antojos de lo que solías comer. Pero cuantas más veces no comas algo dulce después de cenar, más fácil será y menos poder tendrán los antojos, hasta que pasado un tiempo desaparezcan.

- **Vivimos en un mundo que hace que sea difícil mantenerse saludable.** Un ambiente obesogénico es un ambiente en el que los alimentos calóricamente densos están disponibles con facilidad en todos lados y las personas están constantemente expuestas a señales que las animan a comerlos.[21] ¡Hola, Estados Unidos de América! Por desgracia, esta exposición constante y la presión social para comer todos esos alimentos creados para ser irresistibles pueden disparar antojos igual de irresistibles.[22] Es fácil resistirte a un alimento al que no tienes acceso, pero cuando puedes acceder a cualquier alimento sin ninguna dificultad, en cualquier cantidad, cuando quieras, no es tan fácil decir que no.

Usar la metacognición para deconstruir los antojos

Hay muchas cosas que provocan antojos, pero estos no tienen por qué dominarte. A continuación tienes algunos de nuestros trucos psicológicos favoritos que usan el poder del cerebro, en concreto la metacognición (pensar sobre pensar), para ganar la partida a los antojos. No importa cuál sea la causa, no tienes por qué dejar que frenen tu progreso.

- **Descentrar los antojos.** En un estudio de 2017 publicado en *Current Addiction Reports* se investigó cómo una intervención basada en la consciencia plena, llamada descentramiento, podía interrumpir los antojos indeseados.[23] El descentramiento es un tipo de metacognición que consiste en un proceso muy particular: la idea de que el antojo no es algo que está dentro de ti, sino algo externo. Al desidentificarte de tu antojo puedes percibir que no tiene control sobre ti. Según un estudio canadiense de la Universidad McGill en Montreal en el que se compararon varias técnicas de consciencia plena para controlar los antojos, el descentramiento resultó ser más eficaz que la distracción.[24] Para usar esta técnica, visualiza el antojo como si fuera algo ajeno a ti, quizás dentro de una burbuja, que te atraviesa o pasa por tu lado y luego se aleja. Entender que los antojos están en movimiento y que solo están de paso y que son algo separado de tu persona puede hacer más fácil sobrellevarlos.

- **Romper la cadena de conducta.** En el capítulo 3 has aprendido cómo se forman los hábitos y cómo puedes romper una cadena de conducta para romper un hábito. Esto puede funcionar para los antojos que están basados en hábitos. Quizás siempre comes patatas fritas cuando ves la televisión. Si identificas el disparador (por ejemplo, encender el televisor), notas tus pensamientos («televisor encendido... debo... comer... patatas»), recuerdas tus acciones («este es el momento en el que suelo ir a la cocina a buscar patatas»), imaginas las consecuencias («¿qué efecto tienen toda esa sal, grasas y calorías en mi meta de salud si como patatas fritas todas las noches?») y luego escoges una acción alternativa («esta noche probaré a beber té de menta en lugar de comer las patatas y veré qué pasa»),[25] puedes interrumpir el hábito y, con ello, interrumpir el antojo.

- **Discutir con tu antojo.** Este es otro tipo de metacognición: no solo piensas sobre tus pensamientos, ¡sino que discutes con ellos! Cuando tengas un antojo, presta atención a tus pensamientos (por ejemplo: «Estoy triste y quiero chocolate porque me hará sentir mejor») y discute su lógica (por ejemplo: «Vamos, sabes muy bien que comer chocolate no solucionará nada. Pero ¿qué sí lo haría?»). Ten cuidado de no caer en la autocrítica, eso no es útil. En lugar de eso, convéncete de no seguir el antojo usando la lógica y la razón, y anímate con pensamientos motivacionales: «¡Yo puedo lograrlo!».[26]

- **Come los alimentos con menor frecuencia, no necesariamente en menores cantidades.** Aunque a veces un par de bocados de la comida que se te antoja puede calmar las ansias, un estudio de 2017 observó que, en un ensayo de pérdida de peso de dos años, comer un alimento con menor frecuencia disminuía los antojos de ese alimento, pero comer menos con la misma frecuencia no.[27] Entonces, supongamos que siempre te tomas un café dulce a las tres de la tarde. Es probable que pasar a beber uno pequeño en lugar de uno grande no reduzca los antojos (aunque sí reducirá las calorías), en cambio, beber el café grande solo una vez por semana probablemente reduzca la frecuencia de tus antojos. Quizás pronto dejes de sentir que necesitas uno todos los días.

¿Cuánto es suficiente? La Escala de Saciedad de Noom

Si te enfrentas a menudo con antojos, hábitos y con comer por motivos no relacionados con el hambre, quizás sientas que has perdido de vista la sensación de tener hambre de verdad y estar saciado de verdad. Por eso hemos desarrollado la Escala de Saciedad de Noom.[28] Esta escala puede ayudarte a descubrir cuánta hambre tienes en realidad. A determinar si realmente es hora de comer, qué cantidad necesitas y si tienes que comer más de lo que ya has comido. Usa esta herramienta antes de comer cuando no estés seguro de si tienes hambre o de cuánta hambre tienes. También puedes usar la Escala de Saciedad de Noom mientras comes para ayudarte a prestar atención a las señales de que estás saciado y así saber cuándo has comido suficiente.

La escala tiene once niveles:

1. **Al borde del delirio.** Tienes tanta hambre que estás delirando. O quizás delirando no, pero te resulta difícil pensar en cualquier otra cosa.

2. **Hambriento y malhumorado.** ¡Más vale que nadie se interponga entre tú y tu cena!

3. **Listo para comer.** Sin duda alguna estás listo para comer, pero no estás perdiendo la cabeza ni nada parecido.

4. **Podrías comer.** Estás pensando en comer o en tomar un tentempié y puede que tu estómago haga algún ruido, pero no parece una emergencia.

5. **Coqueteando con el hambre.** La idea de comer ha cruzado tu cabeza, pero puedes esperar a la próxima comida sin problema.

6. **Ni más ni menos que neutral.** No estás ni hambriento ni saciado. No sientes que debas comer, pero tampoco te sientes saciado. En cuanto al apetito, estás en punto muerto.

7. **Simplemente satisfecho.** No tienes hambre porque has comido y ha sido suficiente.

8. **Saciado y lleno de energía.** Lo que acabas de comer estaba fabuloso, no hay duda de que estás saciado y listo para conquistar el mundo.

9. **Aflojando el cinturón.** Has comido mucho y ha sido estupendo, pero ahora te sientes demasiado lleno. Quizás necesitas salir a caminar o algo así.

10. **Pasado.** Te sientes extremadamente lleno y te estás arrepintiendo de haber comido tanto, porque te sientes incómodo.

11. **Al borde del coma.** Estás tan lleno que estás a punto de quedarte dormido. Moverse no es una opción en este momento. Ahora que lo piensas, sin ninguna duda has comido más de lo necesario. Estás buscando el antiácido y ya anticipas las desagradables consecuencias.

Hemos determinado que el mejor momento para comer es cuando estás entre los números 3 y 5, y el mejor momento para dejar de comer es cuando estás entre los números 6 y 8. Si esperas a tener mucha hambre o comes hasta estar saciado en exceso... bueno, nos pasa a todos. Pero también es una señal de que no estabas prestando atención a lo que tu cuerpo te estaba diciendo.

Para mantenerte en la zona en la que comes cuando estás razonablemente hambriento y dejas de comer cuando estás razonablemente saciado, presta atención a cómo te sientes antes y después de comer. Sé consciente de tu cuerpo y de lo que te dice. Él sabe cuándo es hora de comer y cuándo has comido suficiente, pero los pensamientos y los sentimientos a veces nublan esa conciencia. La práctica hace que sea más fácil. Ser consciente del hambre y de la saciedad puede ayudarte a descubrir cuál es la cantidad de alimento que te hace sentir bien y te deja llegar a la siguiente comida sin sentirte incómodo ni tener que contar una sola caloría. Los tiempos y las elecciones de alimentos varían de persona en persona, así que céntrate en lo que te mantiene a ti en la zona de saciedad que quieres.

Los siete hábitos fundamentales de Noom

Todos tenemos una relación diferente con la comida, pero hemos descubierto que hay siete hábitos que pueden ayudar a casi cualquier persona que está trabajando en mejorar esa relación. Consideramos estos siete hábitos fundamentales una especie de chequeo de la relación que tenemos con la comida. Se ha comprobado clínicamente que cada uno de estos hábitos ayudan a mejorar la relación de las personas con la comida y a alcanzar un peso saludable. Puedes elegir usar cualquiera de ellos o todos (o ninguno, ¡no te diremos qué es lo que tienes que hacer!). ¿Estás listo para recibir algo de inspiración y orientación sobre la formación de hábitos de alimentación saludables? Ahí vamos:

Hábito fundamental n.° 1: hazte amigo del desayuno

Desayunar o no desayunar… es una pregunta muy debatida. Si te juntas con el grupo de los ayunadores intermitentes, es posible que conozcas muchas personas que se saltan el desayuno, y si no tienes hambre por las mañana no creemos que debas forzarte a comer necesariamente. Pero ¿y si sí tienes hambre por la mañana? En tal caso, desayunar podría ser una estrategia útil por varios motivos:

1. **Control de carbohidratos.** Antes que nada, ¡recuerda que los carbohidratos no son malos! Es probable que el control de las raciones sea más eficaz que el control de los carbohidratos. Sin embargo, un estudio reciente concluyó que es posible que las personas procesen mejor los carbohidratos por la mañana que por la noche.[29] Podrías comer lo mismo a las siete de la mañana y a las siete de la noche (dos tostadas, por decir algo) y tu azúcar en sangre seguramente aumentaría más por la noche que por la mañana. Hay muchas razones que quizás expliquen este fenómeno, incluido el hecho de que la mayoría de las personas son más activas por la mañana y más sedentarias por la noche. Además, las personas suelen tener una mejor respuesta insulínica por la mañana que por la noche, cuando la insulina se vuelve menos sensible y el nivel de azúcar en sangre sube. (La insulina es la hormona que ayuda a que el azúcar que está en la sangre entre en las células, donde puede ser aprovechado, en lugar de quedarse en el torrente sanguíneo).[30] Esto no es ninguna justificación atiborrarte a dónuts todas las

mañanas, pero sí es un buen motivo para desayunar cuando tu cuerpo suele esperar algún tipo de combustible después de no recibir nada durante toda la noche. Si quieres esperar al mediodía para romper el ayuno, es posible que tu cuerpo se quede sin energía y a las diez de la mañana ya te sientas grogui y desenfocado. Dicho eso, ten en cuenta que algunas personas necesitan comer una pequeña cantidad de alimentos ricos en carbohidratos por la noche[31] si tienen algún problema con el nivel de azúcar en sangre, como la diabetes o una disminución del azúcar en sangre por la noche; recuerda que no todas las personas procesan los alimentos de la misma forma.

¿Y si de verdad no tienes hambre por la mañana? Según un artículo publicado en el *American Journal of Clinical Nutrition*,[32] es posible que tengas una inclinación natural a no comer por las mañanas debido a tu ritmo circadiano y a los altibajos de las hormonas del hambre y la saciedad (grelina y leptina, las hormonas que hacen que sientas hambre y las que la suprimen).[33] Si ese es tu caso y sientes que saltar el desayuno te hace bien, escucha a tu cuerpo.

2. **Mejor calidad de la dieta.** Hay estudios que muestran que las personas que desayunan tienden a consumir más nutrientes durante el día que quienes no lo hacen.[34] Un estudio de 2021 publicado en *Proceedings of the Nutrition Society*, que involucró a más de treinta mil adultos y que examinó datos de la Encuesta Nacional de Examen de Salud y Nutrición mostró que los adultos que viven en Estados Unidos y desayunan tienen una ingesta mayor de micronutrientes, incluidos folato, calcio, hierro, fósforo y vitaminas A, B_1, B_2, B_3, C y D.[35] También mostró que quienes se saltaban el desayuno consumían una cantidad significativamente mayor de calorías, carbohidratos, grasas y azúcares añadidos durante el resto del día y eran mucho menos propensas a consumir la cantidad recomendada de

folato, calcio, hierro y vitaminas A, B_1, B_2, B_3, C y D los días que no desayunaban. El estudio concluyó que el desayuno ofrece «una oportunidad única para consumir micronutrientes importantes que podrían estar menos presentes en las comidas posteriores».[36]

3. **Mejor metabolismo, nivel de azúcar en sangre y control del hambre.** Desayunar acelera el metabolismo y contribuye a que tengas más energía y puedas hacer más actividad física durante el día. Las personas que desayunan tienden a ser más delgadas y a tener niveles de azúcar en sangre más estables, incluso durante la noche, en comparación con quienes ayunan durante la mañana.[37] Un estudio de la Universidad de Tel Aviv halló que comer un desayuno alto en proteínas y carbohidratos (a diferencia de uno bajo en carbohidratos) reducía los niveles de grelina durante el día, lo que disminuye el hambre de forma natural.[38] Quienes desayunan también queman más calorías; un estudio de 2020 de la Endocrine Society (Sociedad de Endocrinología) mostró que comer un desayuno abundante en lugar de una cena abundante aumentaba la termogénesis inducida por la dieta[39] (la cantidad de energía adicional que tu cuerpo quema después de comer).[40] Independientemente de la cantidad de calorías, la termogénesis después del desayuno fue el doble que después de la cena.

Así que sí, ¡en Noom tenemos una opinión muy positiva del desayuno! Si lo tuyo es el ayuno intermitente, es probable que la ventana de ayuno más saludable sea simplemente por la noche en vez de por la mañana. Quizás obtengas mayores beneficios metabólicos si te saltas la cena en vez del desayuno.

Hábito fundamental n.° 2: come con regularidad

¿Cuántas comidas deberías hacer todos los días? Hay muchas opiniones al respecto. Un artículo muy completo publicado en *Nutrients* y que analiza un amplio corpus de literatura científica sobre el horario de las comidas y su composición halló que, en líneas generales, quienes comían dos o tres veces al día, lo que incluía el desayuno y una cena más bien temprana, consumían suficiente proteína y, al no comer durante entre doce y dieciséis horas al día (incluida la noche), tendían a tener niveles de colesterol más bajos, menos inflamación, mejor sensibilidad a la insulina y un ritmo circadiano más estable y sano, lo que daba lugar a un mejor sueño.[41]

El consenso general (respaldado por la ciencia) de nuestro bien acreditado equipo es que hacer tres comidas nutritivas y considerables con una cantidad limitada de tentempiés según el hambre es lo que tiene más sentido. Funciona para controlar el azúcar en sangre, mantiene estables las hormonas del hambre, contribuye a que te sientas más saciado después de comer y, algo que vale la pena mencionar, te permite adecuarte sin problema a los horarios de comidas aceptados culturalmente. Dicho esto, por supuesto que debes organizar tus comidas de acuerdo con lo que mejor te siente a ti y lo que te proporcione una sensación saludable. Pero mantener un horario de comidas regular le enseñará a tu cuerpo cuándo debe esperarlas. Así será menos probable que pienses en comida todo el tiempo y quizá sea menos fácil tentarte con señales de comida si tu cuerpo sabe que no siempre es hora de comer.

Hábito fundamental n.° 3: controla las raciones

Ah, el control de raciones… qué idea tan bonita, ¡y qué difícil de ejecutar! Pero dominar el control de raciones es una gran destreza que te ayudará a regular tu ingesta de alimentos sin tener que contarlo y medirlo todo, ¡y vaya si te hará ahorrar tiempo! El control de raciones puede ayudarte a evitar excesos sin tener que pensar demasiado en cada cosa que comas.[42]

Las raciones son algo a lo que las personas no prestan mucha atención: tienden a comerse automáticamente lo que tienen enfrente. Esto puede conducir muy fácilmente a comer en exceso si no prestas atención a las sutiles señales del hambre y la saciedad. Según un artículo de la *American Journal of Clinical Nutrition*, cuando tanto adultos como niños recibieron raciones más grandes, no experimentaron diferencias en su estado de saciedad.[43] Una solución es servirte raciones más pequeñas a sabiendas de que siempre puedes servirte más si te quedas con hambre. Si tienes una ración grande en el plato (¡hola, enormes raciones de restaurante!), es fácil comértela entera sin notarlo, aunque sea más de lo que querías.

Como en Noom creemos que el control de raciones es genial pero no nos entusiasma la idea de contar, pesar y medir la comida durante el resto de nuestras vidas, hemos desarrollado algunos trucos psicológicos útiles para aprender a controlar tus porciones de forma sensata pero no obsesiva:

1. **Sírvelo en un plato.** En lugar de comer de la bolsa o de una bandeja grande, toma una decisión sobre qué es lo que quieres comer y sírvelo en un plato. Míralo para saber qué es lo que estás comiendo. Esto da a tu estómago y tu cerebro la oportunidad de deliberar y registrar de forma absoluta y consciente que estás comiendo algo. También te ayuda a decidir si la cantidad de comida que tienes en el plato coincide con tu nivel de hambre. Si has vaciado una bolsa entera de patatas fritas en un plato y se ha formado una montaña tan alta que ha empezado a desmoronarse por el suelo, es menos probable que te las comas todas que si lo estuvieras haciendo directamente de la bolsa, sin ninguna señal visual del tamaño de tu ración.

2. **Convierte ese plato en uno más pequeño… o no.** Los platos de comida pueden ser bastante grandes, pero hay algunos para acompañamientos o las ensaladas que tienen un buen tamaño para comidas más pequeñas, sobre todo para las de mayor densidad calórica. (¡Te animamos a que elijas los platos grandes cuando se trate de verduras!). El encanto de los platos pequeños es que crean una especie de ilusión óptica cuyo nombre técnico es ilusión Delboeuf.[44] El espacio vacío alrededor de un objeto (en este caso tu comida) hace que este parezca más pequeño que si no tuviera «borde». Eso podemos traducirlo como que un plato pequeño lleno a rebosar parece tener más comida, que si ponemos esa misma cantidad de comida en un plato enorme, que la haría parecer poca en comparación. Usar platos pequeños pueden hacer que una ración suficiente parezca lo que es en realidad: suficiente comida. Comer raciones grandes puede no ser más que un hábito, y quizás descubras que estás perfecta y cómodamente saciado con la cantidad de comida que cabe en un plato para acompañamientos.

El truco del plato pequeño no es solo cosa de Noom. Un estudio comparó dos grupos de personas que comían la misma cantidad de comida. Uno de ellos comía en un plato pequeño y el otro, en uno de tamaño normal.[45] Quienes comieron del plato pequeño dijeron sentirse más saciados y satisfechos después de la comida que quienes lo hicieron del plato grande. Sin embargo, el efecto fue menos pronunciado en las personas que el estudio consideraba que técnicamente tenían «sobrepeso», lo que sugiere que este truco no funciona con todo el mundo.

En especial no funciona con quienes están comiendo de menos y sienten hambre. Según un estudio publicado en la revista *Appetite*, un plato más pequeño no saciará (ni engañará) a las personas que tienen hambre debido a la privación de alimentos cuando la comida no es suficiente.[46] La técnica del plato pequeño es para ayudar a normalizar el tamaño de las raciones; ¡no es una técnica para engañarte y hacerte comer menos de lo necesario! A muchos de nuestros Noomers les gusta mucho este truco, pero recomendamos que solo lo uses si te gusta y funciona contigo.

3. **Usa la densidad calórica y nutricional para tomar decisiones sobre tu comida.** Te presentamos esos conceptos en el capítulo anterior, pero aquí tienes un repaso: los alimentos que son densos en calorías tienen muchas calorías en relación con su peso, y los que son densos en nutrientes tienen muchos nutrientes en relación con las calorías que contienen. Las verduras son densas en nutrientes pero no en calorías, así que puedes comer más de ellas y saciarte antes. Los alimentos como las carnes magras y los productos lácteos bajos en grasa tienen una densidad calórica moderada pero son densos en nutrientes, así que es bueno comerlos en cantidades moderadas. Los alimentos altos en grasas y azúcares, como los aguacates, los frutos secos y los dulces, pueden ser deliciosos e incluso bastante nutritivos en algunos casos, pero son densos en calorías y pueden o no ser densos en nutrientes. Para lograr un buen equilibrio, es mejor comerlos en cantidades más reducidas.

4. **Aprende a medir las porciones a ojo.** Medirlo todo es agotador y, aunque a algunas personas les resulta útil, no es necesario para controlar las raciones. Hay formas fáciles de medir las porciones a ojo comparándolas con cosas. No es necesario usar tazas medidoras, o puedes usarlas solo una o dos veces para tener una idea de los tamaños en general. Aquí tienes algunos estándares que puedes recordar cuando navegues el maravilloso mundo del control de raciones:

- **Verduras y frutas:** puedes comerlas en boles grandes o pequeños, pero una porción estándar suele ser 180 gramos de verduras crudas o 90 de verduras cocidas y una fruta entera o 90 gramos de fruta cortada. ¡No te resistas si te apetece más!

- **Verduras con almidón (como boniatos) y cereales integrales (como el arroz integral o la avena):** la porción estándar es alrededor de una cuchara de servir, un cucharón o aproximadamente 80 gramos.

- **Proteínas magras (como pollo, pescado, tofu):** la medida estándar es similar al de un mazo de naipes o la palma de tu mano. Esto suele ser entre 100 y 170 gramos.

- **Grasas saludables, salsas, untables y aceites:** por lo general se miden en cucharas grandes o pequeñas, o con el pulgar o la punta del pulgar. Una porción estándar de aceite de oliva, aliño para ensalada o crema de cacahuete es de dos cucharadas (de las de sopa).

- **Productos lácteos:** la porción estándar de leche suele ser del tamaño de un puño; los productos lácteos más concentrados, como el yogur y el queso, son más densos en calorías y, en consecuencia, las porciones tienden a ser más pequeñas. La porción de yogur podría ser de entre 100 y 170 gramos, mientras que la de queso rallado sería un puñadito.

No olvides que el objetivo de medir las raciones es poder dejar de hacerlo en cuanto te acostumbres a cómo son las raciones estándares. Una vez que empieces a ver estos tamaños de ración como normales, las de los restaurantes te parecerán enormes; esto puede ser toda una revelación (y una gran ayuda para darte cuenta de qué proporción de ese plato de pasta gigante o de ese filete de medio kilo te quieres comer en realidad).

5. **Al principio, lleva un registro de tus raciones.** Como sucede con lo de medir las raciones, llevar un registro de tus comidas (por ejemplo mediante un diario de alimentación o una aplicación) es una práctica temporal para que tomes conciencia de las decisiones que estás tomando sobre tu alimentación. Llevar un registro puede ayudarte a ver si sueles elegir alimentos que no son muy nutritivos, si comes más azúcar del que te gustaría o cualquier otra cosa. A muchas personas les sirve llevar un registro y, según nuestros experimentos, los registros imprecisos no funcionan tan bien como los precisos y exactos. Muchos estudios también han demostrado que las personas que llevan un registro del consumo diario de alimentos pierden más peso.[47] En un estudio se halló que llevar un diario de alimentación duplicaba la pérdida de peso,[48] y en otro, que solo usar una aplicación del móvil para hacer un seguimiento de las comidas sin ningún tipo de orientación profesional en persona que lo acompañara tenía como resultado una pérdida de peso significativa.[49] Un estudio que llevamos a cabo en Noom mostró que llevar un registro de lo que las personas cenaban era el factor más importante a la hora de determinar el éxito de la pérdida de peso.[50] En otro de nuestros estudios, observamos que cuanto mayor es la frecuencia con la que las personas registran sus comidas, mayor es el peso que pierden.[51]

La información es poder, y llevar un registro te ofrece conocimiento sobre tus hábitos de alimentación; ese es el primer paso para fijar metas y hacer cambios saludables donde quieras hacerlos.

UN COACH DE NOOM RESPONDE TUS PREGUNTAS

Llevar un registro es muy difícil y abrumador. No me gusta hacerlo, ¿por qué me pide Noom que lo haga?

Contar calorías nunca es cien por cien preciso, así que está bien dejar cierto margen y registrar alternativas o sustitutos. No seas duro contigo y hazlo lo mejor que puedas. Parece que ya estás empezando a ser consciente de tus decisiones, que es el objetivo de llevar un registro. Dicho esto, solemos recomendar llevar un registro como herramienta de aprendizaje, no como algo que haya que hacer para siempre. A algunas personas no les resulta útil, así que, aunque te alentamos a que lo intentes, no es obligatorio.

Hábito fundamental n.º 4: desprocesa tu dieta

Los alimentos ultraprocesados contienen muchos ingredientes muy refinados, e incluso químicos alimenticios. Han sido creados para ser tan deliciosos que resulte difícil resistirse a ellos, y aunque a veces está bien comerlos (¡comida divertida!), son mucho menos nutritivos, sacian menos y, por cómo están formulados, pueden incluso hacer que las personas tengan más hambre después de comerlos. En contraste, cuando comes alimentos integrales y no procesados, puedes comer raciones más grandes por la misma cantidad de calorías. Los alimentos no procesados (verduras y frutas frescas, cereales integrales) también tienden a tener más micronutrientes y fibra, así que obtienes más nutrición a cambio de tu dinero.

Los expertos en nutrición suelen estar de acuerdo en que los patrones de dieta más saludables son los que se basan principalmente en alimentos integrales[52] (la carne y el pescado frescos también son alimentos integrales, por cierto): la dieta mediterránea, las dietas vegetarianas y las llamadas dietas paleolíticas/ancestrales.

ENFRENTARSE A LOS ALIMENTOS «ADICTIVOS» [53]

¿Qué haces cuando estás frente a un alimento al que no te puedes resistir, que te hace desear comer más y más y que te cuesta tomar con moderación? Aquí tienes tres estrategias:

1. **Sustituye.** Tomar un alimento integral quizás no sea tan satisfactorio como tu comida basura favorita (una patata al horno no es lo mismo que una patata frita, pero sí que es mucho más nutritiva y sacia más). Sin embargo, es probable que te haga sentir mucho mejor después y puede ayudarte a reprogramar tus papilas gustativas. Pronto apreciarás el sabor de los alimentos tal como la naturaleza los ha creado.

2. **Modera.** ¿Puedes comer solo un poco de ese alimento o (mejor aún) hacerlo con menos frecuencia? ¿Puedes comer solo una onza de chocolate o hacerlo solo los fines de semana? Si la comida es demasiado deliciosa como para comerla con moderación, valora la tercera estrategia.

3. **Evita.** Esta es una medida temporal para ayudarte a soltar un alimento adictivo. Tú y los dónuts (por poner un ejemplo) podéis «tomaros un tiempo». Eso no significa que nunca más vayas a comerte uno, pero quizás sea un buen momento para coquetear con otras opciones para el desayuno.

Hábito fundamental n.° 5: olvida las etiquetas

Imagina una galleta con trocitos de chocolate. ¿Cuáles son las tres primeras palabras que se te ocurren cuando piensas en ella? ¿Deliciosa? ¿Pecaminosa? ¿Excesiva? ¿Mala? ¿Celestial? ¿Engorda? Todo eso son etiquetas.

A las personas nos gusta clasificar y categorizar: nos ayuda a entender el mundo. Pero cuando empezamos a asignar juicios de valor a los alimentos (o a cualquier otra cosa), como decir que «los postres son malos», «las verduras son buenas», «el azúcar es malvado» o «los alimentos integrales son virtuosos», lo que hacemos es distorsionar la percepción que tenemos de esos alimentos. Si piensas que un alimento es «malo» o está «prohibido» pero te apetece igual, eso puede convertirse en un disparador, no solo para comerlo, sino para hacerlo sin freno. «Ceder al pecado» puede causar culpa y vergüenza, y nada de eso es productivo.[54]

Esto también aplica a las etiquetas de «bueno». Si crees que debes comer algo porque es saludable, quizás empieces a comer cosas que no quieres, lo que puede afectar tu hambre natural y a las señales de qué alimentos prefieres. Eso también puede distorsionar tu relación con la comida. Comer alimentos saludables solo porque sabes que te hacen bien no tiene nada de malo, pero obligarte a comer alimentos que no te gustan mientras te privas de los alimentos que te generan placer porque no son «buenos» puede distanciarte aún más de tu instinto natural de qué comer.

Pero ¿y si la galleta no es malvada? ¿Y si comer kale no es bueno? ¿Y si (prepárate porque esto es fuerte) puedes comer lo que quieras? Entonces, ¿qué?

Basa tus decisiones en información como la densidad calórica y nutritiva, y ten en cuenta tus preferencias (quizás te gusten más las patatas fritas que al horno). Recuerda que la alimentación energizante es genial, pero la alimentación divertida también está bien. Todo se trata de hallar un equilibrio. Si no piensas en términos de bueno y malo, deber y no deber, poder y no poder, te será más fácil alcanzar ese equilibrio y, con el tiempo, la libertad a la hora de comer.

Hábito fundamental n.º 6: deja los refrescos y otras bebidas edulcoradas

Las bebidas edulcoradas son fáciles de tomar y contienen muchas calorías a cambio de muy pocos nutrientes. Hay cálculos que estiman que alrededor del 40 por ciento del azúcar añadido de la dieta de las personas procede de refrescos, bebidas a base de fruta, bebidas deportivas y energizantes. Muchas de esas bebidas también contienen muchos químicos, como fosfato monopotásico, piridoxina hidroclórica, color caramelo y, desde luego, azúcar, a menudo en forma de jarabe de maíz de alta fructosa. Lo que no tienen es proteínas, fibra o grasas saludables.

Una lata de 330 ml de refresco tiene unas 150 calorías, y prácticamente lo único que recibes a cambio es un subidón de azúcar y, en el caso de las bebidas con cafeína, un poco de energía. Muchos estudios, incluido un análisis de un gran corpus de estudios realizados por investigadores publicados en la *American Journal of Clinical Nutrition*,[55] han asociado el consumo de bebidas con azúcar añadido con el aumento de peso y problemas metabólicos en adultos, adolescentes y niños.

Los edulcorantes artificiales seguramente no son mucho mejores. Aunque no tengan ninguna caloría, muchos estudios científicos a gran escala y bien controlados muestran que hacen que las personas coman más y suban más de peso. Uno de ellos, el San Antonio Heart Study, observó a 3682 adultos durante un período de entre siete y ocho años en los años ochenta y halló que quienes consumían bebidas con edulcorantes artificiales pesaban más al final del estudio que al principio.[56] Los investigadores teorizan que esto podría estar relacionado con los circuitos cerebrales relacionados con la gratificación que provocan los alimentos: cuando saboreamos algo dulce, el cerebro espera calorías, y, cuando no aparecen, no nos sentimos satisfechos, entonces comemos más. También existe la posibilidad de que los edulcorantes artificiales contribuyan a los antojos y la dependencia a las cosas dulces.[57]

Un estudio más reciente se centró en el eritritol, que está presente en muchos productos «edulcorados naturalmente» con edulcorantes como estevia y fruto del monje, y mostró que incluso esos edulcorantes bajos en calorías por naturaleza también pueden causar aumento de peso en adultos jóvenes.[58]

Otra teoría es que los edulcorantes artificiales cambian la microbiota intestinal (las bacterias y hongos que se encuentran en nuestros intestinos y nos ayudan en la digestión y otras cosas) de forma que hace que nos sintamos menos saciados después de comer y altera el nivel de azúcar en sangre, lo que provoca que las personas coman más y suban más de peso.[59]

¿Recuerdas que te dijimos que beber mucha agua se asocia con pesar menos? No hay nada que le gane. Cambiar algunas (o todas) tus bebidas edulcoradas por agua podría ayudar a que te sientas mejor y alcances con mayor facilidad tus metas.

Hábito fundamental n.º 7: alimentación consciente

Alimentación consciente significa prestar atención cuando comemos. No es ni una alimentación neblinosa ni tormentosa. Es deliberada. Hablaremos más de la consciencia plena, que incluye la alimentación consciente, en el capítulo 9. Por ahora, aquí te ofrecemos tres formas de empezar a comer con más conciencia a partir de hoy:

1. **Come con la intención de hacerlo** en vez de por hábito. Piensa en si de verdad quieres un alimento antes de comerlo. Quizás decidas que sí, pero en tal caso lo estarás haciendo a propósito, y eso lo cambia todo.

2. **Come con atención** en lugar de mientras haces otra cosa. Presta atención a la experiencia de comer y a la experiencia sensorial de tu comida. Mastica despacio, saborea y disfruta (o

date cuenta de que no te gusta la comida), y así estarás comiendo con conciencia... y posiblemente menos.

3. **La práctica hace al maestro.** Cuanto más lo hagas, más fácil será, hasta que pasado un tiempo la alimentación consciente se convertirá en tu hábito de alimentación.

¿De verdad es posible la alimentación consciente?

El objetivo de todo lo que Noom hace es ayudar a las personas a que aprendan a comer conscientemente, sin contar, sin medir, sin etiquetar y sin desesperar. Tu cuerpo es sabio. Sabe qué es lo que necesitas y sabe qué es lo que quieres. Conectar con tu cuerpo para conocer qué es lo que intenta decirte sobre lo que comes es una habilidad, pero cualquiera puede aprenderla.[60]

Todo empieza con la consciencia plena, que conduce a honrar este cuerpo único que tienes para atravesar la vida. Puedes aprender a confiar en que lo que tu cuerpo te comunica es cierto e importante. Ubica esa estrella guía en tu firmamento y ten en mente que sí, que puedes conseguir una alimentación consciente. Ya vas de camino a ella.

◆

Y eso es todo lo que tenemos que decir sobre los alimentos... por ahora. Todos sabemos que hay muchas cosas que influyen en la salud además de la comida. En el próximo capítulo, echaremos un vistazo a alguna de esas otras influencias, como la genética, el ejercicio, el sueño, las hormonas, las relaciones, el entorno... básicamente, el resto de tu vida aparte de lo que comes.

6

Más allá de la comida

La vida no es más que una colección de hábitos.

IDA TARBELL

Cuando intentas sentirte mejor, estar más sano y disfrutar más de tu vida, la comida es importante, pero no es lo único que importa. La vida es muy compleja, y hallar un buen equilibrio entre todas sus facetas, sin la sensación de estar perdiéndote algo o de que estuvieras descuidando una parte o centrándote demasiado en otra, es el trabajo de... bueno, toda una vida. Ningún libro sobre salud o gestión del peso, ni, en realidad, sobre conducta, estaría completo sin no intentara buscar ese equilibrio, porque hay muchos factores que influyen. En este capítulo hablaremos sobre los cuatro pilares de la salud de Noom, pero antes, vamos a echarle un vistazo a tu persona y a su propio sentido del equilibrio.

La sensación de equilibrio que tienes sobre tu vida, es decir, el control que crees tener sobre tu propia vida y sobre ti mismo y tu capacidad de hacer cambios positivos, afecta a tu autoeficacia. Si sientes que estás descuidando partes de tu vida y dedicándole demasiado tiempo a otras, eso puede afectar a tu felicidad, seguridad y capacidad de hacer cosas, como cambiar de hábitos y motivarte.

¿Cómo es tu equilibrio? Tenemos un ejercicio para ti que te ayudará a responder esa pregunta con detalles que pueden resultarte útiles. Se llama la Rueda de la Vida.

Tu Rueda de la Vida

Para tener una idea de cómo influyen todas las partes de tu vida en tu salud y en tu forma de vivir (incluso en tu habilidad para fijar metas y en la formación o cambio de hábitos), puede que te resulte útil reunirlas en un círculo (como ves más abajo) y reevaluar periódicamente cómo sientes que te está yendo en cada área. Esta Rueda de la Vida, creada en los años sesenta por Paul J. Meyer en el Success Motivation Institute (Instituto de Motivación para el Éxito), existe hoy en diferentes versiones y se usa con frecuencia como herramienta para el *coaching* de vida. Pero no necesitas un *coach* de vida para completarla. Es así:

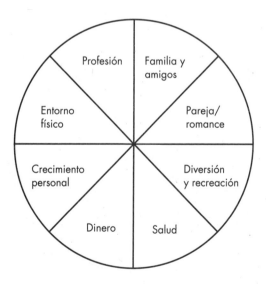

Cada una de estas categorías representa una faceta de la vida, y la mayoría, si no todas, requieren un poco de esfuerzo. Si la rueda está desequilibrada (por ejemplo, si dedicas todo tu tiempo a tu profesión y al dinero y casi nada a la salud o la diversión), tu vida puede dar tantos tumbos como un viaje en coche con un neumático pinchado.

Para rellenar tu propia versión de la rueda, usa la plantilla de más abajo. En cada sector hay cinco niveles. ¿Cómo de satisfecho estás con cada una de las áreas de tu vida? Por ejemplo, piensa en el papel que tienen tu familia y tus amigos en tu vida. Si estás poco satisfecho, colorea ese sector desde el centro hasta la primera línea. Si estás totalmente satisfecho y esa parte de tu vida es excelente, colorea el sector entero. Si solo estás satisfecho en parte, colorea hasta el nivel que consideres que es el indicado. Colorear hasta el primer nivel es «poco satisfecho» y hacerlo hasta el quinto es «totalmente satisfecho».

Haz lo mismo con todos los sectores y fíjate en si el gráfico está equilibrado. ¿Te ofrece alguna pista de cómo podrías equilibrar tu rueda? ¿Hay algún área en la que te sientas atascado o que sientas que has estado ignorando? ¿Hay cosas que puedas hacer para conseguir que tu rueda esté un poco más equilibrada?

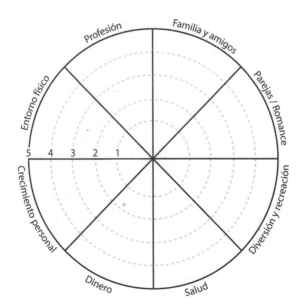

Al hacer un mapa de las diferentes facetas de nuestra vida, la mayoría de nosotros nos damos cuenta de que prestamos mucha atención a algunas y muy poca a otras. Rellenar tu propia versión de la Rueda de la Vida puede hacerte ver a qué le dedicas tu energía y cómo podrías modificarlo si descubres que hay partes de tu vida que son importantes para ti y a las que casi no prestas atención.

Descubrir que dedicas mucha más energía a un área que a otra puede no suponer un problema: todos tenemos una idea propia del equilibrio que debe tener nuestra vida, y el Dr. Michaelides advierte a las personas que hagan este ejercicio que la rueda no tiene por qué estar completamente equilibrada en todos los sentidos. «Lo que importa es poner tu energía donde quieres que esté, esa es la forma de hacer que tu rueda sea armoniosa para ti —explica—. Preocuparse demasiado por conseguir un equilibrio perfecto entre el trabajo y la vida, o lo que sea que se esté intentando equilibrar, puede causar más angustia. Crea una imagen de lo que "se debe hacer" o "hay que hacer" que no es realista. Ser consciente de que está bien dedicar menos energía a las cosas que te importan menos y más a las que te importan más es una forma realista y más útil de encarar este ejercicio».

Con eso en mente, aquí tienes un ejemplo de cómo podría ser una rueda completada.

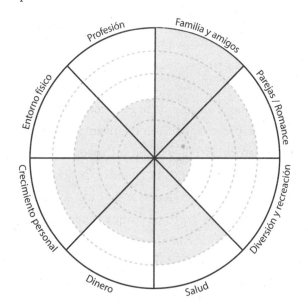

Como puedes ver, esta persona imaginaria está totalmente satisfecha con sus amigos y familia; bastante satisfecha con su pareja/relación afectiva, su salud y crecimiento personal; y poco satisfecha con la profesión, la diversión y el entretenimiento. Esta persona podría decidir que quiere dedicar un poco más de energía a encontrar un trabajo que le encante o quizás reconozca que su profesión no es tan importante en este momento de su vida, pero sí le gustaría divertirse más. Equilibrar la rueda, no hacer que sea perfecta, sino que se adecúe a ti, puede mejorar de forma significativa la satisfacción con tu vida, y estar más satisfecho con tu vida aumenta la sensación de autoeficacia y poder personal, y ensalza la importancia del autocuidado.

¿Qué otras cosas influyen en la salud?

El equilibrio de tu vida personal influye en aspectos de ella, pero también otras cosas más generales que influyen en tu salud, peso, conducta e incluso tu personalidad.

La genética, desde luego, tiene un papel en la salud, igual que en el peso, tipo de cuerpo, altura, color de pelo y muchísimas otras cosas. «Los genes son importantes —explica el Dr. Michaelides—. Son parte de tu destino, pero el peso de su influencia varía y la genética no es lo más dominante».

Es probable que el alcance de la genética en cosas como el comportamiento y la personalidad sea relativamente pequeño: no más del 50 por ciento en la mayoría de los casos y mucho menos en otros.[1] Si hablamos de salud, la genética podría tener un efecto incluso menor,[2] aunque eso depende de cada caso. Según algunos investigadores, la mayor parte de lo que determina tanto la salud como el peso se relaciona con el estilo de vida,[3] el entorno e incluso la composición de la microbiota intestinal[4] (las bacterias y hongos de tu tracto intestinal inferior), y todo eso son cosas sobre las que puedes influir.

Sin embargo, como la genética sí afecta al cuerpo —la altura, la composición muscular, la forma general—, el Dr. Michaelides nos recuerda que también es importante apreciar nuestro tipo de cuerpo único. «No puedes cambiar el tipo de cuerpo que tienes, la estructura ósea ni la forma composición de tus músculos. Hay muchas cosas que sí puedes cambiar y otras que no, y es importante distinguir entre ellas en lugar de dejar que las influencias externas, como los medios, dicten cómo se supone que deberían ser. Lo que sí puedes hacer es crear la versión más sana posible de tu propio tipo de cuerpo único, y eso es importante».

El entorno es otro gran factor de influencia. Esto es lo que el Dr. Michaelides dice al respecto: «Pensamos mucho en "naturaleza y crianza". El entorno en el que te has criado tiene un efecto en la expresión de tus genes. El modelo diátesis-estrés es una teoría que propone que el estrés puede activar una predisposición genética. Que tengas el gen de algo no significa que vayas a desarrollarlo o terminar de una forma determinada, porque el entorno puede activar ese gen o no. Sentir mucho estrés podría activar el gen de un problema de salud que de otro modo no se habría activado. Este es solo uno de los muchos ejemplos que muestran la compleja interrelación entre genes y entorno».

El entorno también influye en la conducta. «Por ejemplo, es más fácil mantener hábitos saludables si creas un entorno saludable y te rodeas de personas que comparten tus metas o han normalizado el tipo de estilo de vida que intentas llevar. Otro ejemplo es adaptar tu entorno para que te ayude a alcanzar tu meta», añade el Dr. Michaelides, y usa como ejemplo una situación en la que vives con alguien (compañero de piso, pareja, hijo) que quizás no comparte tus metas: a lo mejor insiste en tener en casa alimentos tentadores que intentas evitar o no apoya tus esfuerzos para hacer ejercicio. «Si eres capaz de establecer límites con otras personas, de defenderlos y de hablar claro al respecto, y puedes modelar un comportamiento que los demás puedan imitar, maximizarás tus posibilidades de éxito».

Otros factores que influyen en la salud, el peso y la conducta incluyen la edad, las hormonas, la geografía, el perfil social, los alimentos disponibles, tu trabajo, el apoyo que recibes de tus relaciones y la autoeficacia, es decir, cuánto poder crees tener sobre tu propia salud, peso y conducta. ¡Son muchos factores! Sin embargo, en Noom hemos descubierto que, si das un paso atrás y observas el panorama completo, en términos generales, hay cuatro pilares de la salud que tienen una gran influencia en cómo te sientes, lo sano que estás y lo fácil que te será alcanzar tus metas de salud y peso saludable. Estos son los cuatro pilares:

1. Nutrición
2. Ejercicio
3. Sueño
4. Manejo del estrés

Los dos capítulos anteriores se han centrado en la nutrición, y es un pilar importante que merece estar el primero en la lista. Todas las células de tu cuerpo están hechas con los alimentos que ingieres. Pero si solo prestas atención a lo que comes y desatiendes los otros tres pilares, la casa se derrumbará (en sentido metafórico). Vamos a ver todo lo que podrías querer saber sobre los otros tres grandes factores: qué son, cómo funcionan y cómo puedes usarlos para mejorar tu salud. Cómo encajan en el panorama completo de tu persona.

Extraordinario ejercicio

El segundo al mando es el ejercicio. Quizás seas lo que comas, pero también eres tu movimiento. El cuerpo está hecho para moverse. El movimiento fortalece los músculos, hace bombear al corazón, activa los pulmones y mantiene la movilidad de las articulaciones. Aumenta la densidad ósea y hace que el cerebro trabaje mejor.

El ser humano evolucionó para hacer ejercicio; imagina cómo les habría ido a nuestros antepasados si no hubieran hecho nada más que estar sentados todo el día. En el mundo moderno, es mucho más fácil conseguir todo lo que necesitas sin tener que moverte demasiado, y eso es fabuloso y un gran avance, pero no le hace ningún bien al cuerpo. «Nuestros cuerpos no están hechos para el mundo en el que vivimos hoy en día —nos explica el Dr. Michaelides—. Si queremos prosperar, tenemos que hacer algunos ajustes». Uno de ellos es movernos más a propósito.

Hacer ejercicio genera beneficios extraordinarios: algunos te ayudarán de forma indirecta a perder peso, pero la mayoría le hará tanto bien a tu cuerpo y mente que te sentirás como recién salido de fábrica. A continuación tienes algunas de las cosas estupendas y maravillosas que el ejercicio puede hacer por ti:

- **El ejercicio aumenta la serotonina y la dopamina.** La serotonina y la dopamina son esas hormonas alegres y estimulantes que te hacen sentir bien, más capaz y menos estresado, y el ejercicio se asegurará de que las tengas a tu disposición. La serotonina es la causante de la «euforia del corredor», esa sensación de júbilo que experimentas al hacer algún ejercicio vigoroso, y, según un análisis de lo que sucede en el cerebro cuando se hace ejercicio aeróbico publicado en *Frontiers in Psychology*,[5] la dopamina en concreto parece hacer que las personas no sientan tanto cansancio durante el ejercicio.

- **El ejercicio reduce el cortisol.** Si la serotonina es la hormona que te hace sentir bien, el cortisol es la hormona que te hace sentir estresado. Cuando fluye por tu torrente sanguíneo, puedes sentirte ansioso, nervioso, irritable y de mal humor por el hambre. Los niveles de cortisol suben un poco durante el ejercicio (al fin y al cabo, es una actividad estresante), pero hacer ejercicio de forma regular reduce la media de cortisol que circula por tu cuerpo, lo que calma el estrés.[6] De hecho...

- **El ejercicio disminuye el estrés.** No es solo que reduzca el cortisol. El ejercicio mejora la forma en la que el cuerpo maneja el estrés y en algunos estudios se observó que hacer ejercicio es una buena intervención para ayudar a las personas a gestionar el estrés.[7] El ejercicio también puede ejercer de protección contra las malas sensaciones que las personas tienen cuando están estresadas. Un estudio publicado en *Frontiers in Physiology* comparó cómo respondían a una prueba de estrés social las personas que hacían ejercicio regularmente y las que no.[8] El ejercicio no parecía afectar al estado de ánimo de ninguno de los dos grupos antes del estudio (aunque quienes hacían ejercicio tenían una frecuencia cardíaca más baja), pero después de la prueba de estrés, quienes no hacían ejercicio sufrieron un empeoramiento brusco de su estado de ánimo. ¡El estrés empeoró mucho más su humor! Quienes hacían ejercicio conservaron un estado de ánimo más positivo después del estrés.

- **El ejercicio te ayuda a dormir mejor.** Algunos estudios revelan que hacer ejercicio ayuda a estar más alerta durante el día, a dormir con más facilidad por la noche, a despertarse con menor frecuencia y más descansado por la mañana. Un análisis sistemático de la relación entre el sueño y el ejercicio donde se tuvieron en cuenta treinta y cuatro estudios diferentes sobre el tema concluyó que hacer ejercicio promovía una mayor eficiencia en el sueño y una mayor duración.[9] El estudio también determinó que hacer ejercicio beneficiaba al sueño y dormir beneficiaba al ejercicio. ¡Reciprocidad!

- **El ejercicio disminuye el riesgo a sufrir las principales enfermedades crónicas.** Enfermedades cardíacas y pulmonares, accidentes cardiovasculares, hipertensión, diabetes, cáncer, artritis, osteoporosis, movilidad reducida y debilidad causada por la edad… el ejercicio mejora las probabilidades de evitarlo todo; eso es lo que dice un estudio exhaustivo de los beneficios de la actividad física para la salud que fue publicado en el *Canadian Medical Association Journal*.[10]

• **El ejercicio reprograma los antojos.** Según los hallazgos de la ciencia, hacer ejercicio podría tener más impacto que cualquier otro factor en las decisiones que tomas sobre la comida y tu salud durante el día, sobre todo si lo haces por la mañana. En un estudio de 2020 publicado en *Medicine & Science in Sports & Exercise* se observó que después de doce semanas de hacer ejercicio todos los días en una cinta de correr, las personas tenían significativamente menos ganas de comer comida basura alta en grasas y les costaba menos evitar los alimentos que no querían comer, incluso cuando se sentían tentados.[11] Sus decisiones de alimentación eran más saludables, en general consumían menos calorías y eran más activos durante el resto del día que las personas que no hacían ejercicio. ¡El ejercicio matutino marca la pauta!

Hay un área en la que el ejercicio pierde protagonismo y se trata de la pérdida de peso. Pero espera; antes de salir corriendo a cancelar la cuota del gimnasio, piensa que el ejercicio ayuda a perder peso de forma indirecta. Sí, hacer ejercicio quema calorías, pero también te da más hambre, y las personas suelen aumentar la ingesta de alimento para igualar el esfuerzo. El ejercicio solo te dejará igual en cuanto a las calorías que consumes y gastas, pero todos los demás beneficios pueden hacer que te resulte más fácil ceñirte a los hábitos saludables que sí ayudan a perder peso.

Si tu meta es perder peso, lo mejor que puedes hacer es combinar un patrón de alimentación saludable con ejercicio. El estudio Nutrition and Exercise in Women (Nutrición y Ejercicio en Mujeres, también conocido por sus siglas NEW) fue un ensayo controlado aleatorio de un año de duración en el que se compararon los efectos sobre la pérdida de peso de seguir una dieta baja en calorías, hacer ejercicio aeróbico de intensidad moderada y una combinación de ambas cosas.[12] Después de un año, las mujeres que solo hacían ejercicio habían perdido un promedio del 2,4 por ciento del peso corporal. Las que solo hacían dieta habían perdido un promedio del 8,5 por ciento del peso corporal. Las que hacían tanto dieta como ejercicio perdieron un promedio del 10,8 por ciento del peso corporal.

Dado que la pérdida de peso sucede cuando hay un déficit de calorías, se gasta más energía de la que se consume, no hay duda de que el ejercicio puede afectar al resultado. Pero si consumes más calorías al gastar más, o te mueves menos más tarde porque has hecho ejercicio, entonces es posible que no cambies nada en cuanto a tu peso.

Eso no quiere decir que no cambies nada en cuanto a tu salud. En ese sentido, el ejercicio es una superestrella.

UN COACH DE NOOM RESPONDE TUS PREGUNTAS

No tengo ganas de hacer ejercicio. ¿Tenéis alguna recomendación para aumentar mi motivación?

Tener la motivación para hacer ejercicio no siempre es fácil. Aquí tienes dos recomendaciones concretas para activar tu motivación.

1. **No falles ningún lunes.** Para la mayoría de nosotros, el lunes marca el inicio de la semana. El fin de semana llega a su fin y es hora de volver a trabajar. La rutina más estructurada de casa, oficina, estudios o tareas vuelve con toda su fuerza. Comenzar con un ánimo activo puede hacer que las cosas sigan ese curso durante la semana. Aunque tu lunes

no sea realmente el lunes, ¡habrás marcado la pauta para una semana de movimiento y productividad!

2. **¡Busca un compañero!** A veces puedes sentir que estás solo en este viaje. Estamos aquí para decirte que eso no es verdad. (¡En serio!). Buscar un amigo para salir a caminar, disfrutar de una clase o desafiaros mutuamente puede ser alentador y muy motivador. No solo te sentirás bien porque tendrás alguien que te apoye, sino que también te sentirás motivado al apoyar a otras personas en sus esfuerzos por ser más activas físicamente.

Cómo hacer ejercicio

Quizás pienses: «Vale, vale, me habéis convencido. ¿Ahora qué hago? Porque espero que no estéis planeando decirme que tengo que.». Un momento, ¡no vamos a decirte que tengas que hacer nada! Las buenas noticias son que todo movimiento, cualquiera, es beneficioso. No importa si lo tuyo es usar una bicicleta estática en la tranquilidad de tu hogar, hacer una caminata rápida por el parque todos los días o jugar un emocionante partido de fútbol, obtendrás grandes beneficios. ¡Todo sirve! Hacer ejercicio variado te proporcionará la mayor cantidad de beneficios, del mismo modo que tomar alimentos variados te aporta la mayor cantidad de nutrientes, pero cualquier cosa que hagas será mejor que nada. De hecho, empezarás a sentir esos beneficios solo con sentarte menos, aunque no sudes ni una gota.

Siéntate menos

Estar todo el día sentado parece ser aún más dañino que no hacer ejercicio y está asociado a todo tipo de dolencias físicas, como dolor de espalda, cuello y hombros; presión arterial alta; y colesterol alto.[13]

Sin embargo, moverse periódicamente durante el día y no permanecer sentado durante más de treinta minutos o una hora como máximo puede revertir los serios riesgos a la salud que conlleva estar sentado todo el día. El mundo moderno hace que estar sentado sea fácil y muchos tenemos trabajos que implican pasar mucho tiempo en un escritorio, pero hay formas de incluir algo más de movimiento durante el día para contrarrestar los efectos perjudiciales para la salud de una vida sedentaria. Algunas ideas:

- Prueba un escritorio de pie o uno con una cinta de correr, así podrás trabajar mientras te mueves (o al menos sin estar sentado).
- Toma muchos descansos cortos para levantarte, estirar y caminar. Esto no es solo bueno para tu salud, también mejorará tu productividad y tu humor. Si no puedes descansar un par de minutos cada media hora o incluso cinco minutos cada hora, prueba con la regla de 10:2 y muévete diez minutos cada dos horas.
- Siempre que puedas, usa las escaleras, camina durante tus descansos, camina mientras estés al teléfono y programa una alarma para levantarte y moverte al menos una vez por hora.
- Aparca más lejos de tu destino o bájate del autobús una o dos paradas antes. Mejor aún, camina a donde quieras ir siempre que sea posible.
- Muévete más en tu tiempo libre (¡camina, ve en bicicleta, esquía, patina, baila!) e intenta tener actividades sociales más activas.

Haz cardio

Además de moverte durante el día, lo que es estupendo para tu salud es hacer algo de cardio. ¡Cualquier cosa que eleve tus pulsaciones cuenta! El cardio fortalece tu corazón y tus pulmones, tu cerebro, tu estado de ánimo y tu determinación. Un estudio de 2019 de la Universidad de Texas en el que participaron 2680 jóvenes adultos que no hacían ejercicio con regularidad reveló que hacer ejercicio aeróbico durante varias semanas mejoró sus decisiones relacionadas con los alimentos e hizo que los participantes prefirieran más las carnes magras, las frutas y las verduras y que se alejaran de la comida basura como patatas fritas y refrescos, a pesar de que no se les pidió que cambiaran su dieta en absoluto.[14] ¡El único cambio fue el ejercicio aeróbico! Estos son algunos ejemplos de cardio:

- Caminar rápido.
- Trotar o correr.
- Ir en bicicleta.
- Máquinas del gimnasio: elíptica, cinta de correr, bicicleta estática, escaladora, remo.
- Kickboxing.
- Bailar y hacer clases que combinan baile con ejercicio (como Zumba).
- Algunos ejercicios de calistenia, como saltos de tijera, trotar sin desplazarte, levantar las rodillas, escaladores, burpees (¡sobre todo los burpees!).
- Videos de ejercicios/clases en línea que te hagan moverte.

Levanta pesas o haz entrenamiento de fuerza

El cardio beneficia al músculo del corazón, y levantar pesas beneficia a todos los demás. Levantar pesas te hace más fuerte, más capaz de cargar cosas (las bolsas de la compra, paquetes pesados, bebés) y menos propenso a sufrir caídas o hacerte daño si caes. Levantar pesas también te hace quemar grasa abdominal más rápido que el cardio,[15] y ayuda a deshacerse del exceso de azúcar en sangre.

Los músculos tienden a encogerse con la edad; ¡las personas que no hacen ejercicio pueden perder entre un 3 y un 8 por ciento de la masa muscular cada década! Pero levantar pesas puede prevenir esa pérdida y aumentar un 7 por ciento la tasa metabólica en reposo.[16] Esa es la velocidad a la que quemas energía cuando no haces nada. Los estudios también revelan que mejora tu rendimiento en los deportes, aumenta tu velocidad al caminar, fortalece los huesos y los hace más densos, puede ayudar a resolver dolores lumbares crónicos, ayuda a que tu cerebro funcione mejor e incluso mejora tu autoestima y la percepción que tienes de tu cuerpo.[17,18] ¡Esos son algunos de los fabulosos beneficios que tiene solo levantar cosas pesadas un par de veces a la semana! Y para ejercitar la fuerza no tienes por qué usar pesas de verdad. Levantar tu propio peso también cuenta. Estos son algunos ejemplos de ejercicios de fuerza:

- Máquinas del gimnasio con pesas.
- Peso libre: barras, mancuernas, pesas rusas.
- Pelota con peso para ejercicios (también conocida como balón medicinal).
- Cuerdas de batalla pesadas.
- Bandas de resistencia.
- Ejercicios de yoga en los que sostengas tu peso corporal, como plancha, perro bocarriba, perro bocabajo y algunas posturas de equilibrio.
- Algunos ejercicios de calistenia en los que se levante peso, como la flexión de codos, abdominales, elevación de piernas, dominadas y sentadillas contra la pared.

Estira

La flexibilidad es tan importante como la fuerza. Contribuye a que te muevas con más agilidad y facilidad y reduce la probabilidad de lesiones en caso de caída. Si puedes doblarte, es menos probable que te rompas. La flexibilidad aumenta tu rango de movimiento, por lo que hay cosas que puedes hacer con menor esfuerzo, como tocarte la punta de los pies o rascarte la espalda (muy útil cuando no tienes a nadie cerca). Reduce la rigidez y mantiene la movilidad de las articulaciones, y si estiras después del entrenamiento cardio o el levantamiento de pesas, es menos probable que te sientas dolorido más tarde.

Una forma popular de mantenerse flexible es el yoga, que contiene muchos movimientos diferentes que estiran todas las partes del cuerpo. En un estudio publicado en el *International Journal of Yoga* se observó el impacto de diez semanas de yoga en un grupo de atletas universitarios y se halló que los atletas que practicaban yoga mostraban una mejora significativa en la flexibilidad y el equilibrio en comparación con el grupo de control que no había practicado yoga.[19] También puede ayudarte en tu vida diaria, ya que mejora la fuerza, la coordinación, el equilibrio y el estado de ánimo; varios estudios han revelado que el yoga puede ayudar en casos de depresión, ansiedad, estrés e insomnio.[20] Algunas formas de yoga también podrían ser consideras cardio.

El Colegio Americano de Medicina del Deporte recomienda hacer un par de minutos de algún movimiento de tipo cardio antes de estirar, luego mantener una postura de estiramiento durante quince o treinta segundos y repetir de dos a cuatro veces. Haz esto dos o tres veces por semana para completar tus entrenamientos regulares de cardio y levantamiento de pesas.[21] También puedes consultar con un profesional para que te enseñe a hacerlo, al menos al principio, para asegurarte de estirar de forma útil. Algunas de las mejores fuentes de información son:

- Un entrenador de tu gimnasio que pueda darte una rutina de estiramiento básica para trabajar todos los grupos musculares principales.
- Una clase en línea de estiramiento o flexibilidad.
- Una clase de yoga, en persona o en línea; tienes cientos donde escoger.

Dale duro al HIIT

Hacer cardio, levantar pesas y estirar solía considerarse un entrenamiento completo, pero hay otro tipo de entrenamiento (más o menos) nuevo: HIIT. HIIT son las siglas de «*high-intensity interval training*», o «entrenamiento de intervalos de alta intensidad». Es un tipo de ejercicio intenso que requiere poco tiempo y consiste en alternar períodos cortos de esfuerzo extremo con períodos de esfuerzo moderado o bajo para la recuperación.

Por ejemplo, si estás caminando o trotando, puedes hacer un esprint a toda velocidad durante quince segundos y después seguir caminando o trotando dos minutos, o hasta que recuperes el aliento y te sientas listo. Luego repites. Con el paso del tiempo, puedes llegar a una proporción de 1:1, es decir, hacer un esprint de un minuto seguido de un minuto de caminata o trote. (Nota: algunos entrenadores de HIIT dicen que puedes llegar a una proporción de 2:1, haciendo el doble de tiempo de esfuerzo que de recuperación, pero otros entrenadores dicen que el período de recuperación debe ser más largo. Nosotros sugerimos que empieces poco a poco y subas la intensidad hasta llegar a un nivel que te resulte desafiante y beneficioso, teniendo en cuenta que deberías sentirte completamente recuperado al final del período de recuperación).

Después de solo diez o quince minutos habrás terminado tu entrenamiento, ¡y lo notarás! Los entrenamientos HIIT queman muchas calorías y mejoran el estado físico rápidamente,[22] así que son la elección perfecta cuando no tienes mucho tiempo.

HIIT puede ser rápido, pero no es fácil, así que lo mejor es comenzar poco a poco e ir alargando o aumentando la frecuencia de los períodos de esfuerzo intenso progresivamente para evitar lesiones. Cuanto más lo hagas, más fácil será y mayor será el tiempo que podrás mantener la intensidad máxima. No hay que hacer HIIT más de veinte minutos, aunque se te dé bien; ese es todo el tiempo que necesitas para obtener sus beneficios.

Y son considerables. Un metaanálisis publicado en la *British Journal of Sports Medicine* reveló que hacer HIIT tiene beneficios cardiometa-bólicos significativos. A corto plazo (haciendo entrenamiento HIIT durante menos de doce semanas), mejoró significativamente el nivel de oxígeno en sangre (medida de la capacidad aeróbica), la presión arterial diastólica (el número bajo cuando te miden la presión) y la glucosa en ayunas.[23] A largo plazo (haciendo entrenamiento HIIT durante más de doce semanas), mejoró significativamente la circunferencia de la cintura, el porcentaje de grasa corporal, la frecuencia cardíaca en repo-so y la presión arterial sistólica (el número de alto cuando te miden la presión).

Puedes hacer HIIT en la bicicleta, en la cinta de correr, en la elíp-tica, cuando salgas a caminar o correr al aire libre o con cualquier ejer-cicio de cardio que te guste. Aquí tienes algunas ideas para probarlo:

- Sigue un entrenamiento HIIT en línea para acostumbrarte.
- Prueba con tabata, un tipo de entrenamiento de intervalos que llega a una proporción de esfuerzo y recuperación de 2:1, de modo que es más intenso que otros tipos de HIIT. Puedes ha-cer una clase, trabajar con un entrenador (en persona o en lí-nea) o intentar llegar a esa proporción de 2:1 por tu cuenta.
- Haz tu propio HIIT. Elige tu cardio favorito. Calienta duran-te dos o tres minutos, llega a tu intensidad máxima durante veinte segundos y redúcela durante diez segundos mientras recuperas el aliento. Repítelo un par de veces. Intenta llegar a un minuto o dos de alta intensidad intercalado con tiempo para recuperarte.

Haz un plan de movimiento

¿Te sientes inspirado para empezar a moverte? ¡Excelente! El ejercicio más eficaz es el que de verdad vayas a hacer de forma regular a lo largo del tiempo, así que fíjate metas ¡claro que sí! Pero recuerda hacerlas SMART: específicas, medibles, alcanzables, relevantes y con límite de tiempo. Por ejemplo, en lugar de planificar una hora de gimnasio todos los días, comienza donde estés y ve calibrando. Estas podrían ser algunas metas para principiantes:

- Caminar diez minutos todos los días a la hora de comer.
- Esta semana ir al gimnasio por la mañana tres veces.
- Apuntarte a una clase de baile nueva a finales de semana.
- Usar las escaleras en lugar del ascensor siempre que puedas.
- Probar un nuevo tipo de ejercicio esta semana. ¿Quizás HIIT?

A medida que hacer ejercicio se convierta en hábito, puedes cambiar las metas para que se adapten a tu situación, aumentando el tiempo y la intensidad. Elegir comprometerte con tu plan de ejercicios y recordar todos sus beneficios puede ayudarte a mantenerte motivado.

Y recuerda que, aunque tengas poco tiempo, un ejercicio corto es mejor que ningún ejercicio. Quince minutos de caminata rápida, un par de ejercicios de levantamiento de pesas o calistenia, un par de rondas de HIIT o dividir tu entrenamiento en dos o tres sesiones de diez minutos puede ayudarte a alcanzar un estado mental que te ayude a tomar decisiones más saludables el resto del día. Y esa sensación sí que es genial, ¿verdad?

Dulces, dulces sueños

El próximo de los cuatro pilares de la salud de Noom es el sueño. ¡Ah, el sueño! Puede parecer algo aislado que haces al final del día, pero en realidad está relacionado con todos los demás pilares: lo bien que duermas influye en cómo comes, cómo haces ejercicio y lo estresado que te sientes. Así de importante es.

El Dr. Michaelides resalta la importancia del sueño porque, si intentas cambiar tu conducta día a día, necesitas usar mucho la parte frontal de tu cerebro, que controla la función ejecutiva. «La falta de sueño básicamente apaga esa parte del cerebro —explica—. Así que sería como correr una carrera con una pierna cuando tienes la opción de hacerlo con dos».

Para entender cómo dormir afecta a cómo comes, debes conocer dos hormonas muy importantes: la hormona del hambre, llamada grelina, y la hormona de la saciedad, llamada leptina. Por lo general, estas dos hormonas fluctúan de acuerdo con la necesidad que tengas de comer. Sin embargo, la tu estilo de vida puede afectar a su equilibrio.

La falta de sueño es una de las formas principales de alterar el delicado equilibrio de estas dos hormonas. Cuando no duermes lo suficiente, los niveles de grelina aumentan y los de leptina disminuyen,[24] así que te sientes más hambriento que de costumbre antes de comer y menos saciado después. Esto suele conducir a comer más de lo que habrías comido si hubieras dormido bien. Hay estudios que revelan que la falta de sueño aumenta de forma significativa el deseo de comer alimentos densos en calorías[25], y en uno publicado en la revista *Psychoneuroendrocrinology* se mostró que después de una mala noche de sueño, los participantes del estudio escogían porciones más grandes en el desayuno o tomaban un tentempié más a menudo que cuando dormían bien.[26]

La falta de sueño también puede interferir con tus intenciones de hacer ejercicio. Cuando no duermes lo suficiente, hacer ejercicio es más difícil; eso dicen varios estudios que revelaron que la falta de sueño reduce la fuerza muscular[27] y hace que las personas estén de peor humor y tengan mayor riesgo de lesionarse.[28] También puede reducir la energía y la motivación para hacer ejercicio,[29] así que es más probable que te saltes tu entrenamiento; y si has dormido poco, una siesta podría ser más importante que hacer ejercicio.

Las personas privadas de sueño también tienden a moverse menos durante el día, porque el cuerpo intenta conservar energía. Lo cierto es que todo lo que las personas se mueven durante el día tiene como resultado una quema de calorías considerable, incluso aunque no hagan ejercicio; esto recibe el nombre de termogénesis por actividad sin ejercicio o NEAT, por sus siglas en inglés.[30] Al moverte menos, consumes menos energía, y eso hace que sea más difícil alcanzar un déficit de calorías, si es que esa es tu meta.

Y sin ninguna duda empeora el estrés. En un estudio de 2019 se evaluó el rendimiento de un grupo de médicos residentes en su estresante trabajo después de estar de guardia durante veinticuatro horas y, al compararlo con el rendimiento cuando sí habían dormido bien, se observó que la falta de sueño aumentaba significativamente el nivel de cortisol (la hormona del estrés) y empeoraba el estado de ánimo, el rendimiento cognitivo y la variabilidad de la frecuencia cardíaca (una forma de medir lo bien que se recupera el corazón del estrés).[31]

Todos estos efectos pueden activarse si duermes regularmente menos de siete horas por noche. Si te acuestas un poco más temprano, quizás consigas reprogramar tu apetito, tus hormonas, tu motivación, tu estado de ánimo y tu nivel de estrés, lo que hará que todo lo bueno que estás intentando hacer por ti sea un poco más fácil y placentero. Intenta dormir entre siete y nueve horas todas las noches.

MEJORAR TU HIGIENE DEL SUEÑO

Decir que vas a dormir es fácil, pero hacerlo puede ser todo un desafío. No importa si tienes ganas de ver un episodio más de tu serie favorita, si te llama el canto de sirena de las redes sociales, si quieres terminar los últimos ítems en tu lista de tareas o si hay algo a lo que le estás dando vueltas de forma frenética; meterse en la cama, apagar la luz y dormirse puede no ser tan fácil.

Lo que hagas las horas previas a acostarte y el entorno donde duermes puede afectar la calidad de tu sueño. Esto es lo que se conoce como higiene del sueño. ¿Cómo está la tuya? Aquí tienes algunas formas de mejorarla con acciones que puedes hacer para enviarle a tu cuerpo y tu cerebro la señal de que es hora de desacelerar, tranquilizarse y entrar en un estado mental de somnolencia:

- **Fija un horario.** Elige un horario fijo para dejar de hacer las cosas que haces durante el día, como mirar pantallas, trabajar o intentar resolver problemas. Para ayudarte a dejar a un lado tus preocupaciones de todos los días, prepara una lista con las cosas que tienes que hacer el día siguiente, déjala en un lugar donde la veas el día siguiente y olvídalas de momento.

- **Activa la respuesta de relajación.** Darte una ducha o un baño caliente, ponerte el pijama, beber una infusión, escuchar música relajante o leer un libro, tener una conversación tranquila y agradable... todas esas cosas pueden ayudarte a relajarte, sobre todo si las haces todos los días en el mismo orden.

- **Prepara la escena.** Una habitación limpia, silenciosa y oscura es el mejor ambiente para dormir. Apaga los aparatos electrónicos y las luces y baja la temperatura del termostato. Hay estudios que muestran que las personas suelen dormir mejor con temperaturas frescas y que las temperaturas demasiado cálidas pueden interferir con el sueño.[32] Un estudio con personas con apnea del sueño reveló que las personas duermen mucho mejor a 16 °C que a 24 °C.[33] La exposición a la luz, sobre todo a la luz azul de las pantallas, también puede suprimir la melatonina,[34] que es la hormona que ayuda a tener sueño. Ese es un buen motivo para dejar de mirar pantallas una o dos horas antes de acostarte.

Dominar el manejo del estrés

El cuarto pilar de la salud es el manejo del estrés, y es muy importante. El estrés, esa respuesta a la presión, la adversidad, el peligro o simplemente la sobrecarga de la vida, puede hacer que todo sea más difícil. Nuestros cuerpos están diseñados para manejar el estrés... a corto plazo, claro está. Pero cuando el estrés no cesa, el cuerpo comienza a sufrir las consecuencias.

«El estrés no es siempre malo —aclara el Dr. Michaelides—. Las personas ven la palabra "estrés" como algo negativo, pero es una función fisiológica y parte de nuestro radar interno para detectar peligro. El problema es cuando el estrés es extremo o dura demasiado».

La respuesta de estrés tiene un propósito. Cuanto tu cerebro percibe una amenaza, activa el sistema nervioso simpático y empiezas a liberar hormonas como cortisol y adrenalina. Estas hormonas causan cambios físicos que te ayudan a luchar contra la amenaza o huir de ella, y es por eso por lo que este modo también se conoce como reacción de lucha o huida. Cuando entras en modo de lucha o huida, tu cuerpo redirige la sangre a los músculos para que tengas más fuerza y corras más rápido. La visión y el oído se agudizan para detectar mejor las amenazas y la frecuencia cardíaca, la frecuencia respiratoria y la presión arterial se elevan. El hígado libera más glucosa para tener energía y todos los reflejos se aceleran. En otras palabras, te conviertes temporalmente en un superhéroe.

Pero aquí viene lo importante: cuando la amenaza ha desaparecido, porque luchaste o huiste, te apartaste del camino de un coche que se dirigía hacia ti a toda velocidad, salvaste la vida de alguien, terminaste tu presentación o examen o concluiste una conversación difícil, tu cerebro percibe que el peligro ha pasado y vuelve a activar el sistema nervioso parasimpático. La sangre regresa a tus órganos internos, los músculos se relajan, la frecuencia cardíaca y la respiración se desaceleran y vuelves a la normalidad... y quizás duermas una siesta. Por eso el modo parasimpático también recibe el nombre de «descansar y digerir».

Lo que no debería suceder, explica el Dr. Michaelides, es que tu sistema nervioso simpático, o el modo de lucha o huida, permanezca activo constantemente. Nuestros cuerpos están diseñados para ser superhéroes de vez en cuando y durante períodos cortos, pero necesitamos recuperarnos de todo ese esfuerzo para volver a nuestro estado de base y volver a sentirnos nosotros mismos… que puede que no seamos superhéroes, pero somos bastante geniales, porque somos tranquilos, calmados y serenos.

Si no tenemos ese tiempo de recuperación, el estrés puede hacerse crónico, y en tal caso el sistema de respuesta de estrés se vuelve excesivamente sensible e hiperreactivo, lo que hace que se active en varias situaciones que no son peligrosas. Eso no es bueno para la salud. O, como dirían los científicos, eso es maladaptativo.[35] Cuando las hormonas del estrés, como el cortisol, pasan demasiado tiempo en el torrente sanguíneo, el metabolismo puede desacelerarse,[36] lo que causa que el cuerpo almacene más calorías en forma de grasa en lugar de quemarlas. Esto puede aumentar los niveles de azúcar en sangre e insulina,[37] que deberían aumentar cuando necesitas más energía de inmediato, pero no deberían permanecer tan altos todo el tiempo. Esto también puede hacer que tengas más hambre, que comas de más e incluso, con el tiempo, puede dañar los órganos. Puede causar inflamación e interferir en lo que sería una reacción inmune sana. Puede causar alteraciones en el estado de ánimo, como ansiedad y depresión, además de causar otros problemas de salud físicos, como enfermedades cardíacas, hipertensión, dolor en las articulaciones, dolor de cabeza y mala coordinación. ¡El estrés crónico puede incluso encoger partes del cerebro![38]

Un estudio reveló que las mujeres con estrés crónico quemaban 104 calorías menos al día que las que no estaban estresadas. Esto podría suponer hasta cinco kilos en el transcurso de un año, incluso sin hacer nada diferente.[39] El estrés crónico también conduce a tener más antojos de alimentos densos en calorías y bajos en nutrientes, como los que contienen un exceso de azúcar, carbohidratos o grasas añadidas (por ejemplo, las frituras).[40] También puede provocar más hambre emocional al experimentar ansiedad o depresión, lo que se traduce en comer más de lo que tu cuerpo necesita con cierta frecuencia.[41]

No hay forma de eliminar por completo el estrés de nuestra vida, ni tampoco sería una meta saludable. Hay que recordar, como dice el Dr. Michaelides, que «el estrés forma parte del ser humano. Imaginaos un mundo sin estrés... ¡Nadie haría nunca nada!».

El Dr. Michaelides explica que, en lugar de luchar contra el estrés, puedes verlo como una alarma que te avisa de que está sucediendo algo que requiere tu atención. «A veces el estrés intenta hacerte ver qué es lo que requiere tu atención y aprender de ello. Da un paso atrás, busca qué es lo que dispara tu estrés y fíjate en qué es lo que surge —sugiere—. Y si notas que tu sistema de alerta está siempre activo, considéralo una señal de que debes recuperarte y dejar que el sistema nervioso parasimpático entre en acción. Piensa en qué tienes que hacer para que eso sea posible».

¿Necesitas ideas? Puedes reducir y manejar el estrés crónico con estos trucos psicológicos:

- **Finge hasta lograrlo.** Si sonríes y piensas cosas positivas, aunque no las sientas de verdad, o si haces cosas que sabes que te harán sonreír sin que puedas evitarlo, como ver videos graciosos o programas de comedia, hablar con niños o jugar con tus mascotas, entonces quizás notes que puedes relajarte más fácilmente. Solo sonreír puede ayudarte a revertir la respuesta de estrés.[42]

PENSAMIENTOS POSITIVOS

El pensamiento positivo es un hábito, como tantas otras cosas. Cuanto más lo practiques, mejor lo harás. Aquí tienes algunos ejemplos de pensamientos positivos que puedes pensar a propósito hasta que se conviertan en algo automático. Consulta esta lista cuando necesites una dosis de positividad:

- ¡Me estoy esforzando mucho en esto!
- Es difícil, pero puedo lograrlo.
- Está bien tomarse un descanso.
- Todo saldrá bien.
- Me han asaltado determinados pensamientos, pero no tienen por qué controlarme.
- Yo no quería hacer eso, pero no pasa nada. Todos cometemos errores.
- ¡Lo que importa es lo que haga después!
- Pedir ayuda está perfecto. ¡Para eso están los amigos!
- ¡Hoy será un gran día!
- Hoy lo he hecho lo mejor que he podido.
- Estoy orgulloso de mí.
- ¡Soy in-cre-í-ble! (Y aquí déjanos decirte que: ¡claro que sí!)

- **Usa la visualización para deshacerte de él.** «Visualizar es cambiar tu entorno mental por uno menos amenazante —explica el Dr. Michaelides—. Si te sientes muy estresado, inhala hondo un par de veces y deja que tu cuerpo se relaje. El cuerpo sabe que no puedes estar estresado si tu respiración es profunda y lenta. Luego tómate un minuto para imaginar que estás sentado junto a un arroyo, relajándote. No hay ningún peligro. Todo está bien. Cuando visualizas que no tienes estrés, tu cerebro puede descansar. Le das la oportunidad de alejarse del estrés durante un rato». Considera estos momentos unas mini vacaciones. Cuando sientas que vuelves a estar tranquilo, abre los ojos y sigue con tu día.

- **No tienes por qué decir que sí.** Decir que sí es una elección y está bien decir que no a las cosas que no son obligatorias. «¿Quieres apuntarte a este club de lectura?», «¿quieres que vayamos juntos a la oficina?», «¡ven a la hora feliz!», «¿puedes participar como voluntario?», «¿puedes traer tres docenas de galletas a la venta de pasteles mañana?», «¿quieres matricularte en esta clase adicional?», «¿pueden mis siete niños quedarse a dormir en tu casa este fin de semana?». Practica con nosotros. ¡Puedes hacerlo! «No, gracias», «no, gracias», «¡no, gracias!». Repítelo una y otra vez hasta que te sientas cómodo diciéndolo. Quitarte aunque sea una sola tarea indeseada de encima puede ser un gran alivio. ¡Inténtalo!

- **No importa.** Aquí en Noom nos gusta mucho la expresión «no importa». No se trata de una expresión de resignación o desestimación (aunque lo parezca). ¡Al contrario! «No importa» significa reconocer y aceptar de forma absoluta cómo te sientes en el momento para luego encogerte de hombros y seguir intentándolo.

  Por ejemplo: «¡Estoy muy estresado en este momento! No importa. Todos lo estamos de vez en cuando. Si termino mi trabajo, puedo ir a casa y relajarme». O: «¡Estoy ansioso y quiero devorar todas las galletas para olvidar mis problemas! No importa. Esa reacción es comprensible, pero quizás haya otra cosa que pueda hacer en su lugar. Quizá me sirva salir a caminar». O, como a veces reconocer los sentimientos implica cambiar de plan, aquí tienes otro ejemplo: «Estoy agotado. No sé si llegaré al gimnasio esta noche. No importa. A veces el cuerpo necesita descansar más de lo que necesita hacer ejercicio y el gimnasio puede esperar. Creo que iré a casa y me acostaré temprano».

  El «no importa» es una forma estupenda de redireccionar cualquier sentimiento de culpa o agobio aceptando la situación y afrontando lo que está sucediendo de verdad en lugar de lo que desearías que estuviera pasando (¡cómo no sentirte estresado!).

- **Ser monotarea es toda una destreza.** El estrés y el agobio a menudo están muy relacionados con tener demasiadas cosas que hacer e intentar hacerlas todas a la vez. Aunque ser multitarea puede ser a veces necesario, hemos descubierto que, en momentos de mucho estrés, cambiar a un modo monotarea puede ayudar a disiparlo.

  Ser monotarea es, como su nombre indica, hacer solo una cosa a la vez. Imagina que estás en el trabajo y que tu atención se divide en diez cosas al mismo tiempo. Hay muchas personas que quieren algo de ti, tienes proyectos abiertos en varios monitores o intentas tachar varias cosas de tu lista de quehaceres a la vez. En lugar de eso, intenta frenar un momento, ordenar tus prioridades rápidamente y déjalo todo de lado menos una tarea. Cuando la hayas completado, para y sigue con la tarea número dos.

  Hay estudios que muestran que ser monotarea es en realidad más eficaz debido al coste que tiene el cambio. Es decir, el tiempo que gastas cuando eres multitarea en cambiar constantemente de una a otra y esperar a que el cerebro se acostumbre al cambio de marcha.[43] Siempre hay un par de segundos o minutos de ajuste cuando cambias de una cosa a otra, y cuanto más cambias, más tiempo pierdes. Si sumas todos esos momentos de transición, resulta que siendo multitarea en realidad tardas un 40 por ciento más de tiempo en completar la misma cantidad de trabajo que si eres monotarea.[44]

  Cuando haces una sola tarea, no hay coste de cambio. También puede resultar más relajante, y te da una mejor idea *a posteriori* de lo que has logrado hacer.

- **Mejora tu ánimo con comida.** Algunos alimentos pueden ayudarte a calmar el cuerpo y aliviar el estrés. Tomarte un descanso para disfrutar de un tentempié de algún alimento que mejore tu ánimo puede ayudarte a reducir el cortisol y ajustar los niveles bioquímicos del cuerpo para favorecer la relajación.

ALIMENTOS QUE MEJORAN EL ESTADO DE ÁNIMO

La comida puede cambiar tu estado de ánimo. Estos son algunos de los alimentos que, según los científicos, contienen nutrientes que mejoran el estado de ánimo: [45]

- Frutos secos y semillas
- Productos derivados de la soja
- Setas
- Té verde
- Yogur
- Aceite de oliva
- Avena
- Legumbres, como las alubias y las lentejas
- Ostras
- Pescados grasos, como el salmón, la caballa o el atún
- Hojas verdes, como espinacas baby y kale

Si los combinas, tendrás un día más feliz: si comes un tentempié de yogur con nueces o anacardos, o avena con semillas de lino; o si comes a mediodía una ensalada de espinacas con salmón y un poco de aceite de oliva o un bol de sopa de lentejas, podrías aliviar tu estrés y sentirte mejor.

La vida es cuestión de equilibrio, e incluso si lo que estás priorizando (o lo que quieres priorizar) en este momento es tu salud, todas las demás partes de tu vida pueden apoyar o socavar esa meta. Tener equilibrio hace que las personas se sientan bien. Puede ayudarte a abordar la alimentación de forma más tranquila y controlada, puede darte energía para hacer ejercicio, puede ayudarte a dormir mejor y manejar el estrés y puede mejorar tu calidad de vida en términos generales.

La Rueda de la Vida, y trabajar sobre los cuatro pilares de la salud, puede recordarte que eres un todo como persona. No solo alguien que intenta mejorar su salud, que se dedica al bienestar físico, que intenta dormir mejor o aprender a meditar; lo que eres es una persona con una personalidad compleja e interesante compuesta por muchas facetas. Cuando dejas que cada una de ellas brille, todo lo demás se hace un poco más fácil.

Desde luego, todo es muy emocionante el principio: cambios, progreso, grandes planes, cambios de hábitos, de dieta, de rutinas de ejercicio, ¡cambios de vida! Pero ¿qué sucede cuando acaba ese período de luna de miel?, ¿cuando todos esos cambios comienzan a parecer difíciles y los viejos hábitos vuelven a llamar a tu puerta? ¿Cómo mantener la motivación? Sigue leyendo para enterarte.

7

Dominar la motivación

Los campeones siguen jugando hasta que lo consiguen.

BILLIE JEAN KING

Quizás ya hayas notado una cosa y creemos que es hora de hablar de ello porque es muy importante recordarlo: la motivación no es constante. Si has empezado a leer este libro con gran entusiasmo y ya has implementado algunas de sus técnicas, es posible que tu motivación estuviera superalta y que al progresar aumentara aún más. ¡Bravo! Quizás ya hayas perdido un par de kilos, mejorado tu alimentación o iniciado un programa de ejercicios. Pero luego…

En algún momento, y esto es así, tu motivación dejará de ser lo que era cuando comenzaste a hacer esos cambios en tu vida. Sucederá tarde o temprano, pero sucederá. ¿Significa eso que estás destinado al fracaso? ¿Es por eso por lo que tantas personas abandonan los cambios de hábitos, los cambios de dieta, los compromisos de hacer más ejercicio y todo eso?

Es cierto que hay veces en que la motivación puede parecer un poco esquiva. Eso puede ser frustrante para quienes creen que deben permanecer motivados todo el tiempo. Sin embargo, por más que a todos nos encantaría tener el mismo entusiasmo y no dejar de agitar nuestros pompones las veinticuatro horas del día, los 365 días del año, nuestro cerebro no funciona así.

Siempre habrá días que parezcan más difíciles. Siempre habrá momentos en los que te sientas derrotado por tus metas idealistas. Pero adivina qué. Eso no significa que hayas fracasado. Y en ningún caso significa que debas darte por vencido. («¡Nunca te des por vencido!», dicen todos los conferenciantes motivacionales que han existido, incluidos nosotros).

El Dr. Michaelides lo explica así: «Lo más importante que debemos recordar sobre la motivación es que está en constante cambio. No se supone que vas a estar siempre motivado para hacerlo todo. Eso sería agotador. Es natural y normal que la motivación tenga altibajos».

Nos gusta imaginar la motivación como el oleaje del océano. El agua llega hasta la orilla en una sucesión de olas. A veces su cresta de es alta y a veces, baja. A veces hay un huracán que hace que el viento agite furiosamente las olas y a veces el tiempo está tranquilo y casi no hay viento. Pero eso nunca dura eternamente. El océano está en un estado de cambio constante, y si hay algo con lo que puedes contar es con que siempre vendrá otra ola.

¿No te parece motivador? Sobre todo si eres un surfista que intenta pillar esas olas. Siempre habrá otra ola, otra cresta y otra bajada cuando la ola pase. Se trata de un fenómeno tan constantemente inconstante que tenemos un nombre para él: lo llamamos el modelo de motivación.

Conoce el modelo de motivación de Noom

El modelo de motivación de Noom es una especie de mapa que muestra cómo funciona la motivación. Tiene tres fases, y si alguna vez has intentado hacer algo difícil, apostamos a que podrás identificarte con él. Antes que nada, este es su aspecto:

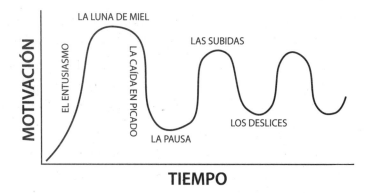

Y así es cómo funciona:

Fase 1

El entusiasmo: la motivación comienza con el entusiasmo. Esta es la etapa en la que decides que quieres lograr algo. Estás pensando en empezar y estás diseñando un plan. Estás nervioso. Quizás sientas cierto escepticismo, pero estás reuniendo información y empiezas a entusiasmarte, incluso a sentir euforia. Cuánto más lo planeas, más piensas: «Oye, ¡creo que esto podría dar resultado!». ¡Esta vez harás que funcione! Puedes verlo y sentirlo… imaginar tu meta cumplida es divertido, aterrador y un poco emocionante. Te ves cruzando la línea de llegada. Te ves cocinando comida saludable y disfrutándola. Te ves con la mente calmada y despejada, meditando todos los días. Te ves lleno de energía y con una alegría de vivir renovada. Te ves triunfando en lo que sea que elijas. Piensas en lo que necesitas para alcanzar tu meta y tu sensación general es de «¡puedo lograrlo!».

La luna de miel: cuando la motivación está montada sobre esa primera ola, significa que estás en la luna de miel de la fase 1. Es probable que ya hayas empezado a trabajar en tu meta y ya hayas comenzado a ver resultados positivos, ¡y eso es supermotivador! Quizás hayas perdido un kilo en la primera semana, hayas logrado grandes avances en el gimnasio o tus caminatas diarias en la naturaleza te estén haciendo sentir más en forma, con más energía y más alegre, diciendo «¿cómo es que nunca antes había notado lo maravillosos que son los árboles?». Tal vez te sientas tan satisfecho contigo que estés pensando en cambiar tus metas por unas más ambiciosas. Estás lleno de ilusiones y optimismo, y tu motivación está por las nubes. En la estratosfera. Llegando a la Luna. ¡Guau! Pero... eso no es necesariamente cien por cien realista.

Fase 2

La caída en picado: después de la luna de miel viene la fase 2, y con ella la temible caída en picado que sigue a la primera ola de motivación. Esto es cuando todas tus ilusiones empiezan a desvanecerse porque la luna de miel ha llegado a su fin. De pronto tus metas parecen más difíciles. De pronto te das cuenta de que, para alcanzar tu meta, tienes que esforzarte mucho, aunque de verdad tengas muchas ganas de tomar helado esta noche u hoy no estés de humor para hacer ejercicio. Esa meta tan emocionante comienza a parecer algo muy lejano y empiezas a pensar que quizás nunca la alcanzarás... y es entonces que te preguntas si podrás usar la ropa deportiva como ropa informal para ir a la oficina. (Nadie te ve los pantalones cuando estás en Zoom.) Al final puede que no vayas a cumplir tu sueño. Tal vez sea mejor darse por vencido. Te sientes completamente desilusionado, porque la luna de miel ha sido estupenda, y ahora lo único que te queda es mucho trabajo por hacer.

La pausa: con la caída en picado llega una pausa en la motivación. Aquí es donde empiezas a saltarte entrenamientos en el gimnasio o a abandonar tu plan de alimentación; lo que sea que estuvieras haciendo empieza a parecerte demasiado difícil, así que dejas de hacerlo. O al menos dejas de hacerlo con la regularidad con la que lo hacías cuando tu motivación estaba alta. Quizás todavía tengas intención de trabajar para llegar a tu meta, pero de pronto no te parece tan divertido y ya no tienes la misma seguridad de que vayas a conseguirlo.

Empiezas a hacer concesiones. «Quizás baste con empezar un programa para salir a correr. No tengo por qué correr los cinco kilómetros». «Quizás baste con perder dos kilos porque… ¿qué es la vida sin galletas?». Cuando esta recaída en la motivación llegue, tendrás la incómoda sensación de haber fracasado. Pensarás: «Siempre fracaso. Lo hice antes y lo estoy haciendo una vez más».

Pero esto es lo que sucede con la pausa: que después de ella llega una nueva ola. La pausa puede parecer una derrota permanente, pero es una parte absolutamente natural y normal del proceso de cambio de conducta. ¡Normal! Les pasa a todos, da igual lo que muestren en las redes sociales. Hasta los famosos y los gurús de la salud pasan por eso. Lo importante de las recaídas de la motivación es que te enseñan cosas de ti, sobre tus metas, sobre qué es lo que está funcionando y lo que no. Te dan la oportunidad de reevaluar, examinar y reorganizar.

Nadie se esfuerza al máximo por alcanzar sus metas todo el tiempo. Una pausa no es el final. Al contrario: la pausa forma parte del proceso, y lo más emocionante es que la pausa puede ir seguida por una subida, una ola quizás más fuerte que la primera. La duración de tu pausa puede variar y depende sobre todo de ti. Puede durar un día, una semana o meses, hasta que sientas que debes comenzar desde cero. Pero eso también es normal. Todos somos diferentes, y cada vez que fijes una nueva meta también será diferente. ¿Cuándo decidirás que vale la pena perseguir esa meta después de todo? Cuando veas la pausa como lo que realmente es (algo pasajero), lo único que debes hacer es aferrarte a tu tabla de surf y esperar a que llegue la siguiente ola.

Fase 3

Altibajos: experimentar esa primera pausa puede herir tu ego y hacer que te detengas un momento, pero cuando pilles la siguiente ola, volverás a subir. Desde ahí, cuando la ola llegue a su punto más alto, podrás echar un vistazo a tu alrededor. Mira el océano que te rodea:

hay olas por doquier. Grandes. Pequeñas. Suben y bajan. Y así será… bueno, siempre.

A esta fase la llamamos los altibajos porque a veces tendrás momentos bajos y harás algo que no tenías intención de hacer y a veces estarás surfeando una ola, siguiendo todos tus hábitos nuevos y estupendos y sintiéndote de maravilla. Los altibajos de la fase 3 son para siempre. Así funciona la motivación. Un día puedes tener un desliz; al siguiente puedes experimentar una subida. No te quedas en una pausa, menos aún si tu motivación es intrínseca, es decir que te sientes motivado de forma profunda por algo más personal que solo conseguir una recompensa. La motivación intrínseca hace que sigas intentándolo porque es importante y valioso para ti, y puede ser una fuente continua de nuevos altos después de los bajos. Tal como lo expresó uno de los investigadores del Institute of Positive Psychology and Education (Instituto de Psicología y Educación Positivas) con sede en Australia: «La motivación intrínseca se refiere a la tendencia espontánea que tienen las personas a ser curiosas e interesarse por las cosas, a buscar desafíos, a ejercitar y desarrollar sus destrezas y conocimientos, incluso ante la ausencia de… recompensas».[1] Mantén tu motivación intrínseca presente y, aunque no siempre lo parezca, no olvides que siempre hay una nueva ola que se avecina en el horizonte.

El modelo transteórico del cambio de comportamiento en salud

Creemos que el modelo de motivación es bastante fácil de entender y por eso nos gusta tanto. Es nuestra forma de traducir la ciencia en información que puedes usar en tu vida. Pero la ciencia detrás de nuestro modelo de motivación es el modelo transteórico del cambio de comportamiento en salud.[2] Para adentrarnos un poco más en la teoría de la motivación, vamos a echarle un vistazo a este modelo y a lo que puede enseñarnos sobre el proceso de motivación en el contexto del cambio de conducta.

Según este modelo, cuando hagas un cambio en tu vida debes atravesar seis etapas:

1. **Precontemplación:** así lo explica el Dr. Michaelides: «Esta es la etapa en la que alguien cree que lo que está haciendo está bien. No está pensando en cambiar. Un ejemplo sería una persona que tiene un trabajo de oficina, que está sentada todo el día sin hacer ejercicio y cree que no hay ningún problema, aunque en el fondo sabe que eso no es saludable. En esta etapa, no tiene ninguna intención consciente de cambiar ese hábito».

2. **Contemplación:** esta es la etapa en la que cualquier duda inconsciente que tuvieras sobre tu conducta empieza a aflorar a la superficie y empiezas a pensar que quizás, solo quizás, te gustaría hacer un cambio. Tal vez hayas tenido algún problema de salud que te ha asustado, hace tiempo que te sientes con poca energía o has ganado algo de peso indeseado durante las fiestas y te sientes incómodo. Empiezas a pensar «mmm, quizás podría hacer algo al respecto», y luego empiezas a pensar en qué tipo de cambio te gustaría hacer. «Uno de los sellos distintivos de esta etapa es la ambivalencia. Te encuentras en ese estado mental de "quizás debería, quizás no"», observa el Dr. Michaelides.

3. **Preparación:** la siguiente etapa es lo que el Dr. Michaelides llama el punto de «de acuerdo, he decidido hacer un cambio, así que me prepararé para hacerlo». Este es el momento en el que vas más allá de solo pensar y empiezas a hacer algo para concretar el cambio, como comprar alimentos saludables en la tienda, conseguir un parche de nicotina, matricularte en el

gimnasio o registrarte en la aplicación de Noom (¡permítenos esta publicidad descarada!). Aún no has comenzado realmente tu plan, pero las cosas se están poniendo en marcha.

4. **Acción:** esta es la etapa en la que de verdad empiezas a hacer el cambio. Haces ejercicio. Usas el parche. Comes alimentos más saludables. Te acuestas más temprano o manejas activamente el estrés. No importa lo que hayas decidido hacer, lo estás haciendo.

5. **Mantenimiento:** esta es la etapa en la que mantienes el cambio. Quizás hayas cortado el hábito de consumir nicotina pero sigues alerta, o has mejorado tu estado físico o bajado de peso pero mantienes tus hábitos saludables.

6. **Término:** esta es la etapa final, y aunque quizás suene un poco amenazante (¿¡acaso va a venir Terminator!?), este es el momento de logro en el que la persona no siente deseo de recaer en la conducta original poco saludable. La nueva conducta se ha convertido en algo automático y es una parte normal de la vida. No hay ningún «¡volveré!» relacionado con esas viejas conductas. Se han ido para siempre.

El Dr. Michaelides explica: «Muchas personas creen que se empieza por el principio y se sigue hasta el final en orden, que se trata de una bella línea recta; pero la realidad es que la mayoría de las personas van y vienen entre las diferentes etapas en diferentes momentos». Puedes repetirlas una y otra vez y eso es absolutamente normal. A veces tienes una recaída en la etapa de mantenimiento y debes volver a la etapa de preparación. De hecho, a veces tienes que volver varias veces a la etapa de preparación antes de llegar a la etapa de mantenimiento. A veces debes pasar un buen rato atravesando las etapas de contemplación, preparación y acción y tardas bastante tiempo en llegar al mantenimiento. Algunas personas nunca llegan a la etapa de término. ¡Y eso también está bien! La vida es un proceso, no un resultado.

Lo que de verdad importa más que nada, más que cualquier modelo o teoría, es entender que los altibajos, el progreso y las pausas, son parte del proceso. No son señales de haber fracasado. Son cien por cien normales. Incluso inevitables. Y nunca, pero nunca, permanentes.

Qué alivio, ¿no?

Desvinculación consciente

Solo saber que los deslices son una parte natural del proceso puede ser alentador, pero quizás también estés pensando: «¿Cómo se supone que voy a conseguir progresar como quiero si no dejo de tener deslices? ¿Y si nunca llego a término?». Si eso te preocupa, quizás te interese conocer otro secretito que los psicólogos ya conocen: la motivación no es tu jefa.

El Dr. Michaelides nos explica que en realidad es posible lograr algo incluso sin estar motivado. «Puedes desvincular la acción de la motivación incorporando acciones aparte de la motivación. Así, los altibajos, no te harán tambalear tanto. Podríamos llamarlo desvinculación consciente». (Que, por cierto, no es un término psicológico.)

El Dr. Michaelides usa la analogía de un surfista contra un submarino (siguiendo nuestra temática de las olas). «Cuando separas la motivación de la acción, puedes moverte con más estabilidad por debajo de las olas, como un submarino. El surfista tiene que subirse a las olas de la motivación, pero el submarino sigue adelante con su progreso estable, aunque las olas se agiten de forma desquiciada en la superficie; en otras palabras, no está sujeto a los altibajos de la motivación».

Para ello, el Dr. Michaelides sugiere tomar decisiones y diseñar rutinas sostenibles y realistas para saber qué harás en varias situaciones que están vinculadas a otros hábitos que ya tienes. (¿Recuerdas la combinación de hábitos?). Esto separa esas decisiones de la motivación.

Supongamos que estás motivado para hacer ejercicio todas las mañanas… hasta que dejas de estarlo. Si diseñas una rutina, como dejar la ropa y el calzado para hacer ejercicio en un lugar visible la noche anterior, preparar la bolsa del gimnasio o programar la lista de reproducción que escuchas durante tu entrenamiento en el móvil, y siempre lo haces, entonces por la mañana, sin importar que tengas ganas o no, habrá menos probabilidades de que te saltes el ejercicio. Todo está ahí, frente a tus ojos, listo para que empieces, así que bien podrías hacerlo, estés o no motivado.

Las decisiones que tomes en el momento y que requieran esfuerzo estarán ligadas a los altibajos de tu motivación, pero si ya te has preparado, no tendrás que tomar ninguna decisión cuando algo te parezca difícil. La decisión ya habrá sido tomada.

Plan SOS de motivación

Otro concepto que usamos en la aplicación, porque nuestros experimentos con los *coaches* han demostrado lo bien que funciona, es el Plan SOS de motivación. Consiste en hacer un plan previo a que tu motivación decaiga, para poder actuar antes de que el progreso hacia tu meta se interrumpa. Esta idea está basada en una estrategia psicológica llamada intenciones de implementación.[3] Hay muchos estudios que muestran que las intenciones de implementación funcionan muy bien. En pocas palabras, se trata de planes con el formato de «si […] entonces […]». La estrategia es identificar los patrones que suelen rodear un comportamiento que intentas cambiar, por ejemplo: «Después de tener un mal día en el trabajo, me estreso y me da por picar». Luego creas un plan de «si […] entonces […]»: «Si he tenido un mal día en el trabajo y estoy estresado, entonces llamaré a un amigo/me pondré a ver una comedia/saldré a caminar». Esto ayuda a crear hábitos deseables que las personas pueden mantener sin necesidad de sentirse conscientemente motivadas.

Un plan SOS de motivación tiene tres partes:

1. La señal de alerta
2. La zona de peligro
3. La reacción.

La señal de alerta es lo que haces, o dejas de hacer, cuando tu motivación comienza a decaer un poco. Imagina que tu meta es llevar un registro de todas tus comidas. Ya sabes que las personas que llevan un registro de sus comidas tienden a tener más éxito a la hora de alcanzar el peso deseado.

Como sabes que la ciencia respalda este hábito, has decidido hacerlo, ¡y te sientes motivado! (Por cierto, ¡echarle un vistazo a los estudios que respaldan tu meta es una gran forma de mantener esa motivación!). Pero luego, después de una semana de trabajo brutal, despiertas el sábado y te das cuenta de que no apuntaste la pizza y la cerveza de la noche anterior y... bueno, en realidad no quieres saber cómo afectaría eso a tu cuenta de calorías diaria. Así que lo dejas pasar. Volverás a llevar un registro ese mismo día. ¿O no?

Te encuentras en **la zona de peligro** cuando te das cuenta de que la señal de alerta se está convirtiendo en un problema. Es una bandera roja. Esa comida que no registraste se ha convertido en un fin de semana entero de no llevar un registro de las comidas. También has notado que, como sabes que no vas a registrar tus comidas, has estado tomando decisiones sobre tu alimentación que no habrías tomado si hubieras tenido que rendir cuentas a tu diario de alimentación. Quizás hayas comido más de lo que querías o hayas elegido alimentos que no se ajustan a tu meta de alcanzar un peso saludable, en lugar de los que habías planeado comer. Porque ¿acaso te está viendo alguien? Estar en la zona de peligro suele estar relacionado con que hay algo que está interfiriendo en la búsqueda de tu meta.

Esto te da la oportunidad de profundizar un poco más y ver de qué se trata.

La reacción es lo que haces cuando reconoces que estás en la zona de peligro. Esta es la parte SOS de tu plan, y aquí es donde puedes poner en práctica tus intenciones de implementación. En la aplicación, este es el momento en el que los *coaches* pueden intervenir al ser alertados por alguien que está en la zona de peligro. También puedes hacerlo tú. Lo primero es reconocer lo que has estado haciendo: «Cuando me estreso, no llevo un registro de mis comidas». Luego puedes hacer un plan «si [...] entonces [...]», reconociendo que está bien no anotar alguna que otra comida; aunque si llevar un registro regular de tu alimentación es una de tus metas, dejar de hacerlo durante más de un par de días probablemente sea señal de que no estás yendo en la dirección que quieres. Tu plan de «si [...] entonces [...]» podría ser algo así: «Si no llevo registro de mis comidas durante más de dos días seguidos, entonces [...]». Quizás elijas ponerte en contacto con el compañero a quien elegiste para rendir cuentas para que te ayude a retomar tu rumbo, tomarte cinco minutos para pensar en detalle sobre TPC, escribir en tu diario durante cinco minutos sobre por qué llevar un registro es importante para ti o pasar quince minutos leyendo estudios científicos que muestran lo eficaz que es llevar un registro de las comidas para perder peso.

Piensa en cuál será tu plan SOS de motivación, pide ayuda si necesitas que alguien te eche una mano para monitorizar tus señales de alerta y zona de peligro, y comprométete a cumplir lo que elijas como reacción una vez que llegues al territorio peligroso. Tu plan SOS de motivación puede ser como un bote salvavidas lleno de víveres preparado para una situación de rescate. La próxima vez que te sientas desmotivado, lo único que tienes que hacer es saltar a ese bote y salvarte.

A todo el mundo le gustan las recompensas

Seamos sinceros: a veces lo único que los seres humanos (y los perros, gatos, ratas, lo que sea) queremos en realidad es una recompensa. Puede que hayas oído que las personas no deberían recibir una recompensa por cada cosa que hagan, pero ¿tan malas son?

A decir verdad, las recompensas son muy buenas. Según el Dr. Michaelides, la anticipación de recibir una recompensa libera dopamina, que es un neurotransmisor en el cerebro que causa una oleada de placer. Puedes usar esta información a tu favor. Si te recompensas con algo divertido (como salir a comer con alguien que te guste) cuando cumplas con algo que tienes que hacer (como hacer ejercicio hoy), solo pensar en esa cita mientras estás haciendo ejercicio liberará dopamina, que tu cuerpo aprenderá a asociar con el ejercicio. Eso significa que el ejercicio en sí será gratificante. Genial, ¿no?

Si haces esto a menudo, puedes asociar esa liberación de dopamina causada por la recompensa con cualquier actividad que quieras incorporar como un hábito nuevo. Sentirse bien es agradable, al igual que celebrar los logros, y eso hará que quieras alcanzar aún más metas.

Aunque hay algunos estudios que muestran que recibir muchas recompensas puede reducir la motivación intrínseca, si te felicitan cada vez que haces algo bien en el trabajo, con el tiempo las felicitaciones dejan de tener sentido, en general te ayudan a hacer cosas. Y algunos estudios más recientes incluso dicen que las recompensas podrían aumentar la motivación intrínseca.[4] Las recompensas también aumentan la creatividad, la innovación y la voluntad de esforzarse.[5] ¡Un aplauso para ellas!

Cuando estás trabajando en tu salud, que las personas noten lo resplandeciente que estás es una recompensa, al igual que sentirlo tú.[6] Sentir que estás en mejor forma, que te cansas menos, que te mueves mejor, que estás de mejor humor o solo estar mejor en general, todo eso puede darle un gran impulso a tu motivación.

Otra cosa que también es gratificante es lograr cosas difíciles. Eso se conoce como laboriosidad aprendida, que es algo maravilloso que sucede cuando ya has recibido una recompensa por esforzarte y el esfuerzo pasa a ser gratificante en sí mismo. La sensación es genial y mejora tu autoeficacia: ¡puedes conseguir cosas!

En la aplicación, usamos muchos tipos de recompensa, por ejemplo, ganar Monedas Noom al completar ciertas tareas, como terminar minicursos o cumplir metas de aprendizaje. También puede ser útil reorientar tus metas hacia el aprendizaje en lugar del rendimiento; eso hace que sea más motivador. Las metas de rendimiento están orientadas hacia los resultados, como perder dos kilos, que puede suceder o no, aunque te esfuerces al máximo. Las metas de aprendizaje están orientadas hacia el crecimiento, como aprender a preparar comida saludable. Las metas de aprendizaje, también llamadas de dominio, tienen más éxito que las metas de rendimiento, especialmente en tareas complejas como el cambio de comportamiento.

HACER LAS PACES CON LA BÁSCULA

La ciencia de la fijación de metas dice que medir, hacer un seguimiento y llevar un registro de tu progreso son formas útiles de alcanzar tus metas.[7] Pero ¿debería eso incluir pesarte en esa espantosa báscula?

Las básculas son curiosas. Para algunas personas son extremadamente motivadoras. Representan una forma de monitorizar su progreso, observar la pérdida de peso en las primeras etapas y tener números concretos para celebrar en el camino hacia un peso saludable. Para otras, las básculas son una pesadilla. El número que ven por la mañana las atormenta durante el resto del día, afecta a su autoestima, arruina la diversión e incluso las deprime. Es probable que ya sepas a qué grupo perteneces. ¿A cuál deberías pertenecer? No hay respuesta incorrecta.

Si pesarte todos los días, o día sí día no, o una vez por semana, te ayuda a mantenerte motivado y alcanzar tus metas, ¡fantástico! Ahí tienes una herramienta que puedes usar para hacer un seguimiento de un dato biométrico útil. Hay estudios que revelan que las personas que se pesan con regularidad cuando están intentando perder peso tienden a tener más éxito en la pérdida de peso y grasa, así como a la hora de ceñirse a las conductas que ayudan con el control y el mantenimiento del peso.[8] Pesarse está respaldado por la ciencia y le ha resultado a muchas personas, es por eso por lo que en nuestra aplicación tienes la opción de hacer un seguimiento de tu peso. Forma parte de la terapia de exposición; quizás quienes hace tiempo que no se pesan porque temen lo que la báscula podría decir descubran que hacerlo con regularidad hace que la ansiedad relacionada con la báscula disminuya. Claro que también es una gran forma de hacer un seguimiento de tu progreso hacia tu meta.

Si no estás seguro de si deberías pesarte, si te da un poco de miedo, pero estás motivado para perder peso y crees que podría ayudarte, tal vez sea buena idea que dediques algo de tiempo a explorar por qué la báscula te resulta tan desalentadora y aterradora. Puedes hacerlo recurriendo a la autoconciencia, sentándote a pensar y sentir sin intención de juzgar y preguntándote «¿por qué?» una y otra vez hasta descubrir qué te hace sentir así.

Por otro lado, si pesarte te resulta demasiado abrumador o desalentador, o sabes que si ganaras algo de peso te sentirías fatal, aunque solo fuera por comer algo salado o porque estás en «ese momento del mes», entonces no hay ningún motivo por el que debas usar la báscula. Es una herramienta que no es para ti y eso es todo. No necesitas explorar tus sentimientos al respecto si no quieres. Ni siquiera tienes por qué tener báscula.

Úsala si te motiva. No la uses si no lo hace. Sea como sea, creemos que eres asombroso y capaz. Lo único que importa es que estés avanzando hacia tu meta.

Cada vez que alcances una submeta, está bien darte un gusto porque sabes que reforzará tu logro. La ciencia dice que te ayudará a alcanzar más metas en el futuro.

Un estudio ludificó el ejercicio y otorgó a sus participantes puntos que podían cambiar por recompensas al alcanzar metas de ejercicio.[9] Los investigadores observaron que las recompensas aumentaban significativamente los niveles de práctica de ejercicio, y que el efecto era mayor en los usuarios avanzados que podían conseguir recompensas más valiosas.

Noom hace esto en la aplicación con las Monedas Noom, una forma divertida de conseguir monedas a cambio de completar ciertas tareas, que ayuda a las personas a ver y medir su progreso de forma objetiva y gratificante. «Cuando perseguir una meta parece un juego, es más divertido —explica nuestro cofundador Artem—. Para ser divertidos e interesantes, los juegos tienen que tener un nivel de dificultad adecuado, para que no sean ni demasiado difíciles ni demasiado fáciles, lo que fomenta la autoeficacia. Tienen que ser variados, entretenidos y basarse en el principio del refuerzo positivo. No se pueden dar puntos sin motivo. Eso no sería gratificante. Pero cuando completas una tarea y recibes algo a cambio, entonces se convierte en algo motivador. Eso es lo que intentamos hacer con la Moneda Noom, y es algo que puedes hacer por tu cuenta para ayudarte a alcanzar tus metas».

No todas las recompensas son iguales, claro está. Las recompensas que promueven la motivación intrínseca (hacer algo porque estás motivado de forma profunda y personal, como mejorar tu salud para sentirte mejor) tienden a mantener más la motivación que las recompensas que fomentan la motivación extrínseca (basadas en cosas externas, como la aprobación de los demás). Teniendo esto en cuenta, busca recompensas que hagan que de verdad quieras participar de ese comportamiento. Por eso la ludificación bien implementada funciona muy bien.[10]

Tu submeta puede ser lo que quieras. (¡Has perdido medio kilo! ¡Has corrido un kilómetro y medio! ¡Te has acabado una comida generosa sin sentir culpa!). Sea lo que sea, celebra tu victoria. La recompensa puede ser algo simple: una chuchería o un pequeño privilegio por cada submeta alcanzada, algo más grande (¿unas vacaciones?, ¿un día de spa?, ¿ese jersey al que le has echado el ojo?) para las metas más significativas.

No tienes que gastar dinero para recompensarte. El autocuidado es una gran recompensa. Duerme una siesta, ponte a ver tu película favorita, sal a pasear en coche o haz una escapada de un día. Hazte una manicura y pedicura, dibuja o pinta algo, ponte a ver una serie de comedia nueva (o una antigua que te guste mucho); ¡reír es muy bueno para la salud! Reduce el estrés, mejora el estado de ánimo y la tolerancia al dolor e incluso puede mejorar la respuesta inmune.[11] ¡Qué gratificante!

Las recompensas también pueden ser algo que sea obviamente saludable, de modo que recompenses tu comportamiento saludable con más comportamiento saludable. ¡Dos por uno! Podrías apuntarte a una clase de pilates, zumba o ballet; inscribirte por fin en el gimnasio o contratar un entrenador personal. ¡Estás listo! Cómprate un nuevo utensilio de cocina que hace tiempo que te gustaría tener, o un nuevo libro de recetas (incluso un libro de recetas de Noom… ¡guiño, guiño!). Relájate y crea una lista de reproducción que tenga el ritmo perfecto para tus caminatas o entrenamientos para correr, prueba un nuevo servicio a domicilio de comidas saludables, visita ese nuevo restaurante saludable o intenta esa receta saludable a ver qué tal te sale.

¿ESTÁN «PERMITIDAS» LAS RECOMPENSAS EN FORMA DE COMIDA?

¿Qué...? ¿Comida? ¿Como recompensa? ¿No es eso un tabú? Las personas que están trabajando en su salud suelen pensar que no pueden tener recompensas en forma de alimentos, pero nosotros no estamos de acuerdo. Si estás trabajando en tu relación con la comida, eso no significa que debas ignorarla. Significa que tu meta es ser capaz de comer lo que de verdad quieras de forma equilibrada y saludable, en lugar de dejar que los «debería» y los «no debería» controlen tus decisiones. También significa que puedes decidir cuándo darte un gusto y cuándo no lo necesitas. La alimentación es una parte placentera de la vida y deberíamos disfrutar de ella, no temerla o restringirla de forma antinatural.

Así que la comida sí puede ser una recompensa y, de hecho, creemos que algunos alimentos especiales que no quieres comer todos los días (como los dulces) son buenas recompensas para ocasiones especiales en las que de verdad puedas saborearlos y disfrutarlos. No tiene nada de malo darse un gusto de vez en cuando, siempre que seas tú quien decida hacerlo.

Lo que sí creemos es que las recompensas en forma de comida deberían valer la pena. Puedes compartir un trozo de la deliciosa tarta de chocolate que venden en esa cafetería de moda, comprar un trozo de pizza o ese pastelito de fresa del escaparate. Pero comerte una bolsa entera de patatas fritas sin prestarle atención mientras ves la televisión no tiene nada de especial ni gratificante. Las recompensas deben ser deliberadas y especiales, ¡lo que en nuestra opinión hace que estén aún más buenas! ¿Y si las preparas tú mismo con ingredientes de alta calidad elegidos por ti? ¡Aún mejor! (Para refrescar tu filosofía de alimentación, consulta el capítulo 4).

Hacer que las recompensas sean más gratificantes

Si no funcionan las recompensas, quizás es porque no son lo bastante gratificantes. Quizás te hayas acostumbrado a ellas porque siempre usas las mismas y, pasado un tiempo, la descarga de dopamina ya no es tan fuerte. O quizás no te importen mucho.

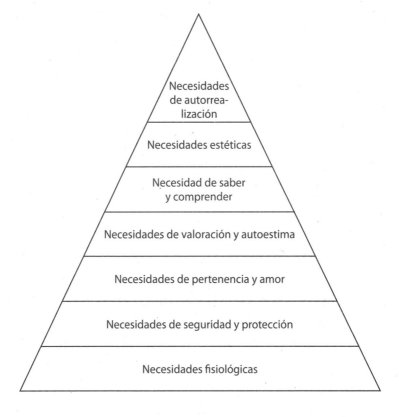

Quizás hayas oído hablar de la jerarquía de las necesidades de Maslow, una teoría desarrollada por el psicólogo Abraham Maslow en 1943[12] y ampliada a lo largo de las décadas de 1960 y 1970,[13] que muestra el orden en el que las personas se motivan para conseguir lo que necesitan. En la parte inferior de la pirámide están las necesidades humanas más básicas, y Maslow afirma que nuestra motivación primera y principal es satisfacerlas. A medida que cubramos las necesidades de cada nivel, nos sentiremos motivados para satisfacer las necesidades del siguiente.

No todos coinciden en que las personas se motiven por esas necesidades en ese orden. Un artista que viva en la miseria quizás no tenga cubiertas sus necesidades básicas pero aun así estará motivado por sus necesidades estéticas o de autorrealización. Hay quienes sostienen que eso es un sinsentido y que, si un artista está realmente muerto de hambre, la comida es mayor motivación que el arte para él.[14] (Comer menos de lo necesario nunca es bueno; si puedes evitarlo, no lo hagas). Otros discuten sobre los demás pisos de la pirámide: qué debería ir dónde, qué falta, y así sucesivamente.

Como nosotros preferimos el amor a la guerra, aquí en Noom no sentimos la necesidad de entrar en esas discusiones y, aunque coincidimos en que el progreso por la pirámide de Maslow seguramente no sea nunca una línea recta y ascendente, lo que nos interesa es cómo nuestras aspiraciones más elevadas pueden descarrilarse por las necesidades fisiológicas. Creemos que esto es de especial interés cuando se trata de salud.

O, para ir directos al grano: si estás hambriento de verdad, ¿puedes centrarte realmente en algo más?

En nuestra opinión, el error de la cultura de la dieta es intentar convencer a las personas de comer menos apelando a necesidades superiores como las estéticas (verse bien), las de autoestima (sentirse mejor con uno mismo) o incluso las de autorrealización (ser tu «verdadero yo», alcanzar tu potencial). ¿Cómo puedes trabajar de verdad y genuinamente en esos niveles si tienes hambre todo el tiempo? Creemos que Maslow estaría de acuerdo con nosotros en que eso no es sostenible.

Maslow dice que la motivación de cubrir las necesidades básicas es más fuerte cuando esas necesidades no están satisfechas, así que nosotros sostenemos que antes de subir de nivel en la pirámide y obtener tu motivación de cosas como mejorar el autoestima, cultivar relaciones, perseguir intereses o apreciar la belleza, lo primero que debes hacer, y esto va en serio, es comer lo suficiente para proporcionar energía a tu cuerpo y garantizar tu salud.

Así que, para responder nuestra primera pregunta, «¿cómo hacer que las recompensas sean más gratificantes?», lo primero es comer. Ocúpate de la motivación de comer y luego podrás comenzar a subir por la pirámide y preocuparte de aspectos más sutiles de tu estilo de vida, tus hábitos e incluso tu relación con la comida y el ejercicio, algo que nosotros situaríamos más en la sección de autorrealización que de necesidades básicas.

Donde sea que estés en la pirámide, esa será tu mayor motivación. No te quedes atascado en el primer nivel. El amor, la autovaloración, la curiosidad y la búsqueda de la alegría son mucho más interesantes que la comida, una vez que no tengas hambre. ¡Disfruta de una buena comida y luego sal a buscar inspiración en todo lo que el mundo puede ofrecerte!

¡Llama a los refuerzos!

Las recompensas son una forma de refuerzo positivo, que es uno de los dos tipos que propone la teoría psicológica del condicionamiento operante:

- **Un refuerzo positivo** hace que hagas algo con mayor frecuencia porque obtienes algo bueno a cambio. Por ejemplo, si cada vez que vas al gimnasio ves a tus amigos y es una actividad social divertida, es más probable que sigas yendo al gimnasio.
- **Un refuerzo negativo** hace que hagas algo con mayor frecuencia porque así evitas que pase algo que no te gusta. Por ejemplo, quizás un amigo no deja de molestarte con que vayas al gimnasio

y ya estás harto. Vas al gimnasio con él y deja de molestarte. En pocas palabras, tu recompensa es el cese de eso que no te gusta.

Los estudios que se han hecho sobre los refuerzos positivos y negativos muestran que combinar ambos es una buena forma de continuar con un hábito nuevo.[15] Sin embargo, si los dos se enfrentan, el vencedor es el refuerzo positivo. En varios estudios se observó que una recompensa en forma de alimento (refuerzo positivo) era un refuerzo de la conducta más eficaz que un descanso del trabajo (refuerzo negativo).[16] De todas formas, los refuerzos negativos podrían funcionar contigo. Dependiendo de qué es lo que intentes hacer, lo que más te sirva podría ser un tipo de refuerzo o el otro, o incluso los dos. Si consigues usar ambos, obtendrás un mayor beneficio de la estrategia de refuerzo.

CMR

La última herramienta que queremos ofrecerte en este capítulo es una lista de nuestros CMR (o Consejos Motivacionales Rápidos) favoritos. Son cosas pequeñas que puedes hacer para impulsar tu motivación en el momento. Es útil tenerlos a mano. Consérvalos en tu metafórica caja de herramientas Noom.

CMR n.° 1: Suél-ta-lo

La vida no es siempre como a ti te gustaría. Tú mismo no eres siempre como a ti te gustaría. Aunque sepas que los altibajos forman parte del proceso, puedes sentirte frustrado cuando tienes una intención y no te ciñes a ella. Pero, oye: así es la vida. A veces comerás de más. A veces te saltarás un entrenamiento. A veces te afectará un disparador. No pasa nada. Sé amable contigo. En lugar de estresarte, pensar en ello sin cesar, llenarte de arrepentimiento o lo que sea, suéltalo y sigue adelante. La culpa y la vergüenza no son más que lastres. Más importante que lo que hiciste es lo que harás a continuación. Concéntrate en lo que está por delante, no en lo que está por detrás, y sé amable contigo. Nadie es perfecto y todos actuamos en contra de nuestras intenciones de vez en cuando. Si eres comprensivo contigo, probablemente puedas retomar tu curso hacia tus metas mucho antes, y quizás incluso alcanzarlas con mayor facilidad.[17]

CMR n.º 2: Siéntate y relájate

Todos necesitamos un descanso de vez en cuando. Si has estado esforzándote mucho, ¡bien por ti! Cierta cantidad de esfuerzo y estrés pueden ser motivadoras, pero si te pasas, puede resultar contraproducente. Tómate un respiro y no hagas nada al menos una vez al día durante al menos quince minutos. Relájate. Respira hondo. Desconéctate. Escucha tu música favorita o sal a caminar un poco para respirar aire fresco. Habla con un amigo sobre algún tema frívolo y divertido. ¡Al diablo! Juega con tu móvil o mira vídeos graciosos para soltar un par de buenas y saludables carcajadas. Mucho trabajo y nada de diversión aburren a cualquiera.

CMR n.º 3: Comparte tus metas

Adivina quién quiere oír hablar de tus victorias. ¡Tus amigos! Una de las cosas que más nos gusta de las personas es lo mucho que se apoyan entre sí. Cuando alcances una submeta, aniquiles una supermeta o cuando hagas cualquier cosa asombrosa (y sabemos que eres capaz de cosas asombrosas), no temas contárselo a otras personas. Al hacerlo, no tienes que presumir, ni hacerte el humilde. Solo sé sincero: «¡Lo he hecho! ¡He corrido cinco kilómetros! ¡He perdido cinco kilos! ¡Mi médico dice que estoy sano! ¡Choca esos cinco!».

Da igual que tengas un compañero a quien rendir cuentas o que lo publiques en una red social cuando consigas eso por lo que tanto te has esforzado, ya verás lo motivado que te sentirás cuando comiencen a llegar los comentarios de «¡felicidades, amigo!» y «¡eres lo máximo!». Al contarle a otras personas tu éxito, también sentirás una mayor responsabilidad para seguir con ese buen trabajo, así que compartirlo puede ayudarte a mantenerte motivado a largo plazo.[18]

CMR n.º 4: Imagina el éxito

¿Recuerdas cuando en el capítulo 2 te hemos hecho visualizar cómo cambiaría tu vida cuando alcanzaras tus metas? Bueno, adivina qué: ¡eso es supermotivador! Siempre que sientas que tu motivación está decayendo, detente, cierra los ojos, recuerda TPC e imagínate teniendo éxito. Siente la gloria, la satisfacción, la energía y el aumento de confianza en ti mismo.

También puedes usar otras señales visuales para motivarte. Puedes hacer fotos de tus comidas saludables, o incluso de las cosas que eliges no comer, o de las que solo has probado un bocado, pero que antes de aprender a moderarte habrías comido en exceso. Hazte selfis durante tu entrenamiento, saca fotos de los números cada vez más bajos de la báscula (si es que pesarte te motiva), saca fotos de tu progreso hacia un estado físico cada vez mejor o solo de bellos paisajes naturales o momentos divertidos con tus amigos que te recuerden qué es lo que de verdad importa en tu vida.

UN COACH DE NOOM RESPONDE TUS PREGUNTAS

Odio pesarme todos los días. ¿Por qué Noom nos obliga a hacerlo?

Noom no te obliga a hacerlo, todas las partes de nuestro programa son opcionales y te recomendamos que hagas lo que más te sirvan, pero lo ofrecemos como una herramienta útil para monitorizar el progreso y te animamos a que la uses. Pesarse todos los días te ofrece un pequeño vistazo del panorama completo de tu pérdida de peso. ¡Puede ser difícil verlo en el momento! Tu peso fluctuará día a día según factores que pueden no estar relacionados con la verdadera pérdida de peso.

CMR n.° 5: Plantea preguntas

Parte del cambio de conducta pasa por el conocimiento, la consciencia plena, y por apagar las conductas automáticas para que se conviertan en deliberadas y conscientes. Una forma excelente de hacer esto es haciéndote preguntas, sobre todo cuando estás tentado de regresar a esos viejos hábitos que no te estaban funcionando demasiado bien. Tenemos un conjunto de cinco cosas para que te preguntes antes de que te precipites y hagas, o no, eso que tu disparador te incita a hacer. Detente, respira y responde a estas preguntas antes de tomar la decisión final:

1. **¿Por qué** estoy haciendo esto en este momento? Intenta pensar en la razón verdadera, tus sentimientos, cómo ha sido tu día, cualquier cosa que pueda estar afectando.
2. **¿Qué** otra cosa podría hacer en lugar de esto que quiero hacer ahora pero no quiero haber hecho en el futuro? ¿Podría salir a caminar? ¿Llamar alguien? ¿Escuchar algo de música? ¿Hacer un crucigrama? ¿Decir que no y ya? ¿Cuáles son mis opciones?
3. **¿Quién** me está diciendo que debería hacer esto? ¿Un amigo? ¿Alguien que insiste y me presiona para que coma algo? ¿Mi ansiedad? ¿Mi miedo? ¿Mi aburrimiento? ¿Mi enfado?
4. **¿Cuándo** siento que debo hacer, o no, esto? ¿Ahora mismo, o puedo esperar y decidir más adelante?

5. **¿Cómo** me sentiré más tarde si hago, o no hago, esto? ¿Cómo me sentiré más tarde si resisto esta tentación?

Una vez planteadas estas preguntas internamente, quizás decidas hacer, o no hacer, eso de todas formas, sin importar lo que sea. Quizás elijas comerte el pastelito, saltarte el entrenamiento, tener ese estallido emocional o dormir una siesta, y eso está absolutamente bien. Lo importante es no haberlo hecho de forma automática. Has atravesado un proceso y has tomado una decisión consciente. ¡Bravo!

◆

Esperamos que, ahora que hemos llegado al final de este capítulo, te sientas motivado, o que al menos sientas que sabes cómo motivarte cuando lo necesites. Pero ¡aún nos queda sabiduría para compartir contigo! Primero, hablemos de lo que sucede cuando tus pensamientos se retuercen y se vuelven en tu contra. Cuando veas esos pensamientos que atentan contra tus metas como lo que realmente son, distorsiones del pensamiento, estarás en una mejor posición para enfrentarte a ellos y volver a la carga.

8

Distorsiones del pensamiento

Los pensamientos son acróbatas,
ágiles y a menudo poco fiables.

BESS STREETER ALDRICH

A veces, aunque tengas las mejores intenciones y los trucos psicológicos más eficaces (ejem, de nada), te enfrentarás a un adversario que querrá convencerte de que tus metas son inalcanzables. Ese adversario, que parece tan fuerte e intimidante, es... tu propia mente. Puede que allí dentro esté un poco oscuro, e incluso que te dé un poco de miedo, pero creemos que vale la pena hacer un poco de espeleología mental a estas alturas porque, cuando de pensamientos se trata, no todo es lo que parece.

Tu cerebro es un órgano complejo y magnífico que hace que el ordenador más avanzado parezca de juguete. Pero igual que un ordenador puede tener un virus que interfiera con su programación, el cerebro puede (y sucede a menudo) ser víctima de lo que los psicólogos llaman distorsiones cognitivas. Las distorsiones cognitivas, o lo que nosotros llamamos aquí en Noom distorsiones del pensamiento, son pensamientos irracionales que frustran el progreso. Influyen en tus emociones de forma tal que hacen que lo que intentas hacer por ti sea más difícil.

El Dr. Michaelides lo explica así: «Las distorsiones del pensamiento son patrones de pensamiento que evitan que te comportes como tú quieres. Son creencias que limitan tu capacidad para alcanzar tus metas». Las distorsiones del pensamiento son patrones que podrían ser sesgados, exagerados o incorrectos por cualquier otro motivo, pero que, sea como sea, te conducen a sacar conclusiones que no están basadas en la realidad.

Las distorsiones del pensamiento son muy frecuentes. «Creo que todos podemos identificarnos con este fenómeno de una forma u otra, porque todos lo hemos experimentado —observa el Dr. Michaelides—. Lo que tienen de tramposas las distorsiones del pensamiento es que en el momento no lo parecen. Parecen verdades».

El Dr. Michaelides explica que las distorsiones del pensamiento están relacionadas con las emociones, lo que evita que seamos objetivos. «Imagina que estás intentando leer un libro. Lo sujetas frente a la cara, pegado a la nariz, a apenas unos centímetros de los ojos. Lo tienes ahí, es lo único que ves, bloquea todo lo demás, pero no puedes distinguir las palabras. —Así, dice, son las distorsiones del pensamiento—. Estás demasiado cerca del pensamiento, así que no puedes verlo como lo que realmente es. Solo cuando tomas un poco de distancia puedes observarlo y ver que es una distorsión».

Las distorsiones del pensamiento suelen ayudar poco y poner trabas, y aun así, no lo vemos. Entonces, ¿qué hacemos para alejar ese libro metafórico y poder ver con claridad las palabras reales?

Aprender a reconocer las distorsiones del pensamiento es el primer paso para desentrañar su contenido y evaluarlas de forma realista. Como dice el Dr. Michaelides, todos tenemos distorsiones del pensamiento de vez en cuando. Es natural y humano. Sin embargo, como son capaces de hacer descarrilar tu progreso, interferir con tu autoeficacia y extinguir tu motivación, veamos algunos ejemplos. Quizás reconozcas que en ocasiones has tenido algunos de estos pensamientos. Verlo puede ayudarte a empezar a tantear la diferencia entre algo que sabes que es cierto (como un hecho) y algo que solo sientes que es cierto en el momento:

- «¡Oh, no! ¡Me he comido un dulce! ¡Los dulces son malos!»
- «¡Todos me miran y me están juzgando!»
- «Debo terminarme toda la comida que hay en el plato».
- «Me he acabado el plato y he repetido… ¡nunca podré controlar mi alimentación!»
- «Apuesto a que esa persona tan en forma que está en esa máquina está pensando en lo poco en forma que estoy».
- «Si vuelvo a acercarme al bufé, todos me verán y me juzgarán».
- «Soy demasiado perezoso».
- «Tengo cero fuerza de voluntad».
- «Estoy destinado a tener sobrepeso».
- «No puedo comer eso».
- «Soy una persona virtuosa por haber hecho ejercicio esta mañana».
- «Si me como el helado de pie delante del congelador, no tiene calorías». (Un momento, ¿eso no es verdad?).
- «¡He ganado un kilo de la noche a la mañana! Mis metas son inútiles».

¿Has tenido alguno de estos pensamientos? ¿U otros similares? Intenta recordar si has tenido una distorsión del pensamiento propia. Es posible que, al verlas sobre el papel, algunas te parezcan obviamente falsas, pero piensa en lo reales y ciertas que parecían en su momento. Quizás después te dieras cuenta de que no eran verdad o reconocieras que no podías saber con certeza si eran ciertas o no. Eso puede ayudarte *a posteriori*, pero es más útil reconocer las distorsiones del pensamiento cuando ocurran, porque puede ayudarte a analizarlas con mayor objetividad.

Tipos de distorsiones del pensamiento

Para ayudarte a identificar tus propias distorsiones del pensamiento de forma más sistemática, vamos a agruparlas en categorías. Todos estos son tipos de distorsiones bastante habituales que han sido identificadas por la psicología. Fíjate en si te resultan territorio conocido.

Pensamiento de todo o nada

«¡Es bueno!» «¡Es malo!» «¡Nunca lo consigo!» «¡Soy un éxito!» «¡Soy un fracaso!» «¡Esto siempre es cierto!» «¡Esto nunca es cierto!». Todas estas son distorsiones del pensamiento que se aferran obstinadamente a una forma de pensar binaria de todo o nada. No tienen en cuenta los grises, no hay matices, no hay término medio. Esto puede hacer que el mundo (y los problemas) sean más fáciles de entender, pero este tipo de pensamiento ignora descaradamente la naturaleza sutil y compleja de la realidad.

«El pensamiento de todo o nada, blanco o negro, debe ser uno de los tipos de distorsión del pensamiento más comunes —señala el Dr. Michaelides—. Es la idea de que o bien eres una persona que puede con todo, cumple la dieta a la perfección, hace ejercicio a diario y es capaz de hacer veinte cosas a la vez, o eres una persona que no puede con nada, así que no vale la pena intentarlo». Para reconocer las distorsiones del pensamiento de todo o nada, busca palabras como bueno, malo, siempre, nunca, éxito, fracaso y expresiones del estilo «como [has hecho algo] da igual que [hagas otra cosa]» o «como [no has hecho algo] da lo mismo que [no hagas otra cosa]».

Aquí tienes algunos ejemplos concretos de este tipo de distorsiones relacionados con la salud:

- «Los carbohidratos son malos, así que no debería comerlos nunca».

- «Las verduras son buenas, así que debería comerlas en todas las comidas».
- «Si no duermo ocho horas, echo a perder mi día».
- «Si duermo demasiado, soy perezoso».
- «Debo contar todas las calorías que consumo (o gramo de carbohidratos o grasas) o fracasaré con mi dieta».
- «No debo comer nunca después de las siete de la tarde o subiré de peso».
- «Debo ayunar dieciséis horas todos los días».
- «Debo comer cada cuatro horas durante el día».
- «Si no hago HIIT/cardio/entrenamiento de fuerza, no estoy haciendo suficiente ejercicio».
- «Estoy todo el día sentado frente al escritorio, así que nunca podré perder peso».
- «Debo hacer ejercicio una hora todos los días o subiré de peso».
- «Me he saltado el postre, así que soy un éxito».
- «He comido postre, así que soy un fracaso».
- «Como he pedido una pizza, daría lo mismo que abandonara esta dieta».
- «La comida que he preparado está malísima, así que está claro que no sé cocinar».
- «Como el mes pasado no fui al gimnasio, daría lo mismo que me diera por vencido».

A medida que comiences a reconocer los pensamientos de todo o nada, fíjate en si puedes formular un pensamiento más intermedio. Por ejemplo, en respuesta al pensamiento «los carbohidratos son malos», podrías pensar «los carbohidratos refinados son densos en calorías y no tienen mucho valor nutricional, así que es buena idea limitarlos en mi dieta cuando esté trabajando para llegar a mi meta de peso saludable». En lugar de «malos», que es una opinión demasiado simplificada, lo que haces es tener en cuenta los datos reales sobre los carbohidratos. ¿No te parece mucho más realista?

Pensamiento con sesgo de negatividad

Este es un tipo de distorsión del pensamiento en el que una persona percibe lo negativo más que lo positivo, aunque haya más cosas positivas que negativas que percibir. Es como cuando recibes una evaluación de rendimiento de tu jefe que está llena de elogios y una sola cosa que «debe mejorarse». En lugar de celebrar los elogios, lo que haces es obsesionarte con eso que «debe mejorarse».

Los científicos sostienen que los humanos, ya desde la infancia, tienden a registrar lo negativo con mayor facilidad que lo positivo. Esto se conoce como sesgo de negatividad, y puede que en algún momento haya servido para la supervivencia;[1] de hecho, hay una teoría que propone que los estímulos negativos son más informativos que los positivos. Por ejemplo, tocar una estufa caliente y descubrir que te quema la mano es más informativo que descubrir que es agradable acariciar un perro suave, por poner un ejemplo. Claro que acariciar el perro es agradable, pero no implica daños personales. Si no quieres volver a quemarte, es más importante recordar que no debes tocar una estufa caliente.

Si bien el sesgo de negatividad tiene sus usos, también puede ser debilitante. Es un tipo de distorsión del pensamiento que puede interferir con tu progreso, tus metas y tu felicidad. Incluso se ha asociado con síntomas depresivos.[2]

Una buena manera de contrarrestar el sesgo de negatividad consiste simplemente en hacer hincapié en lo positivo. Siempre hay un lado bueno, y si notas que tienes un sesgo de negatividad, es importante que practiques fijarte a propósito en ese otro lado de la historia. Porque la historia siempre tiene dos caras. Así puedes empezar a practicar el optimismo, que, según la ciencia, influye de forma significativa en la salud física y mental y el bienestar, e incluso puede hacer que los hábitos saludables sean más fáciles de alcanzar.[3]

POSITIVIDAD TÓXICA

Practicar el optimismo es estupendo, y hay estudios que muestran que hay una relación entre el pensamiento positivo y la autoestima alta, y que esas cualidades pueden hacer que las personas sean más resilientes durante los momentos difíciles.[4] Sin embargo, cuando se aplica de forma indiscriminada, la positividad puede volverse tóxica. Positividad tóxica es un término que describe la tendencia a darle un giro positivo a todo, incluso cuando hacerlo podría no ser racional o ser cruel. Si alguien socava la validez de tu dolor o trauma diciendo «mírale el lado bueno» o «al menos todavía tienes bla, bla, bla», eso es positividad tóxica. No reconoce los sentimientos profundos de la otra persona y eso puede herir.

También puedes hacértelo a ti mismo al forzarte a actuar de forma alegre o feliz para ocultar tu tristeza u otro sentimiento negativo. Eso no ayuda. Eso es un comportamiento supresor. En lugar de suprimir tus emociones negativas, suele ser más útil que te permitas sentirlas y hables sobre ellas con personas que te apoyen para poder procesarlas y no hacer como si todo estuviera bien.[5] Puede incluso llegar a ser dañino si alguien permanece en una situación peligrosa porque intenta verle el lado positivo.[6] Otro estudio reveló que intentar sacar lo mejor de una mala situación solo funciona si la situación está fuera de tu control.[7] Cuando puedes controlarla tú, es probable que te convenga cambiarla en lugar de soportarla con una sonrisa falsa. Así que, sí, ¡sé positivo! Pero no dejes que la positividad ponga obstáculos a la acción.

Pensamiento comparativo irracional

En una época en la que tanta gente compara su vida real con lo que ve en las redes sociales, esta distorsión del pensamiento se expande de forma desenfrenada. Las personas no dejan de ver versiones editadas y filtradas de las vidas de los demás y es difícil no compararse. Pero, como dijo Theodore Roosevelt, la comparación es el ladrón de la alegría, y compararse con otra persona puede distorsionar nuestra autopercepción y destruir nuestra confianza.

Imagina que te sientes genial contigo y decides entrar en una red social. Entonces ves que el perfil de otra persona está lleno de fotos imposiblemente atractivas («¿estará usando un filtro?», te preguntas mientras observas nervioso tu reflejo en un espejo), o muestra viajes a lugar exóticos a los que solo puedes soñar ir o éxitos profesionales que parecen mucho más grandiosos e importantes que los tuyos. O quizás entras a una clase, una fiesta o cualquier otro evento y ves a alguien que (en tu opinión) va mejor vestido, parece más feliz, más popular, tiene cosas más bonitas o es de alguna manera «mejor» que tú.

Sales a caminar sintiéndote estupendo y en forma, estás disfrutando del aire fresco, muy orgulloso de ti por haber salido y estar moviéndote… y entonces ves a ese corredor que está súper en forma y que apenas suda. «Seguro que compite en triatlones», piensas. «Seguro que no tiene casi grasa corporal», imaginas. «Mira esos músculo», exclamas. Y de pronto te sientes totalmente inepto, como si tu caminata fuera una broma. ¿Cómo puedes llamar ejercicio a esto? Todos esos sentimientos positivos se desvanecen.

Aunque, en realidad, te estabas sintiendo muy bien contigo antes de entrar a la red social, llegar a la fiesta o encontrarte con esa persona que, hasta donde tú sabes, podría ser un atleta profesional bajo una enorme presión por mantenerse tan en forma. Aunque nada haya cambiado en ti a nivel físico, tu crítico interno ha interrumpido tu agradable día y te ha hecho sentir mal contigo.

Pero dado que en realidad no sabes mucho sobre la vida de la otra persona, ¿por qué no aparcas esa comparación, que está basada en gran parte en tus suposiciones y no en hechos? Nunca sabes cómo se siente alguien por dentro, aunque tenga un aspecto estupendo por fuera o muchas cosas que tú no tienes. Y en cuanto al corredor, quizás hace un año estaba en el mismo lugar que tú, y ese podrías ser tú dentro de un año. Quizás estás comparando tu parada técnica con su línea de llegada. Y para el caso, tal vez haya personas que te miren a ti y se sientan peor consigo mismas.

La próxima vez que notes que estás haciendo esto, intenta cambiar la perspectiva para centrarte en tu éxito. Lo único que puedes hacer es conocerte y trabajar en ti. La única comparación válida es entre tu yo pasado y tu yo presente. Eso es algo que puedes evaluar de forma realista y también es algo en lo que tienes influencia.

Leer la mente

A veces es cierto que podemos adivinar qué están pensando los demás al interpretar de forma correcta las expresiones faciales o el lenguaje corporal. Sin embargo, cuando das por hecho que las personas te están juzgando o tienen una mala opinión de ti sin tener ninguna evidencia real, leer la mente se convierte en una distorsión del pensamiento.

Si crees saber qué es lo que alguien está pensando, pregúntate si tienes alguna evidencia concreta, y si ese pensamiento favorece o daña tu autoestima o tu progreso. Si se trata de una suposición dañina, podría ser útil recordarte que, en realidad, no lo sabes a ciencia cierta, así que ¿para qué gastar energía en esa negatividad innecesaria?

Un ejemplo habitual de lectura de mente es cuando das por hecho que sabes qué es lo que cree la gente sobre tu aspecto o lo que estás haciendo. Por ejemplo, a lo mejor crees que van a pensar que estás obsesionado con la dieta por pedir una ensalada, o que si pides algo como patatas fritas o una hamburguesa, los demás creerán que no deberías estar comiendo esos alimentos. Otros ejemplos podrían ser cuando piensas que las personas que están en el gimnasio se ríen de ti a tus espaldas o que tus amigos notarán que has subido de peso y te juzgarán por eso.

Leer la mente suele ser un tipo de proyección, un término psicológico empleado cuando proyectamos en otra persona lo que sentimos nosotros. La próxima vez que creas saber qué opinan los demás, valora si lo que crees que piensan ellos no es en realidad lo que piensas tú sobre ti. Si crees que alguien te juzga por pedir postre, quizás lo que pasa es que estás siendo autocrítico con tus decisiones. Si crees que las personas del gimnasio se ríen de ti, quizás sea porque te sientes cohibido por tu estado físico.

La próxima vez que te descubras «leyendo» la mente de otra persona, pon esta teoría a prueba. Si te parece que es cierta, valora si esos pensamientos que estás teniendo sobre ti te están ayudando o no (y si son autocríticas negativas, ¡no ayudan!)

Adivinación

Está en nuestra naturaleza intentar predecir el futuro basándonos en el pasado, y también es una importante estrategia de supervivencia. A veces puede ayudarnos a protegernos o a evitar algún peligro. Sin embargo, dar siempre por hecho que sabes qué sucederá cuando no es posible no resulta útil. A las personas no les gusta la incertidumbre, pero si combinas la adivinación con el sesgo de negatividad, obtienes una distorsión del pensamiento maladaptativa. Estos son algunos ejemplos de adivinación:

- «Aunque lo intente, no podré correr quince kilómetros».
- «Si me como un trozo de pizza ya no podré parar».
- «Si me como este trozo de pastel, para mañana habré subido de peso».
- «Si ceno una ensalada, mañana habré bajado de peso».

Y no solo no puedes saber estas cosas, sino que la adivinación puede convertirse en una profecía autocumplida. Quizás seas absolutamente capaz de correr quince kilómetros con algo de práctica, empezando poco a poco, pero si te dices que es imposible, corres el riesgo de hacer que lo sea, porque no creerás que puedas lograrlo y dejarás de intentarlo.

Una buena manera de contrarrestar este tipo de distorsión del pensamiento es centrarte en el aquí y ahora y pensar en tres posibles alternativas sobre cómo podría ser tu futuro. Esto puede liberar tu mente de la suposición de que hay un único resultado posible. Si crees que si te comes un solo trozo de pizza ya no podrás parar, podrías pensar también que:

A. Si comes un trozo de pizza ya no podrás parar.

B. Después de comer un solo trozo de pizza, podrás parar.

C. Te comerás dos trozos de pizza y te quedarás satisfecho.

¡Guau, tienes opciones! Ahora te toca elegir una en lugar de sentirte una víctima del destino.

Justificación

Esta distorsión del pensamiento te permite no hacer algo que no tienes ganas de hacer en el momento. Te hace descarrilar, porque básicamente consiste en convencerte de no trabajar hacia tus metas o posponer lo que podrías estar haciendo ahora. Puedes reconocer la justificación porque incluye palabras como pero y porque, como en «iba a hacer ejercicio, pero no tuve tiempo» o «voy a repetir porque hoy he ido al gimnasio».

La justificación es un autosabotaje, así de simple. ¿Recuerdas cuando en el capítulo 3 te hemos dicho que cada vez que haces algo difícil, como resistirte a un antojo o practicar un hábito nuevo, se vuelve un poco más fácil la próxima vez? Lo contrario también es cierto. Cada vez que inventas una excusa para no hacer algo difícil, como resistirte a un antojo o practicar un hábito nuevo, se vuelve un poco más fácil no hacerlo la próxima vez. Tu cerebro es un animal de costumbres, eso significa que lo que sea que hagas ahora se convierte en lo que probablemente hagas en el futuro.

Recuerda eso: cada vez que haces algo difícil, se convierte en más fácil. En lugar de inventar excusas, toma decisiones informadas, y así estarás ejerciendo un mayor poder sobre tu comportamiento.

Atención a la rumiación

Las distorsiones del pensamiento son a menudo objeto de la rumiación, que es el proceso de pensar lo mismo una y otra vez o de volver obsesivamente atrás y reproducir los mismos escenarios mentales repetidas veces. La rumiación es extremadamente frecuente y extremadamente poco productiva. No tiene nada de malo volver sobre lo sucedido para ver qué es lo que te gustaría hacer de otra forma la próxima vez, ni reconocer tus errores y aprender de ellos, pero la rumiación en realidad no implica ningún tipo de reflexión o cambio. Son tus pensamientos corriendo en círculos, como un perro que se persigue la propia cola.

La rumiación puede adoptar varias formas, como la preocupación que sientes por algo mientras intentas concentrarte en otra cosa (como quedarte dormido) o cuando vuelves sobre una misma conversación en tu cabeza una y otra vez, pensando «si hubiera dicho.». Es una forma no productiva de intentar lidiar con el estrés, porque hace que empeore. Las personas suelen creer que pensar los ayudará a resolver el problema, pero aunque la rumiación pueda parecer que solo consiste en pensar, en realidad es más una obsesión. Hay estudios que vinculan la rumiación con síntomas depresivos, sesgo de negatividad, ansiedad social y hábitos poco saludables, como darse atracones o beber en exceso.[8]

Entonces, ¿qué puedes hacer para quitarle el poder a la rumiación, no solo en cuestiones relacionadas con las metas de salud, sino en cualquier situación? Intenta algunas de estas técnicas para salir del patrón de rumiación:

- **Date diez minutos.** Usa un temporizador si es necesario, pero pon un límite de tiempo a tu rumiación. Rumia todo lo que quieras durante diez minutos, luego detente y haz algo que no se relacione con el objeto de tu rumiación.

- **Haz algo.** Ya sabes lo que dicen: «¡No te quedes ahí sentado, haz algo!»; y su divertido contrario: «¡No hagas nada, quédate ahí sentado!». La rumiación es un poco como quedarse sentado en vez de hacer algo, mientras que hacer algo puede dispersar los pensamientos rumiantes. En lugar de volver una y otra vez sobre lo mismo, haz un plan real de algo que puedas hacer para solucionar el problema sobre el que estás rumiando. Si lo que no te puedes quitar de la cabeza es lo que deberías haberle dicho a alguien, podrías escribir una carta dirigida a esa persona en la que expreses todo lo que te gustaría haber dicho. La decisión de enviarla o no depende de ti; quizás descubras que con escribirlo ya es suficiente y te baste para soltar la idea.

- **Crea una distracción.** Haz algo que no te permita rumiar porque requiera toda tu atención, como ver una película, leer un artículo, hacer ejercicio con un video de baile o jugar a un juego del móvil para el que debas concentrarte.

- **Rumia en voz alta con un amigo.** Si dices lo que piensas en voz alta frente a alguien en quien confíes, quizás te des cuenta de que has exagerado toda la situación. Un amigo también puede empatizar contigo, lo que podría hacerte sentir mejor y ayudarte a pensar bien lo que te está molestando y buscar soluciones que tú no ves porque estás demasiado cerca del problema. A veces basta con contarle a alguien qué es lo que te molesta para quitarle toda la energía a la rumiación y no sentir necesidad de seguir con ella.

◆ **Observa los pensamientos sin involucrarte.** Intenta dar un paso atrás y desvincularte emocionalmente de tu rumiación. Obsérvala de forma neutral, como si fueras otra persona. Imagina que puedes ver esos pensamientos revoloteando en tu cabeza. ¿Qué aspecto tienen? Presta atención a cómo te sientes al observarlos. Míralos como si fueran algo ajeno a ti en lugar de dejarte atrapar por ellos. Esta es una técnica de consciencia plena. Un análisis de diecinueve estudios sobre la eficacia de la terapia cognitivoconductual y las técnicas de consciencia plena demostró que desvincularse emocionalmente de los pensamientos repetitivos para verlos de forma más objetiva era una forma eficaz de romper el ciclo de rumiación.[9] (Para conocer más sobre los detalles, te recomendamos leer más sobre la fusión y defusión cognitivas. También hablaremos más al respecto en el próximo capítulo, que trata sobre la consciencia plena).

UN COACH DE NOOM RESPONDE TUS PREGUNTAS

¿Cómo se puede reducir el estrés? ¿Algún consejo?

La mejor forma de evitar sus efectos negativos es prevenir el estrés innecesario siempre que sea posible. Aquí tienes dos recomendaciones que pueden ayudar a mantener a raya tu estrés.

1. **Practica decir que no.** Decir que no puede ser difícil, pero es importante pensar por adelantado en las consecuencias de decir que sí y en si hacerlo te causará más estrés no deseado. Intenta pensar en un par de frases que puedas usar cuando te sientas presionado para hacer algo que no quieras hacer y recuerda: «Mi corazón dice que sí, pero mi salud dice que no».

2. **Fija metas pequeñas y realistas.** Fijar una meta que veas como algo muy lejano puede ser una gran fuente de es-

trés. Fijar metas más pequeñas y realistas que tienes la seguridad de poder alcanzar es menos estresante y puede ser el refuerzo positivo a corto plazo que necesitabas para seguir.

Fusión y defusión cognitivas

Fusión cognitiva es un término para describir lo que sucede cuando tus pensamientos disparan emociones tan fuertes que te fusionas con ellos y crees que son verdades internas. La defusión cognitiva es un método para desvincular un pensamiento del sentimiento o la emoción para verlo con mayor claridad y separarte de él.

Lidiar con la emoción que se encuentra tras una distorsión del pensamiento como si fuera algo separado del pensamiento en sí le quita potencia a este y valida su razón de ser. El Dr. Michaelides lo explica: «Discutir con un pensamiento le da energía. En lugar de eso, puedes reconocerlo y, en vez de tomarlo de forma literal, observar el sentimiento que lleva asociado, confirmar que ese sentimiento es válido y pensar de dónde podría estar viniendo».

Por ejemplo, si piensas «todo el mundo me está juzgando», eso puede parecer como algo muy personal. Pero si en lugar de aceptar como un hecho la idea de que todos te juzgan, intentas determinar cómo te sientes al pensar eso. ¿Ansioso? ¿Enfadado? «El sentimiento generado por ese pensamiento es válido —señala el Dr. Michaelides—. La única forma de cambiar tu situación es prestarle atención y permitirte sentirlo». La defusión cognitiva te permite ver el pensamiento como algo falso, pero el sentimiento asociado a él como algo verdadero.

Cuando te enfrentes al sentimiento que hay detrás del pensamiento, lo verás como algo separado de ti. Esto lo calmará. Deja que esté allí, como un mensajero de tus emociones, pero no lo confundas con la verdad. Es solo un pensamiento. De hecho, el Dr. Michaelides sugiere usar la palabra solo para recordarle al pensamiento cuál es su lugar: «Es solo un pensamiento».

No siempre es fácil separar un pensamiento de la emoción que lo acompaña, ¡pero tenemos un truco mental para conseguirlo! Para hacer este truco, que podríamos llamar «repítelo», tienes que repetir el pensamiento hasta que la emoción que relacionas con él deje de tener fuerza, hasta que solo queden las palabras, y entonces no te sentirás tan conectado con ellas.

Cuando estés experimentando una distorsión del pensamiento con emociones muy fuertes asociadas a él, busca un espejo, cierra la puerta, mírate y di el pensamiento en voz alta. Repítelo una y otra vez. Cuanto más lo digas, más potencia le quitarás. Cuanto más lo digas, más irreal sonará y más fácil te será verlo por lo que es en realidad: solo un pensamiento.

Por ejemplo, quizás estés pensando «si no he perdido peso a estas alturas de mi vida, ya nunca lo haré». Acércate a un espejo y dítelo. Luego repítelo una y otra vez. Escúchate cuando lo digas. ¿Cómo te hace sentir ese pensamiento? ¿Es algo que le dirías a un amigo querido? ¿Es lo que realmente crees? ¿Hay alguna prueba de que eso sea cierto? ¿No estás solo haciendo conjeturas?

Si continúas repitiendo el pensamiento y sintiendo la emoción que lo acompaña, la potencia de la emoción comenzará a disminuir, y luego el pensamiento comenzará a parecerte algo ridículo y, a decir verdad, algo que no tienes forma de probar que es cierto. De hecho, es igual de probable que lo contrario sea cierto.

«Si no he perdido peso a esta altura de mi vida, nunca lo haré» no indica nada más que un sentimiento de frustración o abrumamiento en el momento. Cuando la emoción se haya desprendido del pensamiento, podrás considerarlo oficialmente desactivado. Porque esta es la verdad: incluso aunque aún no hayas perdido peso, puedes hacerlo.

LLÁMATE POR TU NOMBRE

Otra estrategia para que te sea más fácil separarte de las distorsiones del pensamiento es situarlas verbalmente fuera de ti, como un narrador en tercera persona. Así lo explica el Dr. Michaelides: «Para ayudarte a ver el pensamiento como algo externo a ti, usa tu nombre. Por ejemplo, yo podría decir: "Andreas está pensando que está nervioso por el discurso que tiene que dar"». Mencionarte como un tercero que está teniendo ese pensamiento puede ayudarte a convertirte en alguien que te observa tener un pensamiento. «Esto te distancia del pensamiento y de las emociones vinculadas para tener una visión más objetiva», añade el Dr. Michaelides.

Más técnicas para controlar las distorsiones del pensamiento

Si tuviéramos que elegir una prueba de fuego para determinar si un pensamiento es en realidad una distorsión del pensamiento, sería esta: ¿qué efecto tiene sobre ti? Esta es la explicación del Dr. Michaelides: «Si un pensamiento está evitando que hagas algo que estás intentando hacer, por ejemplo, haciéndote sentir mal contigo mismo, entonces es muy probable que sea una distorsión del pensamiento». Una vez que sepas que estás frente a una distorsión del pensamiento, hay muchas cosas que puedes hacer para evitar que interfiera en tu progreso. Aquí tienes algunos de nuestros trucos psicológicos favoritos para reventar las distorsiones del pensamiento.

Ve hacia atrás

Cuando identifiques una distorsión del pensamiento entrando en tu mente, la metacognición (pensar sobre pensar) puede ayudarte a alejarte de ella y verla en contexto. «Con el uso de la metacognición, ve hacia atrás siguiendo la cadena de sucesos que te condujeron a ese pensamiento —sugiere el Dr. Michaelides—. ¿Cuál fue el disparador inicial de la respuesta emocional que creó ese pensamiento? ¿Qué pensaste después del disparador? ¿Qué hiciste? ¿Qué hiciste después de eso?». Examinar de forma retrospectiva la cadena de sucesos puede ayudarte a identificar patrones de comportamiento. Cuando hayas descubierto que la exposición a cierto disparador siempre te conduce a un patrón de pensamiento que se convierte en una distorsión, puedes regresar a ese disparador inicial e intentar formular una respuesta nueva que no conduzca a una distorsión del pensamiento.

Por ejemplo, prueba este ejercicio:

1. ¿Qué has hecho que hace que te sientas mal o te conduce a rumiar? Quizás respondas: «Me comí un trozo enorme de pastel».

2. ¿Cuál fue el pensamiento que te llevó a comer el pastel? Quizás respondas: «Estaba pensando que no debería comer pastel porque no es saludable y tiene demasiadas calorías, pero todos los demás estaban comiendo, así que lo hice igualmente».

3. ¿Cuál fue la emoción que provocó ese pensamiento que te llevó a comer el pastel? Quizás respondas: «Rebelión. No me gustó tener una regla que dijera que no podía comer pastel y me sentí privado al ver que los demás comían. Esto me hizo sentir rebelde, así que comí pastel de todas formas».

4. ¿Cuál fue el disparador de esa emoción? Quizás aquí reconozcas que tener una regla que dice que el pastel es malo y que

no puedes comerlo es un pensamiento de todo o nada, y entonces descubras que el disparador fue una distorsión del pensamiento.

5. ¿De qué otra forma podrías responder ante este disparador? Quizás digas: «No tendré reglas de todo o nada en relación con los alimentos. En lugar de eso, me detendré a evaluar mi hambre y mi situación para tomar una decisión más consciente sobre si quiero o no comer pastel». Es posible que incluso reconozcas que, de haber hecho eso, habrías comido menos pastel, o habrías escogido no comer ni un bocado en esa ocasión. Al no estar prohibido, quizás no lo desees tanto.

Tu proceso podría ser muy diferente a este, pero ya ves cómo puedes ir hacia atrás, pasando de la acción al pensamiento, a la emoción, al disparador, y entonces determinar por qué reaccionaste como lo hiciste ante ese disparador y buscar otras alternativas para la próxima vez. Esto puede ayudarte a ver que las distorsiones del pensamiento, que «el pastel es malo y tengo prohibido comerlo», son distorsiones y no pensamientos racionales; podrás verlas como algo que tienes, pero no algo que te controla.

Reencuadrar

Otra forma útil de dar un paso atrás y ver la realidad de los pensamientos que amenazan con hacer descarrilar tu progreso es el reencuadre cognitivo, también conocido como reestructuración cognitiva o reevaluación cognitiva. Se trata del proceso de cambiar el contexto que rodea un pensamiento, como harías con el marco de una foto. La aplicación de diferentes hechos a una misma situación podría alterar el resultado por completo. Según un estudio, las personas que usan el reencuadre (llamado reevaluación cognitiva en este estudio) son menos proclives a recaer por defecto en las percepciones negativas cuando se encuentran estresadas.[10]

Dado que eres más propenso a ver el lado negativo de las cosas cuando estás estresado, el reencuadre cognitivo puede ser una gran intervención para contrarrestar esa tendencia. Una forma eficaz de poner esto en práctica es usar el truco psicológico de «sí, pero». A continuación explicaremos cómo funciona.

Imaginemos que piensas: «Esta semana ha sido horrible. Estoy demasiado estresado para comer bien en este momento. Necesito comida reconfortante, ¡y la necesito ya!». Esta es una reacción comprensible frente al estrés, de eso no cabe duda. Sin embargo, puedes usar el truco psicológico de «sí, pero» para cambiar por completo el contexto de los hechos. Para reencuadrar tu idea de que el estrés requiere comida reconfortante, podrías pensar: «Esta semana ha sido horrible y necesito comida reconfortante, sí, pero sé que la comida con mucho azúcar/con mucha sal/precocinada me hará sentir peor. Necesito comida saludable y densa en nutrientes para alimentar a mi cerebro, ¡y la necesito ya!». La situación es la misma, el encuadre es completamente diferente.

Si te parece difícil hacer esto en el momento, toma un poco de distancia en sentido literal. Tómate un descanso de lo que estás haciendo o de lo que estás a punto de hacer. Respira hondo un par de veces, piensa un poco, sal a dar una caminata rápida. Reencuadrar puede llevarte un minuto y esa pausa puede ayudarte a reevaluar la situación en lugar de actuar en respuesta al primer pensamiento estresante que tengas relacionado con la alimentación.

Separar los pensamientos y los sentimientos de los hechos

Los pensamientos no son necesariamente hechos. Puedes pensar «el césped es verde». Eso es un pensamiento y también un hecho. Puedes pensar «ahora estoy estresado». Otro hecho. Pero «¡ese césped verde es bellísimo!» o «¡estoy tan estresado que hoy no podré hacer ejercicio!» expresan opiniones, ¡y las opiniones cambian!

Para distinguir pensamientos y sentimientos de hechos, prueba el truco psicológico de «¿es cierto?».

Bueno, así que estás demasiado estresado para hacer ejercicio. ¿Es eso cierto, aunque se haya comprobado que el ejercicio ayuda a aliviar el estrés? Si lo piensas bien, quizás te des cuenta de que lo que en realidad es cierto es que las circunstancias que te rodean te están haciendo pensar que no quieres hacer ejercicio. Si reconoces que tu pensamiento no es un hecho, entonces tienes opciones. Sí, estás estresado, pero la sensación de estrés no dicta de forma automática que debes irte a casa a sentarte en el sofá. Quizás elijas no hacer ejercicio ese día porque, si te detienes a pensarlo, te das cuenta de que la verdad es que te haría bien descansar un poco, ¡y eso está bien! Pero quizás decidas que hacer ejercicio hará que te sientas mejor. Es difícil ver esas opciones sin reconocer que tu pensamiento no es un hecho. Hacer eso te otorga control sobre cómo responder al pensamiento en lugar de sentir que te has dejado llevar por la ilusión de que no tenías alternativa.

Refuerza tu autoeficacia

¿Recuerdas el concepto de autoeficacia del capítulo 2? Cuando aparezcan distorsiones del pensamiento, la autoeficacia puede ayudarte a ponerlas en su lugar. Como quizás recuerdes, la autoeficacia es la creencia en que puedes lograr cosas, es la confianza que tienes en tu capacidad de alcanzar metas. Pero todos tenemos crisis de confianza ocasionales, sobre todo cuando estamos cansados, hemos tenido un día estresante o nos hemos enfrentado a obstáculos y nuestra función ejecutiva está agotada.

Cuando no sientas confianza en tus capacidades, quizás estás teniendo distorsiones del pensamiento, como la adivinación, el pensamiento de todo o nada o el sesgo de negatividad, y estás pensando cosas como «no puedo hacerlo», «jamás lo conseguiré» o «daría lo mismo que me rindiera», prueba el truco psicológico de la afirmación. En lugar de decir «no puedo hacerlo», elabora un pensamiento opuesto que enfatice tu fuerza y capacidad: «¡Puedo hacerlo!». Básicamente, lo que haces es darte palabras de ánimo, y esta es una forma estupenda de revertir las emociones negativas que rodean a las distorsiones del pensamiento.

Dilo hasta que lo creas:

- Sé cómo hacer esto.
- ¡Soy bueno en esto!
- Soy fuerte y poderoso.
- He tenido éxito antes y puedo volver a tenerlo.
- Esta es una zona libre de fracasos.
- El fracaso no existe, es solo más información.
- Para ser sinceros, soy genial (¡sí que lo eres!).

Aceptación radical

La última técnica de la que queremos hablar es bastante radical (de ahí el nombre): la aceptación radical consiste en aceptar de forma absoluta tu realidad actual como tu realidad actual. No como tu realidad futura, sino actual. Esto puede ser difícil para quienes temen perder confianza o impulso, o para quienes creen que será aterrador o muy deprimente, pero seamos sinceros: el momento presente es lo que es.

En psicología existe la idea de que el sufrimiento no procede del dolor en sí, sino de la lucha contra él. La aceptación radical se usa en la terapia dialéctica conductual (TDC) para ayudar a las personas a afrontar el trauma y el dolor crónico, como en el caso del trastorno de estrés postraumático. Algunos estudios revelan que esta técnica podría reducir las experiencias negativas al aceptar la situación en lugar de luchar contra ella.[11] Sin la lucha, el dolor se convierte solo en dolor, sin tanto sufrimiento.

No es necesario que padezcas dolor crónico ni que tengas un trauma para probar la aceptación radical. También puedes usarla para afrontar las distorsiones del pensamiento o cualquier sentimiento negativo fuerte, que suelen ser resultado de la lucha contra la realidad. Aquí hay un aspecto de la defusión cognitiva en juego: con la aceptación radical, aceptas cualquier emoción que estés teniendo. Nuestros complicados cerebros están llenos de excusas y razones para no enfrentarnos ni lidiar con lo que tenemos justo frente a nosotros, e incluso para no creer ni sentir nada al respecto. Aceptar de forma radical quién eres, cuál es tu situación actual y cómo te hace sentir no significa que no puedas cambiar, crecer, evolucionar o reencuadrar tus sentimientos. En absoluto. Solo significa que lo que existe en este momento está totalmente bien.

Puedes quererte sin importar tu estado físico actual, tu situación en el presente, el dinero que tengas, el trabajo que tengas, tus amigos o tu salud. Y también puedes quererte lo suficiente como para tener planes grandiosos, metas y sueños. Aceptar la realidad del ahora puede hacer que esas metas estén más basadas en la realidad.

El primer paso es aceptarte de forma absoluta, aceptar también tu dolor y tus circunstancias. El segundo paso es compadecerte. Imagina que estás consolando a un niño que siente dolor. Puedes ser el niño y la persona que consuela a la vez. La compasión pude disolver los sentimientos de conflicto, así como el miedo y la ansiedad de fracasar en el intento de evitar lo que es real y cierto en el momento.

Al principio puede dar miedo, pero una vez que aceptes radicalmente quién eres y lo que está sucediendo en tu vida ahora, sentirás un gran alivio. Se habrán acabado las distorsiones del pensamiento. Serás solo tú teniendo pensamientos, emociones y experiencias, viviendo tu vida, organizando planes y siendo tu asombroso, estupendo e imperfecto yo. Al igual que todo el mundo.

Esa es una imagen sin distorsiones.

◆

Muchos de los conceptos mencionados en este capítulo (y en otros) han tocado algunas técnicas de consciencia plena, así que demos un paso más y zambullámonos de lleno en la consciencia plena propiamente dicha.

9

El poder de la consciencia plena

Recuerda que solo un momento importa y es el ahora. El presente
es el único momento sobre el que tenemos dominio.

THICH NHAT HANH

De todas las estrategias conductuales y trucos psicológicos que existen, es probable que la consciencia plena (o *mindfulness*) sea la más
poderosa. Practicar consciencia plena significa ser consciente de ti
mismo en el presente. Lo que importa es esa conciencia. No estás solo
viviendo tu vida. Estás prestando atención a esa vivencia, aquí y ahora. Hacerlo no es fácil, pero puede beneficiarte de muchas formas,
tanto físicas como mentales, porque te pones en el centro de tu realidad actual, donde puedes ver qué es real y hacer o no hacer lo que
elijas. La consciencia plena no va de hacer. Va de ser.

Pero pensar hace que sea difícil. Vivir en el momento presente
significa solo ser, sin quedarse en el pasado ni proyectarse hacia el
futuro. Esa no es tarea fácil, pero la metacognición, que quizás recuerdes del capítulo 3, y que es el proceso de pensar sobre pensar, puede
facilitártela. Cuando veas que no eres tus pensamientos y puedas observarlos sin dejarte llevar por ellos, podrás mantenerte consciente de
dónde te encuentras en el presente. Es fácil sentir que eres tus pensamientos y que ellos te controlan, pero, como ya hemos mencionado en

este libro, es posible dar un paso hacia atrás y separarte de ellos y de tus sentimientos (defusión cognitiva). Puedes ser un observador de tus pensamientos en lugar de su pasajero.

Un recordatorio básico: ¡no eres tus pensamientos! Para hacer que eso suene un poco menos esotérico, vamos a hablar de calcetines. Tus pensamientos y sentimientos son como tus calcetines. Lo que haces con ellos es usarlos un tiempo, quitártelos y lavarlos de vez en cuando (esperamos). Son algo que a veces puedes llevar puesto y otras no. Con el paso del tiempo, se ponen viejos y se desgastan, y hay que tirarlos y comprar nuevos. Seguramente tienes calcetines, pero tú no eres tus calcetines. Los calcetines no te controlan (eso sería raro). Es probable que nadie te juzgue por tus calcetines, a menos que sean de colores extravagantes (en cuyo caso seguro que ha sido una decisión deliberada). Pero aunque de vez en cuando te juzguen por ellos, repetimos: ¡no eres tus calcetines!

Ahora bien, tu lado racional sabe que no eres tus calcetines, como tampoco eres tus pensamientos ni tus emociones. No eres tu peso ni tu altura, tu color de ojos ni tu tono de piel. Eres algo mucho más complicado y maravilloso que no puede reducirse a un pensamiento… ni a un calcetín.

La parte de ti que sabe eso es la parte que puede observar tus pensamientos y sentimientos y verlos como estados del ser fugaces que van y vienen (como ese calcetín que desapareció… ¿Se lo comió la secadora?). Esa es la parte que sabe cómo ser consciente, que siempre está consciente. Está siempre dentro de ti, observando (pero no de forma siniestra). No juzga. No odia. No te habla de forma negativa. Solo mira y tiene sentimientos benévolos sobre todas las cosas que atraviesas, se siente orgullosa de cómo sigues intentándolo hasta conseguirlo. Podrías llamar a esta parte tu yo elevado. Nosotros lo llamamos el Observador, y existe en el aquí y ahora. No rumia sobre el pasado ni piensa en el futuro; en lugar de eso, observa esa parte tuya que podría rumiar sobre el pasado o pensar en el futuro. Si te conectas con esa parte de ti, tu Observador, podrás experimentar el poder de la consciencia plena.

Imaginemos que estás tumbado en el sofá pensando en hacer ejercicio. Quizás tus pensamientos estén dando vueltas y vueltas, discutiendo entre sí, de forma similar a esta:

Tú: «¡Debería estar haciendo ejercicio! ¡Levántate y sal a caminar!»

También tú: «Pero no quiero, ¡estoy cansado!»

También tú: «Tendrías más energía si te levantaras y lo hicieras».

También tú: «Pero ¡he dicho que no quiero! Estoy cómodo. ¡No me molestes en mi tiempo de descanso!»

También tú: «¡Perezoso!»

También tú: «¡Cansado!»

¡Guau! Esto ya parece una riña de patio de colegio (sabemos cómo es: todos tenemos nuestros patios de colegio internos). Pero sigamos con la metáfora. ¿Recuerdas cuando en primaria tenías recreo (ahh, los buenos tiempos)? Recuerdas que había un maestro o alguna otra persona encargada de vigilar el patio que observaba a todo el mundo e intervenía si sucedía algo que requiriera que un adulto diera un paso adelante y dijera: «¡Un momento! Ese balón es de todos» o «está bien, es solo un arañazo en la rodilla, estarás bien, vamos a la enfermería».

Ese monitor del recreo no intervenía en todas las interacciones que sucedían en el patio, porque de ser así, ¿quién se presentaría para ese empleo? No, observaba y se mantenía al margen a menos que sucediera algo urgente. Y ese es tu Observador, es tu monitor de recreo. Mientras estás tumbado pensando en todo eso, puedes aprender a invocarlo, a tu Observador, con solo hacer una observación neutral: «Mira todos estos pensamientos contradictorios sobre el ejercicio que estoy teniendo. Interesante».

No es que tu Observador vaya necesariamente a intervenir y resolver el problema, pero hallarse fuera de ese forcejeo mental le otorga poder, y eso te pone en una posición en la que puedes estar calmado y centrado, y ver con mayor claridad qué es lo que estás haciendo. Es posible que tu Observador (¡es decir, tú!) descubra que ese conflicto no era tan conflictivo al fin y al cabo. ¿Por qué discutes así contigo? ¿Por qué no estás (1) descansando en paz o (2) levantándote para hacer algo? Todo ese conflicto interno no tiene ninguno de los beneficios de descansar ni de hacer ejercicio. Adoptar el papel de Observador de forma deliberada puede ayudarte a ignorar las distorsiones del pensamiento y tomar una decisión consciente: soltar y descansar o levantarte a hacer ejercicio.

¿Cómo se hace eso? Cuando intentas ponerlo en práctica de verdad, no es tan fácil. «Al intentar sentir y adoptar la técnica de consciencia plena descubres que es una de esas cosas que son mucho más difíciles de hacer de lo que parecen. No fue hasta después de pasar años enseñándola y practicándola que de verdad tuve un momento de iluminación y entendí qué era —cuenta el Dr. Michaelides—. Consciencia plena suena a algo simple y obvio, pero los humanos nos distraemos con facilidad. Puedes decirle a alguien que esté presente en el momento, pero ¿eso qué significa? Es difícil explicarlo de forma que ayude a las personas a hacerlo».

Si eres como la mayoría de las personas, puedes probar a estar presente en el momento durante… bueno, un momento. Pero cuando te quieras dar cuenta, tu mente se habrá desviado hacia el pasado o el futuro, o estará pensando en la lista de cosas que tienes que hacer, o tendrá pensamientos inconexos, como «¿cuál era el nombre del actor que estaba en esa serie sobre ese asunto?». Y en un parpadeo te habrás apartado del aquí y ahora. Así lo explica el Dr. Michaelides: «A veces solo te das cuenta de que no estás presente cuando decides prestar atención a si estás presente».

Todos los momentos de consciencia plena que tengas hacen que te resulte más fácil tener momentos de consciencia plena, y es una destreza que vale la pena cultivar, porque saber cómo entrar en un estado de consciencia plena a voluntad cuando lo necesites puede cambiarte la vida, sin mencionar la mente y la conducta.

Los beneficios supremos de la consciencia plena

Vale la pena practicar consciencia plena. ¡Lo dice la ciencia! La práctica de consciencia plena puede tener un efecto sumamente beneficioso en tu salud psicológica, porque mejora tu sentido del bienestar subjetivo (¡más buenos tiempos!) al reducir esa tendencia instintiva a reaccionar a las emociones fuertes sin pensar antes («¿cómo puede ser que haya dicho eso?») y ayudándote a sentirte bien en general y a controlar tu conducta («haré ejercicio aunque en realidad no tenga ganas»).[1]

En un estudio de 2021 publicado en el *International Journal of Environmental Research and Public Health* se demostró que la práctica de consciencia plena está asociada a una mayor felicidad (así como menos ansiedad y depresión), una mayor sensación de propósito en la vida y más participación en actividades.[2] En otras palabras, prestar atención a dónde estás y qué estás haciendo puede mejorar tu vida.

La consciencia plena es el antídoto contra el piloto automático, y es el camino más directo para romper hábitos que no le sirven a Tu Panorama Completo (TPC). ¿Recuerdas las distorsiones del pensamiento del capítulo 8? La consciencia plena puede aportar una nueva perspectiva a toda esa preocupación y rumiación, a la culpa, la evasión, la supresión y la obsesión. No elimina los pensamientos, pero te aleja de la atracción poco placentera que ejercen sobre ti. Te desengancha de la reacción emocional provocada por esos pensamientos (una vez más, se trata de defusión cognitiva).

¿No suena agradable?

¡Nosotros también lo creemos!

Quizás sea por eso por lo que la consciencia plena se ha convertido en uno de los focos principales de la más reciente ola de la terapia cognitivo-conductual (TCC) y es usada en varias subprácticas de la TCC, como la terapia dialéctica conductual (TDC) y la terapia de aceptación y compromiso (TAC). La consciencia plena se ha convertido en un truco psicológico influyente y potente, ¡y por eso nos encanta!

Así que es hora de empezar a practicarla para que comiences a disfrutar de los muchos beneficios que tiene para ofrecerte. Afortunadamente, la consciencia plena es una de esas cosas que, aunque puedes tardar toda una vida en dominar, es fácil de practicar en el día a día… puedes hacerlo incluso ahora mismo. Echemos un vistazo a algunas formas de hacerlo.

Momentos conscientes

No esperamos que te conviertas en un maestro zen en una hora. Pero lo que sí puedes hacer es practicar consciencia plena poco a poco en lo que nos gusta llamar *momentos conscientes.*

Los momentos conscientes son fragmentos de tu vida, un minuto o dos, o incluso un par de segundos, en los cuales dejas de hacer lo que estás haciendo para conectarte con cómo te sientes y qué te rodea. O no dejas de hacer lo que estás haciendo, pero decides notar y prestar toda tu atención a lo que estás haciendo. «El primer paso —explica el Dr. Michaelides— es entender qué es la consciencia plena y ver cómo te sienta. Tener momentos conscientes puede aumentar tu curiosidad sobre la consciencia plena. Una vez que esa curiosidad crezca, puedes aplicarla a diferentes situaciones. Planta la semilla y déjala crecer, pero para eso primero debes plantarla, y los momentos conscientes van justamente de eso».

Tener momentos conscientes de forma periódica a lo largo del día entrena a tu cerebro para que preste atención. Incluso si los momentos son breves, hacerlo con cierta regularidad hará que sea más fácil, porque recuerda que cuanto más hagas algo, más se acostumbra tu cerebro a hacerlo y más fácil se vuelve. Aquí tienes algunas técnicas para principiantes que puedes probar; puedes dedicar hasta diez minutos a cualquiera de ellas, o solo diez segundos:

- Siéntate, cierra los ojos y concéntrate en cómo te sientes por dentro. Presta atención a cómo notas tu respiración, hacia adentro y hacia afuera. Presta atención a las sensaciones de tu cuerpo, como el dolor que tienes en el cuello, el hombro rígido o el estómago hambriento.

- Ponte de pie, haz unos estiramientos sencillos y presta atención a cómo notas tu cuerpo cuando lo mueves lentamente.

- Mira a tu alrededor. Presta atención a todo lo que perciben tus sentidos: ¿qué ves, oyes, sientes, hueles?

- Tómate un tentempié e intenta prestar atención a la experiencia sensorial completa de hacerlo. ¿Qué aspecto tiene la comida antes de comerla? ¿A qué huele? Mientras comes, presta atención al sabor y a la sensación a medida que baja por tu cuerpo, y también a cómo notas tu cuerpo después de la experiencia.

- Da un paseo breve y presta atención a todo lo que te rodea: el clima, la gente, los edificios, los árboles, lo que sea que veas, oigas y huelas.

- Conéctate de forma deliberada con los sonidos, las texturas y los olores de la experiencia de lavarte los dientes o darte una ducha. ¡Es más difícil de lo que parece! Tener consciencia plena durante las tareas rutinarias, habituales o aburridas es más difícil que prestar atención a algo interesante o novedoso, pero pruébalo. Es como levantar pesas para tu cerebro.

- Presta atención a tu entorno cuando te detengas en un semáforo (¡no te distraigas con los árboles o el cielo cuando estés conduciendo, por favor!).

- Junta las manos y apriétalas. A veces el solo usar los músculos te centra en el momento presente, ¡como si te recordara que tienes un cuerpo y sabes usarlo! Hacer sentadillas, flexiones de brazo contra la pared o saltar sin desplazarte del sitio también funciona.

DESAFÍOS DE CONSCIENCIA PLENA

A medida que mejores con los momentos de consciencia, el Dr. Michaelides sugiere tres desafíos que puedes intentar:

1. «Ve a algún lugar caótico. Puede ser una calle muy concurrida o un área muy ajetreada. Toma distancia y asimila todo momento a momento. Sepárate de lo que te rodea y observa. ¿Qué sucede a tu alrededor? Conéctate con el caos». El Dr. Michaelides dice que esta es una forma de desafiar la concepción que se tiene de la consciencia plena como algo que solo se hace en lugares silenciosos y serenos. «La consciencia plena no va de cerrar los ojos y bloquear todos los estímulos. Se trata de observar esos estímulos. Este ejercicio te permite experimentar con una forma diferente de pensar en la consciencia plena, dado que te ubica en una situación que es lo opuesto a lo que imaginas cuando piensas en ella como algo meditativo o pacífico. Puede recordarte que la consciencia plena siempre es posible. Hacer esto puede incluso ser el catalizador del momento en el que experimentes consciencia plena real por primera vez».

2. Un desafío opuesto es tomar conciencia de algo que es extremadamente familiar, incluso aburrido, algo que ya apenas notas o ves. Elige un objeto que veas todo el tiempo (una planta, una silla, una lámpara, una taza de café) y míralo como si nunca antes lo hubieras visto.

3. Ten consciencia plena de algo estresante. «Tengo literalmente un monitor de ordenador enorme frente a mí con otros dos monitores más pequeños encima. Estoy siendo bombardeado por mucha información, pero es una oportunidad para tomarme un momento para dar un paso atrás y

observar esas cosas que suelen evitar que tenga consciencia plena», señala el Dr. Michaelides. Si la pantalla del ordenador, los papeles de tu trabajo, la lista de cosas que debes hacer o tus facturas disparan una respuesta de estrés, ¡puedes incluso tomar conciencia de eso! Observa de forma neutral esos sentimientos de estrés, mira cómo crecen, con qué se relacionan y cómo, pasado un tiempo, se desvanecen.

Esta práctica no va de resolver el estrés. Va de distanciarte de él y verlo como algo aparte que no tiene por qué afectarte. Quizás reconozcas la causa, y separarte de ella podría resolverlo, pero el objetivo es ver que eso que causa el estrés es algo aparte de ti y del estrés en sí: son cosas que debes o no hacer, pero no cosas que te definan ni te controlen. Ayuda a darle una nueva perspectiva a todo eso, tanto a los disparadores del estrés como al estrés en sí.

Más técnicas de consciencia plena

Quizá ya te hayas percatado de que hay muchas cosas a las que prestar atención. ¿Cómo saber en qué concentrarte? No puedes asimilarlo todo a la vez, ni interna ni externamente. Lo que sí puedes hacer es dividir tu concentración y practicar la consciencia plena de diferentes formas en diferentes momentos. Cuando practiques tus momentos conscientes, o tengas sesiones de consciencia plena más largas a medida que tu capacidad de sostener la concentración aumente, puedes hacer uso de estas técnicas para variar tu enfoque y mantener el interés.

Técnica de consciencia plena n.º 1: consciencia física

Tu cuerpo físico es el contenedor de tu mente, y está todo el tiempo haciendo muchísimas cosas. Es probable que la mayor parte del tiempo no lo notes, a menos que algo te duela o necesites usar tu cuerpo para algo como hacer ejercicio, correr rápido o levantar algo pesado. Incluso entonces, para muchos de nosotros, sobre todo si nuestro trabajo implica mucho esfuerzo mental y poco físico, es fácil sentirnos desconectados de nuestro cuerpo... ¡Y luego nos sorprende cuando no funciona como esperábamos! Aun así, nuestros cuerpos tienen mucho que decirnos sobre cómo nos afecta a nivel físico lo que hacemos (lo que comemos, cómo nos movemos, cómo nos comportamos). La consciencia plena es la clave para recibir esos mensajes.

Vamos a ver el ejemplo de cómo responde tu cuerpo a lo que comes. Quizás notes que comer un par de trozos grandes de pizza justo antes de acostarte te ha dado acidez de estómago, pero quizás no notes cómo se hinchó tu estómago después de desayunar ese bol de cereales con leche fría lleno de azúcar, porque estabas muy distraído con otras cosas. También puedes prestar atención a las reacciones positivas, como lo lleno de energía que te hizo sentir la ensalada de salmón o el plato vegetariano de la cena, por ejemplo. Tener consciencia plena cuando comes y un momento consciente después de comer para ver cómo responde tu cuerpo puede ayudarte a interpretar las señales más sutiles del cuerpo.

El cuerpo también tiene otros mensajes para ti, no solo sobre lo que comes, sino también sobre cómo te mueves. Un tobillo torcido te llamará la atención de una forma que no puedes ignorar, pero ese dolor leve en la parte baja de la espalda después de la clase de yoga quizás no te parezca digno de mucha atención. Tomarte un momento consciente después de hacer ejercicio ayuda a sentir cómo responde el cuerpo a diferentes tipos de movimiento y eso puede guiarte en el futuro. Tal vez recibas el mensaje de que algo que has hecho te ha sentado muy bien o que has estirado de más y necesitas recuperarte.

¿Y qué hay del dolor de estómago que sentiste después de aquella discusión, el dolor de cabeza después de ver cuatro episodios de tu serie favorita sin levantarte del sofá o las mariposas en el estómago cuando esa persona especial te miró? El cuerpo siempre te está hablando. Usar la consciencia plena sobre tu cuerpo puede ayudarte a «escucharlo» y entenderlo mejor, y así ajustar lo que haces (tus comidas, movimientos, interacciones, descansos) para sentirte mejor y más sano.

Para volver a conectarte con tu cuerpo y comenzar a prestar más atención a lo que intenta decirte, prueba este sencillo ejercicio llamado escaneo corporal:

1. Permanece de pie si estás cómodo, siéntate en una silla con los pies apoyados en el suelo, crúzate de piernas en el suelo o acuéstate en una esterilla de yoga o en la cama. Ponte cómodo y cierra los ojos.

2. Inhala profundo contando hasta cuatro. Retén la respiración cuatro tiempos. Exhala contando hasta cuatro. Siente cómo se relaja tu cuerpo. Nota la sensación.

3. Lleva la atención a la cabeza y la cara. ¿Cómo está tu cabeza? ¿Qué hace tu rostro? ¿Tienes el ceño fruncido? ¿Tienes los ojos cerrados con fuerza? ¿Tienes los labios presionados? ¿Tienes la mandíbula apretada? ¿Sientes calor en el rostro? ¿Tienes la nariz fría o te gotea? ¿Sientes la cabeza pesada o liviana? ¿Estás mareado? ¿Tienes dolor de cabeza?

4. Exhala, relaja los músculos de la cara y suelta cualquier tensión que tuvieras en ella y en la cabeza.

5. Lleva la atención al cuello. ¿Tienes un nudo en la garganta? ¿Los músculos están tensos? ¿Sientes algún dolor? Exhala y suelta la tensión del cuello.

6. Pasa a la parte superior de los hombros y la espalda. ¿Estás encorvado? ¿Tienes los hombros hacia adelante o hacia atrás? ¿Cómo es tu postura (si estás de pie o sentado)? ¿Tienes los

hombros tensos y levantados hasta las orejas o están relajados? ¿Sientes algún dolor en los hombros? Exhala y relaja los músculos de los hombros y la parte superior de la espalda.

7. Lleva la atención a los brazos, uno a uno. Siente el brazo, la articulación del codo, el antebrazo. ¿Cómo notas cada lado? ¿Pesado, tenso, con un cosquilleo, adormecido, relajado? Respira profundo y suelta la tensión de cada uno de los brazos.

8. Ahora presta atención a las manos. ¿Están tensas, apretadas, relajadas? ¿Frías, calientes, sudorosas? Fíjate en cómo notas cada dedo. Muévelos si te cuesta sentirlos. ¿Te duele algo? Respira profundo y relaja los brazos y las manos.

9. Desplaza tu atención al pecho. ¿Lo sientes tenso o relajado? ¿Sientes el latido de tu corazón? ¿Late rápido o lento? Exhala y suelta la tensión.

10. Ahora siente el estómago. ¿Cómo lo notas? ¿Vacío? ¿Lleno? ¿Saciado? ¿Te duele algo? ¿Te sientes hinchado? ¿Tienes hambre? ¿Tienes náuseas o te sientes nervioso? ¿Notas algún nudo o tensión? Inhala dejando que el estómago se expanda y exhala dejando que el estómago se relaje.

11. Pasa a las caderas. ¿Sientes algún dolor o tensión? ¿Te sientes abierto y flexible? Imagina que respiras y envías el aire a las caderas: déjalas que bajen, relajadas y sostenidas.

12. Lleva tu atención a las piernas, una a una. ¿Las sientes pesadas o livianas? ¿Cómo notas los músculos? ¿Las piernas se sienten inestables o fuertes y firmes? Si estás acostado, ¿apuntan los dedos del pie hacia arriba o hacia los lados? ¿Y las rodillas? ¿Los tobillos?

13. Mueve los pies y los dedos de los pies. ¿Te duele algo o sientes algún cosquilleo? ¿Picazón? ¿Algo entumecido? Respira para soltar cualquier tensión o dolor que tengas en las piernas y los pies.

14. Ahora, poco a poco, deja que la conciencia se distancie e intenta sentir todo el cuerpo a la vez. Quédate así unos momentos,

respirando y sintiendo tu cuerpo como una unidad compuesta de muchas partes.

15. Inhala profundo contando hasta cuatro. Retén la respiración cuatro tiempos y exhala contando hasta cuatro.

16. Cuando sientas que estás listo, abre los ojos y comienza a moverte lentamente, levántate o estírate. ¡Has completado un momento consciente!

Técnica de consciencia plena n.º 2: Consciencia del entorno

¿Qué sucede a tu alrededor? Cuando estás absorto en tu cabeza, es fácil no darse cuenta. Eso podría ser peligroso (¡cuidado con el autobús!), pero incluso cuando no estás en una situación de riesgo potencial, tener consciencia de tu entorno puede ayudarte a sentirte más presente en el momento.

El entorno incluye tanto el lugar donde te encuentras, caminando por la calle, viajando en un autobús o tren, sentado en el parque, como las cosas y las personas que te rodean. Es algo diferente a la consciencia física, que requiere que dirijas tu concentración hacia adentro. La consciencia del entorno requiere que dirijas tu concentración hacia afuera. Practica momentos conscientes de mirar a tu alrededor y observar.

Hay muchísimas cosas que suceden a nuestro alrededor y que no notamos. En parte, eso se debe a que con frecuencia necesitamos compartimentar nuestra atención para hacer algo como conducir un coche, cruzar una calle o mantener una conversación con alguien. Pero incluso cuando tenemos la oportunidad de prestar atención de verdad y estar presentes en nuestro entorno, no solemos hacerlo. Estamos demasiado ocupados pensando en el pasado o el futuro, rumiando, preocupándonos, repasando las cosas que debemos hacer y las que no deberíamos haber hecho.

Desviar la atención hacia tu entorno inmediato puede ser un sorprendente y refrescante descanso de tus pensamientos. Quizás comiences a notar cosas que nunca antes habías notado, cosas que te causen placer. ¡Es fácil olvidar lo interesante y bello que puede ser el mundo! También puede ayudarte a notar cosas que te gustaría cambiar, por ejemplo: «Guau, la verdad es que debería limpiar mejor mi habitación» o «nunca me había percatado de la cantidad de basura que hay en la calle». Ser consciente del entorno puede abrirte los ojos, darte una nueva perspectiva y mejorar la calidad de tu vida mientras aprendes a reconocer qué te gusta y aprecias de tu entorno, y qué no.

Para ayudarte a estar más presente en el aquí y ahora, prueba estas técnicas para enraizarte que pueden ayudarte a sentir que tu cuerpo existe en el presente y no flota a la deriva en una nube de distorsiones del pensamiento. Algunas de estas técnicas pueden parecer un poco excéntricas, pero lo curioso es que lo que hacen es precisamente centrarte en el aquí y ahora.

- **Cúbrete la coronilla.** Por algún motivo, este movimiento simple puede tener un efecto tranquilizador muy potente, casi como si estuvieras cerrando las válvulas del pensamiento para traerte de nuevo a la realidad. Solo apoya las manos sobre la cabeza y presta atención a cómo se siente. Mira a tu alrededor; ¿puedes ver mejor el mundo externo?

- **Sal y planta los pies sobre el césped.** Quítate los zapatos para un mejor resultado. Tocar el césped (o la tierra o la arena) con los pies es justamente una técnica de enraizamiento porque hace que conectes tu cuerpo de forma directa con la tierra. ¡Vale la pena intentarlo!

- **Mueve las manos por agua o arena.** O césped. O pétalos de flores. O grava. La acción de tocar y prestar atención de verdad al tacto de las cosas que están en tu entorno inmediato puede ayudarte a estar más presente donde sea que estés. Esto también funciona dentro de tu casa con lo que sea que tengas a tu alrededor: agua del grifo, las tintineantes llaves del coche, la ropa del armario e incluso las teclas del teclado. Deja de escribir en el ordenador y deja que los dedos se deslicen sobre las teclas durante un minuto. Siente los componentes individuales que conforman la textura.

♦ **Encuentra un aroma tranquilizador.** Identifica algo con un aroma distintivo que asocies con algo positivo, como un jabón, la hierba recién cortada, aceites esenciales, tu gato. Se sabe que el sentido del olfato afecta el estado de ánimo, el nivel de estrés, la forma en la que te relacionas con otras personas e incluso el funcionamiento de tu cerebro.[3] Usa eso a tu favor para ubicarte firmemente en tu entorno y sentirte más presente e involucrado.

Técnica de consciencia plena n.° 3: Consciencia de los pensamientos y sentimientos

Hemos puesto a los pensamientos y sentimientos juntos porque con frecuencia están entrelazados. Canaliza tu Observador interno para practicar la observación de lo que piensas y sientes. Quédate sentado en silencio y presta atención a tus pensamientos y sentimientos, pero en lugar de dejarte atrapar por ellos, intenta catalogarlos como algo que tienes y no como algo que forma parte de ti.

Por ejemplo, en lugar de pensar «tengo hambre», asígnale a ese sentimiento la etiqueta de «tengo la sensación de hambre». En lugar de pensar «he olvidado comprar manzanas», asígnale a ese pensamiento la etiqueta de «tengo el pensamiento de haber olvidado comprar manzanas». En lugar de «estoy enfadado con mi compañero de trabajo», mejor «tengo la sensación de estar enfadado con mi compañero de trabajo». En lugar de «hoy debería haber hecho ejercicio», mejor «tengo el pensamiento de que hoy debería haber hecho ejercicio».

Practica hacer esto unos minutos cada vez. Quizás al principio te parezca raro, pero cuanto más lo hagas, más fácil será y además podrás separarte con mayor facilidad de tus pensamientos y sentimientos y no estar tan controlado por ellos. Esto ayuda a poner las cosas en perspectiva. Para conocer más sobre cómo hacer esto, dirígete a la sección que está al final de este capítulo sobre la meditación de consciencia plena.

Técnica de consciencia plena n.° 4: Consciencia de la conducta

«¿Qué estoy haciendo?». Esa es la pregunta que debes hacerte cuando practiques la consciencia plena con tu conducta. Tómate un momento de vez en cuando durante el día para preguntarte: «¿Qué estoy haciendo?». ¿Es algo que tienes que hacer? ¿Algo que quieres hacer? ¿O estás haciendo algo que no te beneficia, como navegar por las redes sociales cuando tienes trabajo que hacer, menospreciarte frente a otra persona o acabar con lo que queda de las palomitas de maíz rancias sin pensarlo? Pregúntate si lo que estás haciendo es lo quieres estar haciendo. Si necesitas un descanso mental, ¿estás rumiando o podrías tomarte un verdadero descanso mental? Si estás frustrado, ¿estás enfadándote o podrías intentar analizar el problema? Si estás hambriento, ¿te estás privando porque te preocupan las calorías o podrías simplemente comer algo que te satisfaga?

Tener consciencia de tu conducta puede ayudarte en momentos en los que no estás eligiendo activamente una conducta, sino que estás recayendo en un hábito que no te beneficia. Tomarte un momento para preguntarte «¿qué estoy haciendo?» puede ayudarte a evitar hacer algo que no concuerda con tus metas y elegir conscientemente hacer otra cosa que te haga sentir mejor más rápido.

Alimentación consciente

¿Has estado esperando esta sección? Después de todo, el tema del libro es la salud y el peso, y como comer influye en ambas cosas, es muy útil aprender a alimentarse conscientemente. La alimentación consciente puede ayudarte a alcanzar tus metas porque cuando la practicas:

1. Es más probable que notes cuándo estás saciado de verdad, así que podrías terminar comiendo menos.

2. Es más probable que notes si la comida no sabe bien, así que podrías terminar comiendo alimentos de mejor calidad o aprender a dejar de comer cuando en realidad no te gusta lo que estás comiendo.

3. Es más probable que notes si de verdad tienes hambre o si comes por otro motivo, como el aburrimiento (alimentación neblinosa) o el estrés (alimentación tormentosa). Esto te da la oportunidad de detenerte y elegir conscientemente si de verdad quieres comer o no.

La alimentación consciente hace que disfrutes más de la comida y puede ayudarte a responder a tus señales internas de apetito en vez de prestar atención a las señales externas.[4] Según un análisis de 2017 de sesenta y ocho publicaciones diferentes que detallaban estudios sobre la consciencia plena y la alimentación consciente,[5] la alimentación consciente demostró ser eficaz para afrontar la alimentación emocional, la alimentación por estrés, los atracones y la alimentación en respuesta a señales externas. ¡Todos esos beneficios solo por prestar atención a lo que comes!

Aun así, es difícil comer conscientemente en un mundo saturado de estímulos que no dejan de distraernos, y muchos de nosotros tenemos el hábito de comer mientras miramos una pantalla (ya sea del móvil, el ordenador o el televisor) o leemos algo, trabajar durante el almuerzo (¿recuerdas haber comido ese sándwich?) o pensar en cualquier otra cosa que no sea comer.

La alimentación consciente consiste en notar cuándo tienes hambres, evaluar si se trata de hambre física o emocional, escoger conscientemente los alimentos y luego ver, oler y saborear la comida de verdad, comiendo con mayor lentitud y notando cómo te sientes al hacerlo: el sabor, la temperatura, la textura, la sensación al tragar y al sentir que tu estómago está cada vez más satisfecho. Para ayudarte a practicar el concentrarte en la comida que comes y en la forma en la que te hace sentir al comerla, aquí tienes algunas ideas que harán que el comer sea un suceso digno de saborear:

- **Cocina más.** Cuando cocines tus propias comidas, estarás más conectado con los ingredientes y con el proceso de preparación. Cocinar hace que entres en contacto físico con tu comida. Puedes tomar decisiones sobre los ingredientes y su calidad. Ya sea experimentando con recetas nuevas o sintiéndote realizado al hervir con éxito el agua para la pasta, cocinar tu propia comida puede ser una forma fácil de sentir que has logrado algo.

- **Elimina las distracciones.** Nos referimos a las ya mencionadas pantallas, los libros o, si eres de la vieja escuela, los periódicos. No trabajes ni leas durante la comida. Durante la comida, come.

- **Siéntate.** Suena fácil, pero muchas veces las personas no lo hacen. Aunque no tengas el tiempo o la posibilidad de convertir tu comida en un evento, ¡al menos siéntate antes de comer! (Comer mientras conduces no cuenta como sentarse a comer).

- **Respira hondo.** Respirar hondo antes de empezar a comer puede ayudarte a conectar con tu comida y a calmarte, lo que hará que desaceleres y así notes y disfrutes más de la comida. También te ayudará a digerir mejor. Un análisis de los estudios más recientes sobre cómo la consciencia plena influye en el estrés y la digestión reveló que la alimentación consciente puede reducir el estrés crónico al devolver el control al sistema nervioso parasimpático.[6] Esto a su vez ayuda a establecer una función digestiva óptima.

- **Involucra a tus sentidos.** Antes de dar un bocado, mira tu comida en serio. Huélela. Luego, cuando hayas dado el bocado, tómate tu tiempo y saboréalo de verdad. Nota la sensación en tu boca: la temperatura, la textura y cómo cambia al masticar. Deja que cada bocado sea una experiencia, y cuando notes que la comida ya no es tan satisfactoria y ya no tienes hambre, tómate un momento para pensar si ya has comido suficiente. ¿Es hora de detenerse o realmente quieres más?

• **Deja el tenedor entre bocados.** Un estudio de 2013 publicado en el *Journal of the Academy of Nutrition and Dietetics* reveló que quienes masticaban durante más tiempo antes de tragar comían significativamente menos, pasaban más tiempo comiendo y comían más lento.[7] Una buena forma de asegurarte de que le dedicas el tiempo suficiente a cada bocado es intentar apoyar el tenedor mientras masticas y reflexionas. Esto puede ayudarte a desacelerar aún más y a mejorar tu experiencia de consciencia plena en lugar de cargar tu tenedor mientras masticas para comer otro bocado de inmediato sin ningún tipo de reflexión consciente.

• **Traga y reflexiona.** Si tragar no es más que una señal para que comas otro bocado, quizás no notes que has comido suficiente. En lugar de eso, haz una pausa para reflexionar después de cada bocado: «¿Cómo sabía eso? ¿Lo he disfrutado? ¿Necesito más?». Solo un segundo o dos de reflexión pueden ayudarte a desacelerar, experimentar de forma más plena tu comida y notar que ya has comido suficiente en vez de terminar todo lo que tienes frente a ti sin pensar.

• **¡Practica, practica, practica!** ¿Comerás cada bocado de todas tus comidas con conciencia absoluta todo el tiempo? Claro que no. Pero la alimentación consciente se vuelve más fácil cuanto más la practicas, así que intenta hacerlo al menos durante una de tus comidas de cada día, o con cierta regularidad. La constancia es clave y puede convertirte en alguien que se alimenta de forma consciente la mayor parte del tiempo, en lugar de solo cuando te acuerdes de hacerlo.

Movimiento consciente

Igual que puedes ser consciente cuando comes, también puedes serlo cuando haces ejercicio, y eso puede mejorar tu experiencia, hacerla más placentera, gratificante e incluso eficaz. Cuando te concentras en lo que haces, es posible que te esmeres más, que sientas de verdad los músculos que estás usando, la intensidad de tu respiración y esa sensación estupenda cuando la euforia del corredor entra en acción. Practicar consciencia plena mientras haces ejercicio también te ayudará a evitar lesiones, porque es más probable que notes cuando algo empieza a doler o a sentirse inestable.

Es más fácil ser consciente durante una clase de ejercicio en la que tienes que prestar atención a un monitor y seguir las instrucciones. Quienes hacen ejercicio por su cuenta, por ejemplo, saliendo a correr o usando las máquinas del gimnasio, suelen elegir escuchar música o podcasts, o ver series o películas mientras lo hacen, y, si eso hace que hagas ejercicio con mayor frecuencia, ¡no tenemos ningún problema!

Sin embargo, quizás obtengas más beneficios si, aunque sea, haces ejercicio unos minutos sin ningún estímulo. Ya sea haciendo cardio, levantando pesas o estirando, escucha y siente el aire entrar y salir al respirar. Siente el movimiento de las articulaciones, el trabajo de los músculos. Percibe tu equilibrio. Todo eso es información y puede ayudarte a apreciar de verdad lo que el ejercicio está haciendo por ti. ¡Eso podría inspirarte a hacerlo más a menudo!

Meditación de consciencia plena

Terminemos este capítulo hablando de lo que la mayoría de la gente piensa cuando oye hablar de consciencia plena: la meditación. Hay un millón de maneras de meditar (no las hemos contado), pero es posible que una de las más fáciles sea la meditación de consciencia plena. Las personas piensan a menudo que la meditación consiste en estar quieto, en silencio, e incluso eliminar por completo los pensamientos, pero como eso es imposible (debido a cómo es nuestro cerebro), la meditación de consciencia plena tiene el objetivo mucho más alcanzable de observar tus pensamientos. ¡Y tú ya sabes cómo hacerlo! Más allá de los momentos conscientes, la meditación de consciencia plena te ofrece una oportunidad de comprometerte con la práctica de ser consciente de forma regular y constante. Piensa en ella como si fuera el próximo nivel de la consciencia plena.

La meditación de consciencia plena es el proceso de tomarte un tiempo todos los días para canalizar tu Observador, y esto no solo es bueno para tu salud mental. También puede ayudarte a alcanzar tus metas de salud física. La consciencia plena aumenta la autoeficacia y reduce el estrés,[8] y ambos beneficios pueden hacer que tus metas sean más fáciles de alcanzar. Cuando se trata de perder peso, eso puede suponer una gran diferencia: en un estudio de 2021 se observó que un programa de reducción del estrés basado en la consciencia plena era más eficaz que un curso de vida sana para evitar que personas que habían perdido peso recientemente lo recuperaran.[9] Seis meses después, el grupo que usó consciencia plena mantuvo el peso al que había llegado mientras que el grupo del curso de vida sana aumentó su IMC en un 3,4 por ciento.

Así es como puedes empezar:

1. Programa cinco minutos en un temporizador, puede ser por la mañana o por la noche.

2. Siéntate o acuéstate, o sal a caminar (meditación en movimiento), y comprométete con el proceso de observación.

3. Concéntrate de lleno en tu entorno o tu estado interior. Nota todo lo que te rodea: lo que ves, oyes, hueles, sientes. O nota todo lo que tienes dentro: cómo están todas las partes de tu cuerpo, dónde estás tenso, cómo es tu respiración al inhalar y exhalar. O absórbelo todo a la vez y presta atención a qué es lo que notas.

4. Cada vez que tu mente se desvíe hacia el futuro o el pasado (y lo hará), o cuando comience a rumiar o a repasar la lista de cosas que debes hacer, o si empieza a hacer cualquier otra cosa que no esté centrada en el ahora, regresa a tu presente de consciencia plena. No te juzgues ni sientas culpa, solo practica. Sigue regresando al presente hasta que sientas que es un momento agradable donde estar.

5. Obsérvate existir en el mundo en todas sus facetas. Obsérvate con amabilidad, cariño y compasión.

6. Repite esto todos los días: obtendrás más beneficios con una práctica constante.

Si consigues llegar a meditar con consciencia plena durante diez o veinte minutos una o dos veces al día, está casi garantizado que te sentirás menos estresado, más seguro, más satisfecho, más productivo, ¡y más listo! Hay estudios sobre el cerebro que muestran que la meditación de consciencia plena puede cambiar tu cerebro a nivel físico y aumentar el grosor de la corteza cerebral,[10] lo que está asociado con la inteligencia.[11]

La consciencia plena puede aumentar tu autoconciencia, tu autorregulación e incluso tu capacidad de ver más allá de ti mismo y tus necesidades, de tener en cuenta el panorama completo y las necesidades de los demás: lo que los investigadores llaman autotrascendencia.[12] Verás el camino hacia tus metas con más claridad, podrás fijar metas con una mayor comprensión de qué es lo que realmente importa y te conocerás mejor, lo que es genial, porque eres alguien a quien vale la pena conocer.

En síntesis: la consciencia plena es buena para ti,[13] y hace que todo lo demás que intentes hacer, ya sea ahora o en el resto de tu vida, te resulte un poco más fácil. Y hablando del resto de tu vida, ya estamos llegando al final del libro, así que es hora de hablar de hacia dónde te gustaría ir a partir de ahora.

10

¿Y ahora qué?

Si tiene que ser, depende de mí.

SHIRLEY HUTTON

Hemos llegado al capítulo final de este libro (disculpa nuestras lágrimas, esto es un poco emotivo) y ya estés aún fijando metas o las hayas alcanzado y estés pensando en crear nuevas, tenemos una pregunta que hacerte:

¿Cómo de lejos has llegado?

Piensa en dónde estabas cuando empezaste este libro. ¿Qué has aprendido? ¿Qué has cambiado? ¿Qué hábitos nuevos has adoptado y qué hábitos viejos has dejado de lado? Aunque todavía tengas algún que otro desliz (porque así es la vida), es motivador e importante celebrar los cambios que has conseguido. A veces ayuda mirar hacia atrás para ver lo lejos que has llegado. Pregúntate cuáles eran tus:

- ✓ Viejos hábitos de alimentación.
- ✓ Viejos patrones de ejercicio.
- ✓ Disparadores más grandes.
- ✓ Peores distorsiones del pensamiento.
- ✓ Obstáculos más difíciles de superar.
- ✓ Tropiezos más difíciles de superar.

Dedica algo de tiempo a pensar en algunas de las cosas que solías hacer y ya no haces. Después de inspeccionar ese baúl de los recuerdos, compara eso con el ahora:

- ✓ ¿Qué hábitos nuevos has adquirido?
- ✓ ¿Qué nuevo patrón de actividades has creado para ti?
- ✓ ¿Cómo has superado los disparadores negativos que tenías?
- ✓ ¿Cómo has establecido disparadores positivos?
- ✓ ¿Cómo has cambiado tu mentalidad?
- ✓ ¿Qué obstáculos has logrado que queden obsoletos?
- ✓ ¿Qué te parece tu capacidad de cambio?
- ✓ ¿Qué cambios te hacen sentir más entusiasmado, más esperanzado, más seguro de ti mismo?

Cuando hacemos encuestas a los miembros de nuestra comunidad sobre los cambios que han tenido lugar en sus vidas en el tiempo que han estado usando el programa de Noom, muchos de ellos mencionan el número de la báscula, como era de esperar. Al fin y al cabo, se acercaron a Noom sobre todo para cumplir sus metas de pérdida de peso. Sin embargo, lo que nos sorprendió al principio, y ahora lo esperamos y nos encanta, es la cantidad de personas que celebraban sus VFB.

Las VFB son las victorias fuera de la báscula. Son todo eso que has ganado a largo de tu trayecto con Noom que no tiene nada que ver con el número de la báscula. Las VFB pueden incluir cosas como tener más energía; dormir mejor; estar en mejor forma; sentir menos dolores y molestias; tener más confianza, más autocontrol y más autoeficacia; el orgullo de superar malos hábitos de larga duración; una mayor consciencia plena; menos distorsiones del pensamiento; sentimientos de empoderamiento personal; una vida social más activa; y ejercer una buena influencia en las conductas de salud de amigos y familiares. ¿Tienes una actitud diferente a la que tenías antes? ¿Piensas en la salud, la formación de hábitos o el cambio de conducta de forma un poco diferente a la de antes? ¿Confías más en ti? ¿Escuchas más a tu cerebro, tu cuerpo y tu intuición porque sabes que en el fondo tú sabes lo que necesitas?

Todo ese progreso casi hace que el número de la báscula parezca… poco importante, al menos en este contexto.

Esperamos que te tomes un tiempo para sentirte orgulloso de ti por todo el progreso que has hecho, sin importar lo poco o mucho que sea. Da igual si el único impacto duradero que ha tenido este libro es cambiar tu mentalidad y nada más, ¡estamos orgullosos de ti!

Y ahora tenemos otra pregunta para ti: ¿y ahora qué?

Tu próxima jugada

Solo porque hayas alcanzado una meta no significa que esto se haya terminado. La salud es un viaje que dura toda la vida. La mayoría de las personas siempre están trabajando en sus metas y, cuando las alcanzan (o incluso cuando no), siguen fijando nuevas que coincidan con la parte del viaje en la que se encuentren. Quizás hayas llegado a tu peso deseado, hayas corrido tus primeros cinco kilómetros o estés comiendo vegetales casi todos los días. Quizás ya no comas frente al televisor o estés durmiendo mejor. Quizás hayas conseguido la confianza para presentarte a ese nuevo puesto de trabajo, hacer amigos nuevos o matricularte por fin al gimnasio. Quizás tengas una perspectiva nueva y optimista sobre el futuro de tu salud y tu vida.

Sin importar lo que hayas planeado, lo que hayas intentado, cuál sea Tu Panorama Completo, siempre puedes progresar más, ¡y eso es lo divertido! ¿«Terminamos» alguna vez en la vida de trabajar en nosotros? Esperamos que no, ¡sería aburridísimo! Siempre hay un nuevo horizonte, una nueva aventura y una nueva forma de ser más feliz, más sano, de sentirte más realizado. A medida que progreses, quizás haya cosas que dejes de hacer, como pesarte o hacer un seguimiento de todas tus comidas. Si puedes mantener tus hábitos saludables y has alcanzado un peso que te encanta, es posible que ya no necesites esas herramientas. Tu estilo de vida evoluciona.

También es posible que te encante usar esas herramientas y planees seguir haciéndolo. «Al final, las cosas que has incorporado a tu vida mediante este programa para cambiar tu estilo de vida no están pensadas para que las abandones —aclara el Dr. Michaelides—. Quizás haya algunas que ya no necesites hacer más a medida que progreses, pero el programa está diseñado para que tomes conciencia de los alimentos y de cómo te hacen sentir, y para entender cómo decodificar sus distintos componentes con una forma sencilla de pensar en ellos. Esas son lecciones para toda la vida».

Así que quizás te sirva pesarte de forma periódica o llevar un registro de tus comidas y eso se convierta en parte de tu vida. Hay estudios que muestran que esas técnicas son eficaces no solo para la pérdida de peso, sino también para mantener el peso a largo plazo.[1] En ese caso, no hay motivo para dejar de usarlas. No tiene nada de malo llevar un registro de tu progreso… ¡para siempre! Algunas herramientas y algunos trucos están pensados para ayudarte a pasar a un nuevo nivel de conciencia y conducta, como esos amigos que llegan a tu vida, te cambian y siguen su camino. Otros pueden ser como esos amigos fieles de toda la vida que siempre están a tu lado cuando los necesitas. La forma y el tiempo que uses las herramientas que te sirven depende de ti.

Entonces, ¿cuál será tu próxima meta? ¿Estás trabajando en las submetas que te llevarán a tu supermeta una por una y estás progresando de forma constante pero aún te falta? ¿Quieres comer aún mejor? ¿Correr un poco más? ¿Estar en mejor forma? ¿Perder un par de kilos más? ¿Manejar mejor el estrés? Entonces sigue adelante; ya eres un Noomer experimentado y puedes con esto. O quizás ya ves tu supermeta por el retrovisor y estés buscando una nueva. Fantástico. Ya eres un maestro de alcanzar metas, así que sabes cómo hacerlo.

Ahora ¿qué quieres de la vida?

¿CUÁL ES TU SUEÑO estratosférico?

¿Cuál es tu sueño más grande, enorme y extravagante? ¿Cuál es tu sueño estratosférico? Sueño estratosférico es nuestra forma de traducir el término inglés *moonshot* (literalmente, lanzamiento de un cohete lunar), que da nombre a una división hipersecreta del departamento de investigación de Google, que la define como «tecnologías muy concretas en las que solo unos pocos y valientes emprendedores quieren invertir, aunque su potencial sea significativo». Para nosotros en Noom, un sueño estratosférico es una meta que la mayoría de las personas no se atreverían a perseguir, pero que podría traerte muchos beneficios.

¿Cuál es tu sueño estratosférico? Aunque no creas tener uno, piénsalo bien y quizás te des cuenta de que sí, enterrado en las profundidades de tu cerebro, donde lo has guardado porque no creías que fuera posible. Pero sigue ahí porque significa algo para ti así sea. Una parte de ti todavía cree que puedes lograrlo. Algún día. Quizás.

¿Y si te animaras a perseguirlo? Porque incluso si no llegas a cumplirlo del todo, es posible que consigas algo maravilloso solo por intentarlo. Ya sabes lo que dicen: «Apunta a la Luna. Si fallas, al menos acabarás entre estrellas».

Perseguir algo que parece imposible es una forma estupenda de conocer más sobre ti, incluida la forma en la que quizás te interpongas en tu propio camino más a menudo de lo que imaginas, ya sea por miedo, por falta de confianza o anteponerlo todo a tus necesidades. Pero si sacas ese sueño a la luz y lo desempolvas, si sueñas con la Luna a pesar de todo, quizás descubras que eres más fuerte, más resistente y más poderoso de lo que crees.

Un TPC que evoluciona

Si después de crear TPC te das cuenta de que tu panorama completo ha cambiado un poco, o incluso por completo, es absolutamente normal. A medida que aprendas más, ganes confianza y cambies algunos de tus hábitos, es de esperar que tus metas y prioridades evolucionen contigo. Te animamos a reevaluar TPC con cierta periodicidad para mantenerlo al día y en línea con los cambios que has concretado al comprometerte con cuidar tu salud. De hecho, en la aplicación invitamos a que las personas reevalúen y refresquen su panorama completo periódicamente. TPC siempre debe ser motivador, así que si sientes que el tuyo ya no tiene ese efecto, quizás sea hora de refrescarlo. Es posible que las cosas que antes eran tu prioridad ya no lo sean. Tal vez tus prioridades ahora sean otras. Más grandes. Más importantes.

Si hace rato que no piensas en él, considera TPC. Recuerda:

TPC = Supermeta + tu Porqué Supremo +
Cómo cambiará tu vida

Una vez que tengas algo en mente, un nuevo TPC, piensa en tu Porqué Supremo. ¿Recuerdas cuando te hemos hecho cuestionar tus motivaciones para alcanzar tu supermeta haciendo que te preguntaras «¿por qué?» hasta llegar al núcleo, al corazón verdadero de por qué quieres alcanzarla? Vuelve a hacerlo.

Quizás estés preparado para dar otro gran paso en tu alimentación, tu estado físico, tu pérdida de peso, tu manejo del estrés o tu confianza. O tal vez ahora estés trabajando en la autoaceptación radical, la consciencia plena o algo completamente diferente. Sea lo que sea, pregúntate «¿por qué quiero esto?». Luego pregúntate «¿por qué?» una vez más. Y otra. A veces la meta en sí está de incógnito y en realidad representa otra cosa. Por ejemplo, conseguir un IMC normal quizás represente querer sentirte más relajado y cómodo con tu cuerpo. Mejorar la salud podría representar querer esquivar antecedentes familiares de algún problema de salud. Estar en mejor forma para poder unirte a un equipo de fútbol o tenis podría en realidad tratarse de un deseo de encontrar tu grupo de gente.

¿Cuál es tu motivo más profundo y apasionado para querer eso? Si no se te ocurre nada, quizás haya otra supermeta más importante y profunda que te apasione más hoy en día. Tómate tu tiempo. Algo tan significativo como TPC merece ser contemplado y puesto a prueba.

Cuando creas que ya tienes tu Supermeta y tu Porqué Supremo, tómate unos momentos para visualizar cómo cambiará tu vida cuando alcances tu nuevo Panorama Completo. Incluso si no estás del todo seguro, deja volar la imaginación. ¿Cómo podría cambiar tu vida? ¿Cómo quieres que sea tu vida ahora que te conoces mejor?

A medida que progreses, no te sorprendas si tus metas empiezan a cambiar. Muchas personas descubren que el número de la báscula ya no es tan importante como antes y empiezan a priorizar otras cosas que tienen más valor para ellos. ¡Eso es estupendo! Las técnicas de Noom sirven para cualquier cambio de vida, no son solo para perder peso o cuidar la salud. Sin embargo, lo cierto es que la salud es la base del propósito y la misión de nuestra empresa. Queremos ayudar a que todos consigan un mayor dominio sobre su salud porque, seamos honestos: cuando te sientes estupendamente sano, todo lo demás es más fácil.

O quizás ese no sea tu plan hoy. Quizás aún estés procesando este libro, y eso basta. Eso también es genial. ¡Nos encanta pasar el rato aquí contigo! Sea como sea, queremos despedirnos de ti con un par de ideas más, un poco más de inspiración y un puñado de trucos psicológicos a modo de regalo de despedida, y una última y grandiosa afirmación:

Tú eres el mejor.

El desafío de mantener el peso perdido

Da igual si aún estás trabajando para alcanzar tu meta de peso saludable o si has conseguido lo que querías lograr, es posible que en algún momento te genere cierto nerviosismo recuperar el peso perdido. Es una preocupación válida. Las personas a menudo pierden peso cuando hacen dieta y lo recuperan cuando dejan de hacerla.

Pero lo que tú has hecho no es una dieta Las estrategias saludables y los trucos psicológicos que has aprendido no son dietas. Son herramientas de cambio de conducta, así que son cosas que puedes usar el resto de tu vida. Queremos que comas las cosas que te gustan usando herramientas para alcanzar un equilibrio. No tienes nada a lo que volver, excepto tus hábitos viejos, ¿y por qué querrías volver allí? Noom va de hacer los cambios que querías hacer en tu vida; aunque a veces sea difícil, cuando te has entregado el regalo de un estilo de vida saludable, nadie puede quitártelo.

«La verdad es que no conozco a muchas personas que digan que están en la etapa de "mantenimiento", no porque no hayan alcanzado sus metas, sino porque siempre quieren hacer más —señala el Dr. Michaelides—. Creo que es importante tener puntos de comprobación en los que detenerse y sentirse orgulloso de todo lo hecho. Siempre habrá nuevos desafíos que superar, nuevas metas que alcanzar. La idea de que puedes alcanzar la perfección y quedarte ahí es una fantasía, pero sin duda vale la pena celebrar cada destreza adquirida, cada aumento de autoeficacia y cada pequeño logro».

Pero sí, la pérdida de peso va acompañada de desafíos psicológicos genuinos. No importa cuánto tiempo te haya llevado perder ese peso (da igual si son tres meses o tres años), eso no es más que una gota en un océano en comparación con el resto de tu vida. Entonces, ¿qué haces una vez que llegas a un peso con el que estés cómodo? ¿Cómo te quedas ahí?

Solo sigue haciendo lo mismo. Porque con Noom nunca estuviste a dieta. Alcanzar una meta no implica dejar de hacer todo lo que te trajo hasta allí. Significa seguir con esos cambios saludables y seguir experimentando con hábitos nuevos, porque está claro que te sirven.

Cuando bajas de peso, tu cuerpo cambia de muchas formas complejas, pero tu estilo de vida también lo hace. Es cierto que la tasa metabólica basal, o la cantidad de energía que gastas solo estando quieto y existiendo, disminuye después de perder peso. Eso es porque cuanto menos pesa alguien, menos energía necesita para mantener el cuerpo en funcionamiento. Si pierdes cinco, diez o veinte kilos, no puedes volver a comer y vivir como lo hacías cuando pesabas más: eso conduciría a un aumento de peso. Tu cuerpo absorbe energía, usa lo que necesita y almacena lo que no, así que cuando absorbes más energía de la que necesitas, la almacenas como grasa y eso da lugar a un aumento de peso.

Quizás también notes que tienes hambre con mayor frecuencia. Eso se debe a que al perder peso, el cuerpo y el cerebro intentan volver a su estado anterior cambiando un poco los niveles de las hormonas. El cuerpo no sabe que has perdido peso a propósito. Lo que el cuerpo primitivo cree es que ha habido una hambruna y necesitas recuperar esa reserva de grasa. Entonces, hace algunos ajustes temporales. Los niveles de grelina (la hormona del hambre) aumentan con la pérdida de peso,[2] y los de leptina (la hormona de la saciedad) disminuyen.[3] Hay otras hormonas que también se modifican un poco, igual que el sistema de gratificación de tu cerebro, que hace que ahora los alimentos densos en calorías parezcan todavía más gratificantes. También es posible que notes que tu control emocional y tu poder de decisión en cuanto a los alimentos ya no parezcan tan fuertes como antes. Otros problemas de salud como niveles de azúcar en sangre elevados, resistencia a la insulina y ciertas composiciones de la microbiota intestinal también pueden crear dificultades a la hora de mantener la pérdida de peso, aunque esos problemas también suelen mejorar de forma significativa al hacerlo.

Es probable que estos cambios fisiológicos sean los principales contribuidores a la tendencia que tienen las personas a recuperar el peso perdido. Sin embargo, tú no tienes por qué ser una de esas ellas. «Solo saber que tu cuerpo reaccionará así ante la pérdida de peso te da la ventaja de la autoconciencia —explica el Dr. Michaelides—. Tu cuerpo querrá recuperar el peso perdido y tú querrás volver a hacer cosas que hacías antes, pero saberlo te permite establecer salvaguardas y recurrir a todas tus herramientas y estrategias. Ahora estás bien equipado».

Con frecuencia nos permitimos renunciar a nuestras metas por pensar en el viejo dicho de «las dietas no funcionan». Y, parar ser sinceros, los estudios respaldan esa idea. Quienes adoptan reglas restrictivas a corto plazo no suelen ser capaces de mantenerlas, ni la pérdida de peso. Pero hay muchas personas que han perdido peso y lo han mantenido durante cinco años o más, incluso durante el resto de su vida. El National Weight Control Registry (Registro Nacional de Control de Peso), que es «el más extenso estudio prospectivo sobre el mantenimiento eficaz de la pérdida de peso a largo plazo»,[4] lleva un registro de las personas que han perdido peso y no lo han recuperado. Los miembros del Registro han perdido un promedio de treinta kilos y lo han mantenido durante cinco años y medio, pero la pérdida de peso individual varía entre los trece y los ciento treinta y seis kilos durante períodos de entre uno y sesenta y seis años. Algunos lo han perdido de forma rápida y otros, lenta.

¿Cuáles son sus secretos? Nada que vaya a sorprenderte: no «se pusieron a dieta» y no «dejaron la dieta». Cambiaron su vida. El 98 por ciento de los participantes del Registro modificaron la ingesta de alimentos de alguna manera, generalmente adoptando un patrón de alimentación bajo en calorías y grasas,[5] y el 94 por ciento aumentó la actividad física en alguna medida (lo más habitual para los participantes del Registro fue caminar). Hay un par de hábitos nuevos interesantes que aparecen con frecuencia en la mayoría de los participantes del Registro:

- El 78 por ciento desayuna todos los días.
- El 75 por ciento se pesa al menos una vez a la semana.
- El 62 por ciento ve menos de diez horas de televisión a la semana.
- El 90 por ciento hace un promedio de una hora de ejercicio al día.

En otras palabras, los hábitos saludables que desarrollaron quienes consiguieron mantener su peso para perderlo son los mismos que conservaron para mantenerlo.

Lo que estos éxitos nos dicen, al igual que las muchas historias de éxito de Noom que tenemos archivadas, es que mantener los cambios es difícil, ¡pero no imposible! «Lo que sea que hayas hecho durante la mayor cantidad de tiempo en tu vida será lo que tu cerebro se encuentre más cómodo haciendo —informa el Dr. Michaelides—. Por eso es tan fácil abandonar esas habilidades que has aprendido, aunque te estén ayudando. Pero si ya has tenido éxito en la adquisición de ciertas habilidades una vez, te será más fácil tener éxito otra más. Tienes una autoeficacia más alta, ya has creado esas conexiones en el cerebro».

El Dr. Michaelides añade que la mejor forma de predecir conductas futuras es observar las conductas pasadas, así que da igual que tengas algún que otro desliz, siempre puedes acceder a la parte de tu cerebro que sabe qué hacer y así disparar una subida para contrarrestarlos. «Si te descubres regresando a lo que fuera que estuvieras haciendo antes, solo recuerda que ahora tienes todas estas habilidades nuevas que seguirán desarrollándose y creciendo con el paso del tiempo. ¡Ahora sabes cómo hacerlo!», exclama.

Crear tu nuevo Plan SOS

Tener un plan forma parte de estar preparado y saber que habrá ciertas dificultades físicas después de perder peso. Así que aquí tienes otro truco psicológico: el Plan SOS de hábitos saludables.

«Poco después de perder peso, o de completar cualquier otro cambio, como hacer ejercicio, llamar a un amigo en busca de apoyo o pesarte una vez a la semana, te encuentras en un período de transición. Has estado practicando tu hábito nuevo, pero aún no lo tienes tan incorporado como para que sea algo automático —explica el Dr. Michaelides—. Incluso si estás obteniendo grandes beneficios de lo que estás haciendo, es posible que tengas algún retroceso. Antes de que eso suceda, puedes crear un Plan SOS que funcione como disparador para reacomodarte».

Un elemento muy eficaz en un Plan SOS es asegurarte de rendir cuentas a alguien. Usemos el ejemplo del Dr. Michaelides de llamar a un amigo en busca de apoyo. Quizás habléis todos los días o una vez por semana, o quedéis siempre para entrenar juntos, pero de pronto tienes mil cosas para hacer y dejas de llamar a esa persona. Esa es una señal de que estás retrocediendo. «Quizás la solución no sea necesariamente llamar —señala el Dr. Michaelides—. Quizás eso ya no te funcione. En lugar de eso, fíjate qué es lo que esa llamada hacía por ti. Se trataba de rendir cuentas. Con frecuencia dependemos de otras personas para hacer algo y, si dejas de llamar a esa persona, ya no rindes cuentas, lo que puede causar un desliz. Así que quizás necesites encontrar otro método para hacerlo».

EL VALOR DE TENER UN COMPAÑERO
A QUIEN RENDIR CUENTAS

Una de las armas más poderosas contra la recaída en la pérdida de peso, o la recaída después de cualquier cambio de comportamiento difícil, es tener un compañero a quien rendir cuentas. Se trata de una persona que pueda apoyarte, alentarte, motivarte, recordarte tus metas, ayudarte a decidir qué hacer en caso de una recaída y poner eso en acción. Un estudio de 2018 observó a 704 personas que se apuntaron a un programa de pérdida de peso de quince semanas.[6] Alrededor del 54 por ciento de los participantes escogieron un compañero a quien rendir cuentas y los demás no. Quienes tenían un compañero perdieron más peso y redujeron más el diámetro de cintura y el IMC. En algunos casos, el compañero era su pareja sentimental, pero el estudio halló que el apoyo de compañeros de otro tipo era igual de eficaz. Parece que lo que marca la diferencia es rendir cuentas, no el tipo de relación.

Un compañero a quien rendir cuentas debería ser alguien:

- Con quien interactúes a menudo, para que note cuándo estás pasando por un momento difícil o experimentando un revés.
- Que te apoye, tenga una influencia positiva y piense en tu bienestar.
- En quien confíes, para poder ser sincero y vulnerable y saber que será amable contigo y te apoyará.

Otra buena idea es buscar un método para recordar las lecciones que has aprendido para mantener la motivación elevada. Cuando tengas conciencia de estar recayendo en un hábito indeseado, regresa a lo que hizo que cambiaras ese hábito en primera instancia. El Dr. Michaelides usa el ejemplo de la alimentación mecánica: «Imaginemos que la alimentación mecánica es algo que te gustaría que dejara de formar parte de tu vida, y que uno de tus hábitos nuevos es no comer frente al televisor. Hace tiempo que lo has puesto en práctica y sientes que es sostenible. Pero de pronto tu vida se vuelve muy estresante y vuelves a comer frente al televisor. Cuando reconozcas que lo estás volviendo a hacer, esfuérzate por descubrir el porqué. Piensa en tu motivación original. El simple hecho de saber todo esto, de haber tomado esa decisión originalmente por algún motivo y conocerlo, y saber por qué dejaste ese hábito esa vez, te da una ventaja. Puedes acceder a toda esa información para ayudarte a regresar a lo que quieres hacer».

¿Recuerdas el patrón de «si [...] entonces [...]» para la combinación de hábitos? Otra manera de crear un Plan SOS de hábitos saludables puede ser preparar una estrategia de «si [...] entonces [...]» a la que recurrir si estás recayendo en viejos patrones de conducta. Un Plan SOS de «si [...] entonces [...]» incluye lo que quieres seguir haciendo y lo que sucederá si no lo haces. Podría ser algo así:

✓ «Quiero continuar comiendo verduras con la cena todas las noches. Si dejo de comer verduras, entonces las cambiaré por una ensalada grande a mediodía todos los días, exploraré las opciones de verduras listas para usar que venden en la tienda para que sea más fácil usarlas o probaré una verdura o una receta nueva que nunca haya probado para volver a despertar mi interés. Llamaré a un amigo para que me haga un seguimiento los próximos días. Si puedo hacer esto tres días seguidos, volveré a estar encaminado».

✓ «Quiero continuar con mis paseos diarios después de la cena. Si dejo de salir a caminar después de cenar, entonces probaré con un nuevo entrenamiento que sea diferente y me resulte más interesante o intentaré moverme más durante el día en lugar de planificar algo en un horario concreto. Me apuntaré a una clase de yoga y la pagaré para tener un profesor y compañeros a quienes rendir cuentas. Cuando haya completado una sesión entera, sabré que he adquirido un nuevo hábito de movimiento».

✓ «Quiero seguir practicando la respiración profunda cuando esté estresado. Si dejo de practicar la respiración profunda cuando esté estresado, entonces haré una postura de yoga cuando esté estresado, o saldré a caminar, o profundizaré en qué es lo que me está estresando para ver si hay algo que pueda cambiar. Programaré un paseo antiestrés con mi pareja y le pediré que se comprometa a hacerme rendir cuentas. O comenzaré a trabajar con un *coach* de vida para llegar al fondo de mi estrés, y podré rendirle cuentas sobre mis intentos por manejar el estrés».

No es necesario que pongas tu plan en acción si solo te saltas algo una o dos veces. Honrar tu intuición y escuchar a tu cuerpo significa que habrá días en los que tus hábitos saludables no sucedan. Si realmente sientes que ese día no puedes con las verduras, el paseo o cualquier estrategia de manejo del estrés, respeta esa sensación. No tienes que obsesionarte con eso.

Pero si al día siguiente también te saltas un hábito, o te pasa tres días consecutivos, quizás sea hora de indagar un poco más. ¿Qué sientes? ¿Hay algún motivo por el cual te hayas detenido temporalmente? ¿Sigues comprometido con ese hábito? ¿Ha sido solo que lo has olvidado y necesitabas un recordatorio? ¿Has estado durmiendo poco, tienes que cumplir con un plazo, estás en medio de una crisis o hay alguna otra situación que requiera que te tomes un descanso? ¿O estás harto de ese hábito y necesitas cambiarlo por otra cosa?

Si descubres que el motivo por el que has abandonado un hábito saludable que te estaba funcionando es algo temporal, entonces date un período de gracia y diseña un plan para volver a empezar. Prioriza las acciones que te ayuden a dormir bien por la noche después del plazo, la crisis o lo que sea. Pero si el hábito ya no te funciona, es hora de consultar tu Plan SOS de hábitos saludables y cambiar algo. A veces, lo único que necesitas para volver a sentirte motivado es un cambio.

Si prefieres un enfoque más intuitivo y menos estructurado, otra cosa que puedes hacer es dedicar un par de minutos a conectarte con tu cuerpo. Piensa en cómo te sentías cuando practicabas esos hábitos saludables. ¿Recuerdas lo ligero y lleno de energía que te sentías? Ahora presta atención a cómo se siente tu cuerpo en este momento.

Si te sientes peor, eso podría motivarte a regresar a lo que fuera que te hiciera sentir tan bien antes.

Acciones para mantener la pérdida de peso

Además de todos esos trucos que has aprendido, aquí tienes una lista de comportamientos concretos que, según la ciencia, tienen correlación con el mantenimiento de la pérdida de peso. Hay estudios que señalan que hacer estas cosas de forma continua a largo plazo puede aumentar de forma significativa las probabilidades de no recuperar el peso que se ha perdido:

✓ **Mantener aproximadamente el nivel de ingesta de calorías que tuviste durante la pérdida de peso.** Recuerda que tu metabolismo está emparejado con un peso menor y no necesita tanta energía para funcionar, aunque muchas personas pueden añadir algunas calorías bien escogidas sin recuperar peso.

✓ **Comer mucha fruta y verdura.** Siempre puedes contar con estas superpotencias de la nutrición de baja densidad calórica para saciarte y dejarte satisfecho.

✓ **Constancia en el control de las raciones.** El control de las raciones es muy importante a la hora de seguir ingiriendo una cantidad reducida de calorías y quedar satisfecho. Hay estudios que revelan que las personas que son constantes en sus patrones de alimentación a lo largo del tiempo y conservan los mismos tamaños de ración casi todos los días (en lugar de, por ejemplo, comer hasta reventar todo el fin de semana) tienen más éxito y pueden mantener mejor la pérdida de peso a largo plazo.

✓ **Tener un plan para los fines de semana, vacaciones, fiestas y sucesos especiales.** Es estupendo disfrutar de todos esos días, ¡y deberías hacerlo! Pero tener un plan puede ayudarte a permitirte algunos caprichos moderados sin perder el control.

✓ **Elegir alimentos mínimamente procesados.** Los alimentos ultraprocesados siempre tendrán esa cualidad adictiva a consecuencia de la sal, los azúcares añadidos y las grasas no saludables. Los alimentos integrales cambiarán tus papilas gustativas y te enseñarán a querer consumir comida de verdad en lugar de comida falsa.

✓ **Darte un gusto.** Aunque mantenerte alejado de los alimentos ultraprocesados y no comer hasta reventar durante el fin de semana forman parte del éxito a largo plazo, darte un gusto también es parte del proceso. La alimentación saludable no va de privación; va de moderación. Un trozo de pastel una vez a la semana o un trozo pequeño de chocolate negro todas las tardes podrían, sin duda alguna, formar parte de una dieta y un estilo de vida saludables; y si te hacen feliz, ¡estamos a favor! No hay nada como un refuerzo positivo para animarte a seguir.

✓ **Mover el cuerpo durante el día.** No es necesario que pases una hora al día en el gimnasio, pero las personas que han conseguido mantener su peso suelen quemar entre trescientas y cuatrocientas calorías al día con actividad física. Eso se traduce en aproximadamente una hora de caminar rápido o treinta minutos de alguna actividad más intensa, como correr o HIIT. Camina cuando puedas, usa un escritorio de pie, ve al trabajo en bicicleta o solo levántate y anda al menos una vez cada hora. Eso marcará una diferencia.

✓ **Hacer entrenamiento de fuerza.** Esto no solo mantendrá tu musculatura durante la pérdida de peso, sino que una mayor fuerza muscular puede aumentar la tasa metabólica en reposo, lo que podría contrarrestar en cierta medida la disminución del metabolismo que acompaña a la pérdida de peso.

✓ **Fijar metas razonables a corto plazo de manera constante.** Tener metas a corto plazo puede reforzar tu confianza cuando las alcances. Poco a poco puedes conseguir cambios grandes. Ya sabes lo que dicen: un viaje de mil kilómetros empieza con un solo paso. Y, paso a paso, puedes lograrlo.

✓ **Planificar con antelación.** No perder de vista el futuro puede ayudarte a evitar recuperar el peso a largo plazo. Si empiezas a notar que estás subiendo de peso, siempre puedes volver a reevaluar la situación. ¿Has dejado de hacer algo que estaba funcionando? ¿Puedes reducir tus raciones un poco durante un par de semanas? ¿Puedes añadir un poco más de ejercicio? O quizás solo necesites regresar a tu rutina de siempre y reajustar tu mentalidad para entrar en ese modo en el que te entusiasma cuidar de ti porque recuerdas lo bien que te sienta.

✓ **Celebrar tus éxitos.** De vez en cuando, echa la vista atrás. Reflexiona sobre lo lejos que has llegado y celebra tus hitos, incluso los pequeños. ¡Es una forma grandiosa de seguir adelante!

✓ **Tener TPC siempre presente.** De este modo, cuando sientas dificultades, siempre tendrás un motivo significativo para hacer lo que estás haciendo. Y nunca temas reevaluar y cambiar TPC.

TU MANTRA

A veces, algo tan simple como un mantra que puedas repetir cuando te sientas estresado o negativo te ayuda a retomar el camino en solo uno o dos minutos, y a sentirte más tranquilo y positivo. Puedes cambiar el mantra, pero escoge uno para tener ahora. ¿Qué resuena contigo?

- Soy fuerte, inteligente y capaz de cambiar.
- Yo controlo mi vida.
- Yo creo mi propia realidad.
- Puedo alcanzar mis metas.
- Merezco estar sano y ser feliz.
- Elijo ver oportunidades en cada situación.
- Estoy transformando mi salud todos los días.
- Cada día soy más fuerte.
- Tengo absoluta confianza en mí.
- ¡Puedo lograrlo!
- Elegiré ver las cosas difíciles de otra manera.
- No dejaré que un revés me detenga.
- Usaré mi fuerza interior.
- Todos los días me acerco más a una salud espléndida.

Por último, nunca olvides la importancia de tener personas que te apoyen para rendirles cuentas, para que te motiven, inspiren y aconsejen. Contar con un sistema de apoyo sólido puede darte una válvula de escape para hablar de tus experiencias y sentimientos. Es un sitio al que recurrir en busca de consejos, y un sistema de apoyo, ya sea un amigo, un *coach* o un grupo de apoyo, puede guiarte, alentarte, compartir experiencias contigo y apoyar tus decisiones. Rendir cuentas es clave cuando necesitas que alguien diga «oye, ¿dónde has estado hoy? Te hemos echado de menos en el club de paseo» o «aquí tienes una foto de la cena saludable que he preparado hoy. ¡Enséñame la tuya!».

◆

Esperamos que cuando nos separemos te sientas audaz. Equipado. Preparado. E inspirado para apuntar a la estratosfera, seguir desafiándote a salir de tu zona de confort y vivir de forma plena y libre como la persona que eres, moviéndote con firmeza y autoeficacia hacia la persona que siempre estuviste destinado a ser.

Nosotros estaremos a tu lado animándote. ¿Y si no llegas del todo a donde querías ir? ¡Mira dónde estás de todas formas! Si hay algo que el Dr. Michaelides quiere que retengas de este libro es una nueva relación con la idea del «fracaso». «El fracaso no es más que otra oportunidad de aprender —señala—. Si no fracasas, no aprendes. Es importante recordar eso. Porque no importa lo que hagas en la vida, siempre habrá altibajos y, a veces, las cosas no saldrán como esperabas. Si puedes redefinir tu relación con el "fracaso" y comenzar a tratar cada uno de ellos como una oportunidad de aprendizaje, entonces yo diría que tu supuesto fracaso ha sido todo un éxito».

No importa lo que suceda siempre que estés avanzando hacia un nuevo destino. Ganarás experiencia, conocimiento y sabiduría. Eso es progreso. A veces cambiarás de rumbo. A veces te darás cuenta de que algo que creías querer en realidad no es lo que querías. Pero si nunca lo intentas, nunca sabrás lo que puedes lograr, y es posible que pierdas la oportunidad de descubrir qué es lo que te importa de verdad, incluso más que la meta que tenías intensión de alcanzar en un principio. Si tu meta te está agotando o es demasiado, eso también es una lección.

Así que ya sea hallar por fin la libertad alimentaria, tener tu estado físico soñado, vivir con consciencia plena todos los días, aceptarte de forma radical tal como eres, conseguir una mente tranquila, encontrar el amor verdadero o cambiar el mundo con tus dones, existe una versión tuya que te está esperando.

Y ahora sabes cómo llegar a ella.

¡Ten un día Noominoso!

¿Estás listo para tener un día Noominoso? O, espera… ¿Qué es exactamente un día Noominoso?

A nuestro modo de ver, un día Noominoso es un día en el que tú estás al mando, lleno de decisiones conscientes, buenas sensaciones y refuerzos positivos. Pero, para ser sinceros, hay muchas formas de tener un día Noominoso, y tu día puede ser tan único como tú. No vamos a fingir que sabemos qué es lo que haces con tu tiempo.

¿Qué? ¿Quieres detalles? ¡Estamos para servirte! Aquí tienes un ejemplo de cómo vemos nosotros un día Noominoso. Este es solo un ejemplo y, si tu día es muy distinto, confiamos en que podrás adaptar las partes que te gustan a lo que haces. Échale un vistazo y piensa en cómo se vería un día Noominoso para ti (toma prestado lo que quieras de esta lista; ¡todo lo nuestro es tuyo!):

- **Despiértate.** Estírate. Sonríe. Piensa en algo que te guste de ti. Piensa en TPC. Puedes probar a usar una afirmación positiva. Nuestra sugerencia: «¡Hoy tendré un día fantástico!».
- **Dirígete al baño.** Vuelve a estirar. Haz lo que tengas que hacer.
- **Pésate, si te va.** Sé consciente de que ese número (ya te haya hecho soltar un «¡sí!» o un «¡buu!») no es más que información, no es una etiqueta que te defina. ¡Tu baño es una zona libre de juicios!
- **Tómate unos minutos con Noom.** Acurrúcate en algún lugar cómodo con un vaso de agua (o té o café) y revisa en la aplicación

tus lecciones de Noom del día. Es muy sencillo, ¡y muy inspirador!

- **Ve de nuevo hacia la cocina.** Estás motivado. Considera con detenimiento cuánta hambre tienes mientras te sirves un vaso de agua y bebes un poco (o terminas la que ya te habías servido). ¿Qué, y cuánto, te gustaría desayunar?

- **Añade otro alimento.** Escoge algo que sea denso en nutrientes o poco denso en calorías (como una fruta) y añádelo a lo que sea que hayas decidido desayunar. ¿Qué opinas de unas bayas o una manzana para el camino?

- **Regresa a la aplicación de Noom.** Registra lo que hayas comido. ¡Mira cuánta fruta y verdura! Y otras buenas opciones. ¡Choca esos cinco!

- **Haz ejercicio o dúchate.** Si es que te gusta hacer por la mañana. ¡Qué estimulante!

- **Vístete.** Dite el buen aspecto que tienes hoy. ¡Lo estás haciendo genial!

- **Guarda la comida de mediodía para llevártela.** Si es lo que sueles hacer. Añade una o dos verduras más antes de cerrar el táper. ¿Qué opinas de añadir un puñado de hojas verdes al sándwich? ¿Un par de tallos de apio con un acompañamiento de hummus? ¿Quizás unos tomates cherry? Añade uno o dos tentempiés si crees que querrás que te van a apetecer más tarde. ¿Una naranja, un melocotón, unas uvas o quizás unos frutos secos?

- **Ve al trabajo (aunque sea el despacho de tu casa).** Bebe algo más de agua de camino. Piensa en lo mucho que te gusta tu botella de agua. O, si no es así, pregúntate si no te mereces una más bonita. Antes de entrar en la oficina (o en la habitación donde tienes el ordenador), registra cuánta agua has tomado hasta este momento.

- **Haz eso que se te da tan bien.** (Ya sabes... trabajar). ¡Para eso te pagan! Bebe agua de a sorbos mientras lo haces. Tu cerebro trabajará mejor.

+ **¡Alerta de tentación!** Alguien ha traído dónuts, un pastel de cumpleaños o unas galletas, o quizás tengas que pasar frente a ese jarrón lleno de caramelos en algún momento. ¡Es hora de usar un truco psicológico! ¿Disfrutarás dos bocados y seguirás con tu día? ¿Practicarás exponerte a uno de esos alimentos sin comerlo, porque en realidad no lo quieres y no encaja dentro de tu presupuesto calórico de hoy? O presta atención a si solo estás tomando comida basura por costumbre. ¿Elegirás no participar de ese hábito hoy? En lugar de eso, toma ese tentempié de media mañana que habías planeado; si lo necesitas, claro.

+ **¡Lleva un registro!** Si decides comerte ese tentempié, no olvides anotarlo.

+ **¡Sigue bebiendo!** ¡No dejes de beber esa refrescante agua!

+ **Tómate un descanso para comer.** Disfruta de la comida que has preparado en casa o consigue algo en el trabajo. Valora detenidamente cuánta hambre tienes. ¿Qué suena bien? Valora qué alimentos vas a elegir y qué alimento denso en calorías será la guinda del pastel. Luego deja de trabajar un momento, ¡por lo que más quieras! Presta atención a tu comida. Come despacio, saborea, mastica bien y disfruta la comida y la sensación de bienestar que te dan tus decisiones saludables.

+ **¡Lleva un registro!** Usa los últimos dos minutos de tu descanso de mediodía para registrar lo que has comido. Tiene buena pinta: ¡aún te queda bastante presupuesto calórico!

+ **Vuelve a trabajar (si ese es tu horario).** En serio, ¡eres muy bueno en esto! Deberían subirte el sueldo. O ascenderte.

+ **Alerta de bajón de la tarde.** ¿Tienes sueño? ¿Aburrimiento? ¿O es que tienes hambre de verdad? Dedica un momento a sentir tus sentimientos. Quizás necesites comer un tentempié, rellenar la botella de agua o tomarte un descanso para ir al baño. Es tu decisión; y sí, puedes elegir (la máquina expendedora no te controla).

+ **Pasa por el gimnasio de camino a casa (si es lo que te va).** ¿No te alegra haber metido en el coche la bolsa del gimnasio? O tal vez decidas salir a caminar para aprovechar que el día está precioso, o practicar yoga porque es tu manera favorita de descomprimir. Qué. Bien. Sienta.

* **¡Al fin en casa!** Pero… ¡hora de un momento consciente! ¿Estás famélico? ¿Estresado? ¿Aliviado? ¿Ansioso? Presta atención a tus sentimientos, sobre todo si te incitan a devorar el equivalente en alimentos (o bebidas) a toda una cena antes incluso de preparar la tuya. ¿Quieres hacerlo o es una distorsión del pensamiento que hace que creas que la comida te tranquilizará o que «te lo mereces» después de un día de arduo trabajo? (Estamos de acuerdo en que mereces algo genial… pero llenarte de más quizás no sea tan genial si lo piensas bien).

* **¿Qué hay para cenar?** ¿Alimentos verdes? Fantástico. ¿Qué otra cosa hará que te sientas satisfecho? Empieza a prepararlo todo. Disfruta del proceso: ¡cocinar es divertido! (Si lo repites las suficientes veces, quizás empieces a creerlo. «Cocinar es divertido». «Cocinar es divertido»).

* **¡La cena está servida!** Piensa en el entorno donde comerás. ¿Y si esta noche cenas en la mesa en lugar de frente al televisor? Podría ser divertido. Pero no te sientas presionado. A veces una buena cena saludable combina a la perfección con una buena película.

* **¿Algo dulce?** ¿Es uno de esos días en los que se come algo dulce después de la cena o no? ¿Te queda espacio en el presupuesto calórico o ya has comido bastante por hoy? Piensa si un postre o un tentempié después de cenar encaja en tu plan y resulta equilibrado con el resto de tu día o si en realidad estás saciado y no lo necesitas.

* **¡Lleva un registro!** Después de la cena, apunta lo que hayas comido, incluido cualquier tentempié o postre. ¿Has cumplido con tu presupuesto calórico? Si es así, ¡bravo! Si no lo has conseguido, no te enfades contigo. Solo piensa en por qué ha pasado. ¿El presupuesto es demasiado bajo? ¿O has comido más de lo que

en realidad querías? En ese caso, piensa en las situaciones en las que te encontrabas cuando ha pasado. ¿Hubo algún momento durante el día en el que te desviaste de tus metas? ¿Por qué? Sé curioso, no crítico. Todo eso es información que puedes usar más adelante.

- **¡Hora de relajarte!** Es tan agradable desconectar después de un largo día lleno de ocupaciones. Quizás sea hora de pasear por el barrio con tu perro, o bajar las luces y relajarte con un buen libro o una conversación tranquila. O quizás sea noche de juegos con tu familia.

- **Un baño estaría bien (si te apetece en este momento).** ¡Con velas! Tal vez seas más de ducharte. ¿Qué te parecen unos minutos de meditación? Om... Eres muy zen.

- **Haz un par de fabulosos estiramientos (sientan genial antes de meterte en la cama).** Ya sabes, para dormir. O... para llevar a cabo cualquier actividad romántica que decidas hacer antes. (Acostarse temprano tiene sus beneficios).

- **Piensa en lo genial que eres (mientras te quedas dormido).** Piensa en lo poderoso que te sientes y en lo mucho que te has cuidado durante el día. Nadie es perfecto y quizás pienses en lo que podrías haber hecho mejor, pero eso también está bien. Recuerda, nada de fracaso, ¡solo información! La verdad es que eres lo máximo, y te estás acercando a TPC con la destreza de un ninja.

- **Dulces sueños.** ¡Y nos vemos por la mañana!

Si quieres más Noom en tu vida; lecciones diarias divertidas; un *coach* personal; apoyo de un grupo que te inspire; tecnología que te ayude a fijar metas, llevar un registro de lo que comes y bebes y el ejercicio que haces; y muchas cosas más, nos gustaría invitarte oficialmente a que te unas a nosotros en la aplicación de Noom. Allí encontrarás inspiración, motivación, comunidad y orientación personalizada de tu propio *coach* especializado en metas. ¡Creemos que te encantará!

O, si quieres centrarte en la reducción del estrés y la mejora de tu salud mental, prueba con nuestra aplicación para el manejo del estrés, Noom Mood. Hace más de una década que ayudamos a millones de personas a alcanzar sus metas de salud, desde la pérdida de peso al control de la diabetes. Ahora queremos ayudarte a hacerle frente al estrés. Aprender a manejar el estrés diario es todo un viaje, y el primer paso suele ser el más difícil. Por eso estamos aquí: para guiarte, paso a paso, hacia tu bienestar mental; y para ayudarte a desarrollar técnicas, conciencia emocional y resiliencia para reducir el estrés y tener una vida más feliz. Te daremos el conocimiento y el apoyo que necesites para sentirte empoderado y capaz de enfrentarte a lo que venga.

Para suscribirte a una prueba gratuita de dos semanas para la aplicación de Noom o Noom Mood, ve al sitio web de este libro: www.noom.com/book.

Ten en cuenta que, al igual que sucede con otras aplicaciones de pago, debes cancelar la prueba gratuita antes de que finalice para evitar cargos no deseados.

Glosario Noom

¿No recuerdas qué significa tal palabra o término?
Aquí tienes una guía útil con toda la terminología
que usamos en este libro.

Aceptación radical: aceptar de forma absoluta que tu realidad actual es tu realidad actual, incluido dónde estás, qué haces, tu aspecto, tu salud, tu empleo y cualquier cosa que intentes ocultarte. Se trata de un acto de compasión que puede ayudarte a quererte sin importar tu tamaño o tu estado, lo que puede aumentar la autoeficacia y motivación. Si te aceptas completamente, te quitas un montón de estrés y presiones de encima, y eso podría dar espacio al autocuidado y a algunos cambios saludables.

Adivinación: distorsión del pensamiento maladaptativa en la que la persona da por hecho que sabe qué ocurrirá en el futuro, lo que con frecuencia conduce a conductas y pensamientos negativos.

Adrenalina: neurohormona relacionada directamente con la respuesta al estrés y producida en las glándulas suprarrenales. Estimula el sistema nervioso simpático del cuerpo y activa la respuesta de lucha o huida para ayudar a que esté listo para enfrentarse a una emergencia. Es lo mismo que la epinefrina.

Afirmación: truco psicológico para invertir pensamientos negativos y convertirlos en pensamientos positivos y motivadores, como reconocer que estás pensando «no puedo hacerlo» y decirte «¡sí que puedo!».

Ajuste a las normas: la idea de que muchas de nuestras conductas son producto de querer estar en sincronía con las conductas de quienes nos rodean. Es el resultado del deseo humano por conectar y formar parte de grupos, y también puede contribuir a la formación de hábitos.

Alimentación consciente: comer con consciencia y atención al proceso y las sensaciones.

Alimentación divertida: comer por placer, sin mirar el valor nutricional de los alimentos. ¡Comer por diversión no tiene nada de malo! Es uno de los varios tipos naturales y normales de alimentación que existen.

Alimentación emocional: comer en respuesta a sentimientos intensos en lugar de al hambre como medio para calmarse.

Alimentación energizante: escoger y comer alimentos que sean nutritivos con el único propósito de proporcionar energía al cuerpo y mejorar la salud y no por motivos emocionales o de otro tipo.

Alimentación neblinosa: término de Noom para la alimentación automática en la que no notas ni qué ni cuánto estás comiendo.

Alimentación tormentosa: tipo de alimentación que se caracteriza por la sensación de no tener control sobre el tipo o la cantidad de comida que se consume; indica que se está usando la comida para calmarse en respuesta a emociones intensas.

Alimento integral: alimento que no ha sido procesado, que es tal como la naturaleza lo creó.

Alimento ultraprocesado: alimento formulado por científicos para ser hiperapetecible, que suele tener niveles antinaturalmente altos de azúcar, grasas y sal en comparación con los alimentos no procesados o integrales. Tienden a ser densos en calorías pero no en nutrientes.

Altibajos: fase tres del modelo de motivación de Noom; período de motivación fluctuante durante el cual la motivación puede estar baja o alta, como si fuera una serie de olas.

Antojo: deseo o ganas intensos, por ejemplo, sentir que necesitas comer chocolate.

Autoconciencia: conocerte a ti mismo y ser consciente de lo que haces y por qué.

Autoeficacia: cualidad de creer en tu propia capacidad de conseguir cosas.

Autoexperimentación: hacer experimentos contigo mismo. Por ejemplo, podrías experimentar con la prueba sistemática de diferentes tipos de dieta o ejercicio para ver cuáles te funcionan. En general, incluye registrar qué haces y si funciona o no para poder hacer una evaluación al final del experimento.

Autorregulación: la habilidad de evaluar y moderar tu conducta de forma beneficiosa para ti y los demás. Es una de las metas de muchos tipos de psicoterapia, en particular de la TDC.

Autosabotaje: hacer algo destructivo para tu crecimiento o bienestar mental, físico o emocional.

Autotrascendencia: capacidad de ver más allá de uno mismo y las necesidades propias, de contemplar el panorama completo y las necesidades de los demás.

Ayuno intermitente: comer durante una ventana de tiempo limitada y ayunar, o no comer, durante el resto del día. Por ejemplo, quizás no comas durante doce horas por la noche. Si cenas a las siete de la tarde, esperarías a las siete de la mañana para desayunar.

Baja en calorías: filosofía de alimentación que consiste en consumir una cantidad menor de carbohidratos que de otros macronutrientes.

Cadena de conducta: serie de sucesos que pueden conducir a un hábito. Los sucesos comienzan con un disparador, que conduce a pensamientos, que conducen a acciones, que conducen a resultados (para que lo sepas, en la aplicación los llamamos consecuencias), que, con el paso del tiempo, pueden conducir a la creación de hábitos.

Caída en picado: primera etapa de la fase dos del modelo de motivación de Noom, después de la luna miel, cuando el cambio de conducta empieza a ser más difícil. De pronto te das cuenta de que, para alcanzar tu meta, tienes que seguir esforzándote mucho, incluso cuando no tienes ganas de hacerlo. Esas metas tan emocionantes empiezan a parecer menos alcanzables.

Celiaquía: enfermedad autoinmune en la que el cuerpo reacciona frente al gluten presente en la dieta y ataca al revestimiento del intestino delgado. A quienes tienen celiaquía se les recomienda no comer ningún alimento que contenga gluten para minimizar el daño.

Ciclo de retroalimentación: proceso en el que lo producido por cualquier sistema (como tu cerebro) en el presente o el pasado contribuye al mismo sistema en el presente o el futuro. Por ejemplo, si tienes antojo de comer pastel, cedes al antojo y recibes un subidón de dopamina (que te hace sentir bien), tu cerebro buscará conseguir esa misma sensación placentera en el futuro, lo que hará que quieras comer más pastel.

CMR (consejo motivacional rápido): acrónimo de Noom que designa a las estrategias rápidas para aumentar la motivación.

Combinación de hábitos: emparejar un hábito que ya tienes con uno nuevo que te gustaría tener, como combinar el uso del hilo dental (algo que quieres empezar a hacer) con el lavado de dientes (algo que ya haces de forma regular).

Condicionamiento operante: concepto psicológico que sostiene que las acciones que reciben refuerzos tienes más probabilidad de ser repetidas.

Consecuencia: el resultado de una acción o conducta. También recibe el nombre de resultado.

Cortisol: hormona liberada en las glándulas suprarrenales en respuesta al estrés, que además coincide con el cambio del cuerpo al modo de lucha o huida, o al sistema nervioso simpático.

Cuatro pilares de la salud: los cuatro aspectos de la vida que Noom considera claves para la salud: nutrición, ejercicio, sueño y manejo del estrés.

Cultura de la comida: el entorno alimenticio en el que vivimos; en la actualidad, una cultura de comida basura ultraprocesada y altamente gratificante, y la presión para consumirla.

Cultura de la dieta: cultura que se centra en estándares corporales y de belleza concretos, así como en reglas de alimentación y supuestas reglas saludables. A menudo se usa para referirse a la idea de que las personas deberían ceñirse a los estándares actuales de delgadez y atractivo.

Déficit de calorías: gastar más energía de la que consumes. Con el tiempo, esto conduce a la pérdida de peso.

Defusión cognitiva: técnica psicológica para separar un pensamiento de un sentimiento o una emoción para ver con mayor claridad que, aunque el sentimiento es válido, el pensamiento no tiene por qué ser cierto.

Demora de la gratificación: proceso de esperar una recompensa en lugar de ceder ante la gratificación instantánea por querer recibir la recompensa de inmediato. A veces esto hace referencia a la posibilidad de recibir una recompensa mejor más adelante y en vez de una más pequeña en el momento.

Densidad calórica: las calorías que tiene un alimento por peso. Los alimentos que tienen muchas calorías para lo que pesan, como el queso, son densos en calorías, mientras que los alimentos que tienen pocas calorías para lo que pesan, como la lechuga, no lo son.

Densidad nutricional: cantidad de nutrientes que tiene un alimento en relación con la cantidad de calorías. Por ejemplo, una barra de chocolate tiene muchas calorías, pero no muchos nutrientes, así que no es densa en nutrientes. Los arándanos tienen pocas calorías, pero muchos nutrientes, así que son nutricionalmente densos.

Descentramiento: técnica de metacognición de la psicología en la que percibes sentimientos intensos (como un antojo de comida) como algo que está fuera de ti en vez de dentro. Al desidentificarte con el sentimiento de este modo, deja de tener poder sobre ti.

Descuento temporal: tendencia muy humana a preocuparse menos por los resultados futuros que por los presentes; es probable que originalmente fuera una estrategia de supervivencia.

Desidentificación: práctica psicológica que consiste en separar pensamientos y sentimientos del yo para que no puedan controlarte.

Desvinculación consciente: separar intencionalmente las acciones de la motivación para que una reducción de la motivación no haga que dejes de practicar tus nuevos hábitos saludables. (Ten en cuenta que este no es un término oficial de la psicología.)

Dieta mediterránea: forma de comer tradicional de los países que rodean el mar Mediterráneo. Prioriza una alimentación a base de alimentos de origen vegetal; sin ultraprocesados; rica en verduras, frutas, aceite de oliva, frutos secos, semillas, pescados y mariscos; y puede o no incluir pequeñas cantidades de vino. También está asociada con mucho movimiento natural, apoyo de la familia y la comunidad y tiempo al aire libre.

Disparador: suceso o acción que inicia la cadena de conducta. Puede ser mental, físico, emocional o social. Algunos ejemplos pueden ser tu horario de comidas habitual, ver la imagen de un alimento apetecible o el estrés. Los disparadores resultan en pensamientos y sentimientos que conducen a una acción que a su vez conduce a un resultado.

Distorsión cognitiva: ver «Distorsión del pensamiento».

Distorsión del pensamiento: patrón de pensamiento, generalmente impulsado por emociones intensas, que puede parecer verdadero cuando en realidad no se basa en hechos y es psicológicamente desalentador o maladaptativo en algún sentido, como pensar «¡el pastel es maligno!» o «soy una mala persona porque no hago ejercicio». En psicología también se conoce como distorsión cognitiva.

Dopamina: hormona que hace que las personas se sientan bien al aumentar la sensación de felicidad y reducir la de estrés. También se libera en respuesta a cosas que generan placer y puede resultar adictiva, como ese subidón de dopamina al recibir un «me gusta» en las redes sociales o comer chocolate, por lo que puede hacer que quieras seguir haciendo lo que te genera placer.

EMOTE (explorar, meditar, observar, textear/hablar y ejercitar): las cinco acciones que Noom recomienda cuando tienes sentimientos intensos y estás tentado de calmarlos con comida. Son las estrategias que puedes usar en el momento cuando no estás del todo listo para afrontar de lleno tus sentimientos.

Entusiasmo: primera etapa de la fase uno del modelo de motivación de Noom, en la que decides hacer un cambio o conseguir algo. Estás pensando en empezar y ya estás haciendo un plan. Estás nervioso. Quizás seas un poco escéptico, pero estás reuniendo información y empiezas a sentirte entusiasmado, quizás incluso eufórico.

Escala de saciedad: escala de Noom para medir el hambre y la saciedad.

Factor neurotrófico derivado del cerebro (BDNF): proteína generada y regulada por el cerebro que ayuda a producir más neuronas (neurogénesis) y hacer que las que ya existen sobrevivan durante más tiempo; aumenta la comunicación entre neuronas; y contribuye al aprendizaje, la memoria y la neuroplasticidad. Algunas de las cosas que promueven la producción de BDNF son hacer ejercicio, gestionar el estrés, dormir lo suficiente, comer menos alimentos ultraprocesados y azúcar, meditar, pasar más tiempo al aire libre, beber café y hacer ayuno intermitente.

Fatiga de decisión: término que describe lo difícil que es tomar decisiones cuando has estado haciéndolo todo el día; es un efecto secundario del agotamiento de la función ejecutiva.

Fitonutriente: compuesto antioxidante o antiinflamatorio que se halla en plantas y que es beneficioso para la salud del ser humano por reducir el riesgo de sufrir ciertas enfermedades.

Función ejecutiva: función cerebral superior que te permite anular respuestas instintivas llevando a cabo acciones como razonar, recordar, priorizar, ignorar distracciones y demorar la gratificación.

Fusión cognitiva: término psicológico para describir la fusión de pensamientos y emociones fuertes, lo que puede hacer que pensamientos que no sean ciertos lo parezcan.

Grelina: hormona que indica la necesidad de comer mediante la sensación de hambre.

Guion: rutina que repites como respuesta a un disparador, lo que puede dar como resultado la formación de un hábito. Por ejemplo, puede que tengas un guion que diga que, cuando tienes un día difícil, automáticamente te sirves una copa de vino o pides comida rápida.

Hábitos fundamentales: siete hábitos básicos que Noom ha identificado para ayudarte a mejorar la salud y alcanzar un peso saludable. Los hábitos son: hacerte amigo del desayuno, comer con regularidad, controlar las raciones, desprocesar tu dieta, olvidar las etiquetas, dejar las bebidas edulcoradas y llevar una alimentación consciente.

HDL (lipoproteínas de alta densidad): tipo de colesterol beneficioso para la salud que reduce el riesgo de enfermedades cardíacas; a veces se conoce como colesterol bueno.

Higiene del sueño: la rutina que tienes antes de acostarte y el entorno en el que duermes; ambas cosas afectan a la calidad de tu sueño.

HIIT (entrenamiento de intervalos de alta intensidad): modalidad de ejercicio intenso que requiere poco tiempo y en la que alternas períodos cortos de esfuerzo extremo con períodos de intensidad moderada o baja para recuperarte. Te ofrece todos los beneficios cardiovasculares de un ejercicio cardio más largo en solo una fracción del tiempo.

Imágenes guiadas: tipo de meditación o consciencia plena en la que alguien recibe indicaciones de imaginar o visualizar algo concreto por parte de un terapeuta o monitor de meditación.

IMC (índice de masa corporal): número que se calcula con la altura y el peso y que suele usarse para definir las categorías de bajo peso, peso normal, sobrepeso y obesidad.

Insistidor: en este contexto, alguien que, generalmente con buenas intenciones, intenta que comas más de lo que te gustaría.

Intención de implementación: proceso de fijar la intención de cambiar una conducta, por ejemplo, a través de un plan «si […] entonces […]»: «Si he tenido un día estresante y quiero comer un tentempié dulce, entonces primero comeré una porción de fruta y volveré a evaluar mi hambre al cabo de veinte minutos».

Jerarquía de las necesidades de Maslow: teoría desarrollada por el psicólogo Abraham Maslow en 1943 y difundida en los años sesenta y setenta que muestra, en forma de pirámide, el orden en el que las personas están motivadas a satisfacer sus necesidades. La base de la pirámide representa las necesidades más básicas de los humanos, cuya satisfacción, según Maslow, es nuestra motivación principal.

Justificación: racionalizar un comportamiento para excusarlo, por ejemplo: «Hoy he hecho ejercicio, así que merezco comer un postre enorme».

Keto o ceto: abreviatura de cetogénica, en referencia a una dieta alta en grasas y baja en carbohidratos que está de moda en la actualidad y suele usarse para bajar de peso. Sostenerla a largo plazo puede ser difícil e incluso dañino para la salud.

Laboriosidad aprendida: motivación para seguir esforzándose y probando cosas difíciles en el futuro; el resultado de haberte sentido gratificado por el resultado de tu esfuerzo.

LDL (lipoproteínas de baja densidad): tipo de colesterol asociado a un mayor riesgo de enfermedades cardíacas; a veces se conoce como colesterol malo.

Leer la mente: distorsión del pensamiento en la que alguien da por hecho que sabe qué piensan los demás, que suele ser negativo.

Leptina: hormona que indica saciedad para que dejes de comer. Algunas personas pueden desarrollar una resistencia a sus efectos.

Ludificación: básicamente, hacer que cualquier tarea parezca un juego para hacer que sea más placentera o gratificante. Las Monedas Noom que los Noomers ganan en la aplicación al completar ciertas actividades y metas son un ejemplo de ludificación.

Luna de miel: segunda etapa de la fase uno del modelo de motivación de Noom. Cuando tu motivación está en el punto más alto, te encuentras en la luna de miel. Probablemente hayas empezado a trabajar en tu meta y ya estás viendo resultados positivos, ¡y eso es supermotivador! Estás ilusionado, eres optimista y tu motivación está por los cielos.

Macronutrientes: los tres nutrientes principales presentes en los alimentos: grasas, carbohidratos y proteínas.

Maladaptativo: que no se adapta bien o de manera apropiada a una situación o condición del entorno, como estresarse y liberar hormonas del estrés en respuesta a algo que en realidad no es una amenaza.

Meditación en movimiento: meditar mientras caminas o haces ejercicio. Tradicionalmente, la meditación en movimiento se practica mientras se camina en círculos de forma lenta y deliberada, pero puedes hacerlo donde quieras, por ejemplo, mientras caminas por la naturaleza o incluso mientras haces algún ejercicio estructurado como levantar pesas.

Meditación: práctica milenaria con muchas versiones modernas diferentes cuyo objetivo es aprender a calmar la mente o alcanzar la consciencia plena. Según los estudios, la meditación está asociada a muchos beneficios físicos y mentales.

Melatonina: hormona liberada en respuesta a los ritmos circadianos influidos por la luz y la oscuridad, así como por los ciclos a lo largo del día; contribuye a la sensación de cansancio para preparar al organismo para el sueño.

Mentalidad de crecimiento: mentalidad con la que crees que tus esfuerzos mejorarán tus habilidades y que puedes cambiar. Es lo contrario a la mentalidad fija.

Mentalidad fija: estado mental en el que crees que tus capacidades son fijas, sin importar lo mucho que te esfuerces para mejorarlas. Es lo contrario a la mentalidad de crecimiento.

Meta de aprendizaje: meta que se centra en aprender algo en lugar de en una recompensa externa. Por ejemplo, una meta de aprendizaje podría ser entrenar para una carrera de cinco kilómetros para convertirte en un corredor en lugar de para ganar un premio.

Meta de dominio: ver «meta de aprendizaje».

Meta de rendimiento: tipo de meta que se centra en alcanzar cierto nivel de rendimiento, como correr media maratón en menos de tres horas o aguantar dos minutos haciendo la vertical, en contraste con las metas de aprendizaje, que tienen una motivación más intrínseca.

Meta SMART: estrategia para fijar metas de forma eficaz que establece que las metas más viables deben ser concretas, medibles, alcanzables, relevantes y deben tener un límite de tiempo.

Metabolismo: todos los procesos físicos y bioquímicos que participan de la conversión del alimento en energía y en el uso de esa energía.

Metacognición: conciencia de que existe una separación entre tú y tus pensamientos y el reconocimiento de que tú eres quien observa tus pensamientos. Técnicamente, metacognición significa cognición sobre la cognición, o pensar sobre pensar.

Micronutriente: vitamina o mineral presente en los alimentos y necesario para que el cuerpo funcione y se mantenga saludable.

Modelo de motivación: modelo de Noom para explicar cómo suele funcionar la motivación; incluye el entusiasmo, la luna de miel, la caída en picado, la pausa, los altos y los bajos.

Modelo diátesis-estrés: teoría que propone que los problemas de salud proceden de la combinación de una predisposición genética a algún problema y el estrés que funciona como disparador para que ese problema se active.

Modelo transteórico del cambio de comportamiento en salud: la psicología detrás del modelo de motivación de Noom. Se trata de una versión más compleja del funcionamiento de la motivación con seis etapas: precontemplación (no pensar en el cambio), contemplación (pensar en cambiar), preparación (apuntarse a cambiar), acción (hacer cambios), mantenimiento (integrar los cambios en la vida diaria) y término (cuando el cambio se ha integrado por completo en la vida diaria y ya no hay que pensar en él). Las personas suelen pasar muchas veces por las etapas de preparación, acción y mantenimiento antes de llegar a la de término.

Momentos conscientes: oportunidades de poner en pausa tu vida y existir solo en el momento; oportunidades para notar tus pensamientos y sentimientos mientras vives tu día.

Monotarea: hacer una cosa a la vez, en contraposición con la multitarea.

Motivación autónoma: tipo de motivación que procede de la idea de que una conducta o una acción valen la pena por coincidir con las creencias y los valores propios.

Motivación extrínseca: motivación que depende de factores externos, como recibir una recompensa o evitar un resultado negativo.

Motivación intrínseca: motivación basada en algo relevante y significativo para ti, en contraposición con la motivación extrínseca, que es la motivación basada en una recompensa externa. Por ejemplo, una motivación intrínseca podría ser dar un buen ejemplo a tu familia.

Movimiento consciente: moverse con conciencia, como cuando notas las sensaciones de tu cuerpo al hacer ejercicio.

Multitarea: hacer muchas cosas a la vez. Puede parecer productivo, pero en realidad requiere más tiempo que hacer una sola cosa a la vez, lo que se conoce como «monotarea».

Neurociencia: campo de la ciencia que explora los procesos relacionados con el cerebro y el sistema nervioso en general.

Neurogénesis: generación de más neuronas, el tipo de célula cerebral más común.

Neuroplasticidad: capacidad del cerebro de adaptarse a las circunstancias cambiantes, como cuando desvía ciertas conexiones tras una lesión cerebral.

Obesogénico: cualquier cosa que fomente el aumento excesivo de peso o la obesidad, se usa en general para referirse a los entornos en los que hay alimentos con muchas sustancias químicas o ultraprocesados.

Observador: la parte de ti que observa tus pensamientos y sentimientos en lugar de identificarse con ellos o dejarse arrastrar. Se encuentra siempre en tu interior. El Observador a veces recibe el nombre de yo elevado.

Paleo: patrón de alimentación (y a veces también estilo de vida) que se centra en imitar lo mejor posible la dieta y los hábitos de los humanos del Paleolítico. Esto suele significar una dieta de alimentos integrales no procesados, como verduras, frutas, carne, pescados, mariscos, huevos, frutos secos, semillas y cualquier otra cosa que pudiera ser conseguida por cazadores-recolectores. También se usa para referirse a la práctica de moverse de forma natural en lugar de hacer ejercicios más estructurados, y vivir más en armonía con la naturaleza. Las dietas paleo no suelen incluir cereales ni legumbres, porque estos alimentos tomaron más importancia en la dieta humana tras de la revolución agraria del Neolítico; en algunos casos, también excluyen los productos lácteos.

Pausa: segunda etapa de la fase dos del modelo de motivación de Noom. Este es el momento en el que comienzas de verdad a saltearte clases del gimnasio o abandonar tu plan de alimentación; lo que sea que estuvieras haciendo empieza a parecer demasiado difícil, así que dejas de hacerlo, o dejas de hacerlo con la misma consistencia con la que lo hacías cuando tenías la motivación elevada. Quizás sigas teniendo la intención de trabajar para alcanzar tu meta, pero ya no es tan divertido y no te sientes tan seguro de poder llegar a alcanzarla. Lo más importante de las pausas es que te enseñan cosas sobre ti, sobre tus metas, sobre qué funciona y qué no. Te dan la oportunidad de reevaluar, examinar y reorganizar.

Pensamiento comparativo irracional: tipo de distorsión del pensamiento en el que uno se compara con otros de modo desfavorable, como al dar por hecho que nunca podrá estar tan en forma como otra persona o conseguir el éxito profesional que otro ha alcanzado.

Pensamiento de todo o nada: tipo de distorsión del pensamiento frecuente según el cual las cosas se ven en términos absolutos, sin término medio ni matices. Algunos ejemplos: «todo azúcar es malo», «nunca conseguiré estar sano», «he faltado al gimnasio, así que soy un fracaso».

Pensamiento positivo: ver las cosas con una perspectiva positiva u optimista, incluso cuando son desagradables; sacar lo mejor de una mala situación.

Plan SOS de motivación: herramienta para ayudarte a ser más consciente y estar más atento a cómo te afecta tu nivel de motivación actual. Está compuesto por tres partes, la señal de alerta, la zona de peligro y la reacción, e incluye estrategias que te ayudarán a recuperarte de un desliz de motivación en lugar de retroceder.

Porqué Supremo: la razón de mayor nivel que tengas para querer alcanzar tu meta. Puede que descubrirlo requiera algo de esfuerzo.

Positividad tóxica: la acción de enfocarse solo en las emociones y sentimientos positivos en lugar de intentar llegar a la raíz de la situación o los sentimientos negativos. Con frecuencia, quienes reciben este tipo de positividad pueden sentirse invalidados.

Proyección: término psicológico para cuando proyectas tus propios sentimientos en otra persona.

Recompensa: algo bueno que recibes a cambio de hacer algo, como la siesta que duermes después de cumplir con un plazo de entrega o el jersey nuevo que te regalas al alcanzar una meta. Las recompensas también pueden suceder de forma espontánea, como esa sensación estupenda que tienes después de salir a correr. Las recompensas hacen que sea más probable que repitas el comportamiento por el que fuiste recompensado.

Reencuadre cognitivo: también conocido como reevaluación cognitiva o reestructuración cognitiva, el reencuadre cognitivo consiste en cambiar el contexto de un pensamiento o sentimiento como si cambiaras el marco de una foto; puedes valorar un conjunto de hechos diferentes o ver algo desde otra perspectiva que te resulte útil.

Reevaluación cognitiva: ver «reencuadre cognitivo».

Refuerzo negativo: resultado que hace que quieras hacer algo con mayor frecuencia porque hace que algo que no te gusta deje de suceder. Por ejemplo, terminar más temprano tu jornada laboral por haber hecho un buen trabajo en un proyecto es un refuerzo negativo porque la recompensa es un descanso del trabajo.

Refuerzo positivo: recompensa por una conducta que hace que sea más probable que vuelvas a hacer algo por haber recibido algo bueno a cambio. Por ejemplo, si te juntas con amigos y pasáis un buen rato cuando salís a caminar, es más probable que sigáis haciéndolo.

«Repítelo»: truco psicológico que consiste en repetir una distorsión del pensamiento una y otra vez hasta que suene ridícula y la emoción asociada a ella pierda poder; así podrás distanciarte y darte cuenta de que el pensamiento no es cierto.

Restricción alimentaria: proceso de limitar la cantidad o el tipo de alimentos que uno se permite consumir para bajar de peso o por motivos de salud que podrían o no estar realmente relacionados con la salud.

Resultado: ver «consecuencia».

Rueda de la Vida: representación visual de los diferentes aspectos de la vida de una persona en forma de círculo, que los *coaches* de salud usan a menudo para mostrar cuánto tiempo y esfuerzo se dedica a cada aspecto y así evaluar el equilibrio y la satisfacción vitales.

Rumiación: proceso de pensar lo mismo una y otra vez o de volver atrás obsesivamente y reproducir los mismos escenarios mentales una y otra vez.

Sedentario: inactivo; un estilo de vida sedentario es un estilo de vida en gran parte inactivo, como pasarse casi todo el día sentado.

Señal de alerta: algo que empiezas o dejas de hacer que funciona como indicador de que es posible que estés recayendo en un hábito que estás intentando cambiar.

Serotonina: hormona del cuerpo humano que contribuye a los sentimientos positivos, incluida la euforia que se experimenta durante el ejercicio y mediante el contacto físico.

Sesgo de negatividad: distorsión del pensamiento en el que alguien percibe más las cosas negativas que las positivas, incluso cuando hay más cosas positivas que negativas, como cuando te enfocas en la única crítica de una evaluación de rendimiento que está repleta de elogios estupendos.

«Sí, pero»: truco psicológico para hacer un reencuadre psicológico en el que admites un pensamiento, pero luego dices «sí, pero» y lo ubicas en un contexto diferente, más positivo o útil.

Sin gluten: una forma de alimentación que elimina todos los alimentos que contienen la proteína de gluten, que se encuentra en el trigo, el centeno, la cebada, la espelta y otros familiares del trigo. Se puede elegir este tipo de alimentación por ser celíaco o por algún otro motivo relacionado con la dieta.

Sistema nervioso parasimpático: el que se supone que debe ser el modo por defecto de nuestro sistema nervioso; la fase de «descansar y digerir» durante la cual nos recuperamos del estrés.

Sistema nervioso simpático: modo del sistema nervioso que responde al estrés intenso y causa cambios fisiológicos que ayudan al cuerpo a lidiar con una emergencia. También se conoce como respuesta de lucha o huida.

Submeta: también conocida como meta subordinada, consiste en una meta más pequeña e inmediata, que te ayuda a avanzar hacia una supermeta.

Supermeta: también conocida como meta superior, consiste en una meta de alto nivel con submetas que pueden ayudarte a alcanzarla. Por ejemplo, una supermeta podría ser mejorar tu estado físico y las submetas podrían ser empezar a ir al gimnasio, contratar a un entrenador y lograr hacer ejercicio con regularidad.

Surfear las ansias: proceso de montar la ola de incomodidad que acompaña el cambio de hábito, como intentar no responder a un antojo de azúcar.

Teoría de la autodeterminación (TAD): la idea de que los seres humanos exhiben conductas tanto debido a influencias externas (ver «motivación extrínseca») como a deseos e impulsos internos (ver «motivación intrínseca»). Esta teoría sugiere que las personas que tienen más motivación intrínseca tienden a ser más exitosas.

Teoría de la rendición de cuentas solidaria: teoría que sostiene que tener un *coach* que sepa mucho y te apoye aumenta la probabilidad de adquirir nuevos hábitos.

Teoría del nivel de conceptualización (TNC): teoría que dice que cuando las personas piensan en el panorama completo, el porqué detrás de sus conductas, tienen más éxito a la hora de evitar los hábitos que quieren cambiar que cuando solo miran los detalles de su situación presente. Por ejemplo, pensar que quieres mejorar tu salud para evitar la diabetes, de la que hay antecedentes en tu familia, y pensar en los familiares que sufren esa enfermedad puede ser más motivador y potente que el plato de dónuts que tienes enfrente.

Terapia cognitivo-conductual (TCC): terapia que enseña a las personas a usar estrategias de afrontamiento con la finalidad de cambiar conductas y sentimientos problemáticos. Muchas de las técnicas de Noom se basan en la TCC.

Terapia de aceptación y compromiso (TAC): psicoterapia reciente que nace de la terapia cognitivo-conductual (TCC) y la terapia dialéctica conductual (TDC). La TAC ayuda a las personas a reconocer y aceptar que sus respuestas emocionales son válidas en lugar de negarlas y suprimirlas.

Terapia de exposición: técnica usada por psicólogos para ayudar a las personas a afrontar fobias, ansiedad y otros sentimientos incómodos. Consiste en exponer al paciente a lo que lo incomoda (alturas, espacios cerrados, arañas) en pequeñas dosis y en un entorno seguro, para luego aumentar de forma gradual el tiempo y la intensidad de la exposición hasta que los sentimientos dejen de ser tan intensos.

Terapia dialéctica conductual (TDC): psicoterapia que nace de la terapia cognitivo-conductual (TCC) y se centra en crear resiliencia frente a las situaciones de angustia, aprender a regular las emociones y reforzar la autoeficacia mediante la validación de los sentimientos en lugar de su supresión. En un principio se empleaba con personas que sufrían traumas, como el trastorno de estrés postraumático, pero se ha convertido en una terapia útil en muchas situaciones en las que puede ayudar a las personas a afrontar conductas problemáticas y emociones perturbadoras.

Termogénesis por actividad sin ejercicio (NEAT): gasto de energía o calorías causado por los movimientos que haces durante el día aparte del ejercicio. Si te mueves mucho durante el día, puedes quemar más calorías que en una única sesión de entrenamiento, así que moverte mucho durante el día es muy importante si buscas perder peso. También es bueno para la salud y combate los efectos negativos de la vida sedentaria.

TPC (Tu Panorama Completo): culminación de tu supermeta, tu Porqué Supremo y tu visión para el futuro; representación del panorama completo para tus metas.

Variabilidad de la frecuencia cardíaca: forma de medir la salud cardiovascular en función de lo bien que se recupera el corazón del estrés. Cuando tu frecuencia cardíaca aumenta, por ejemplo, durante el ejercicio, debería volver a bajar rápidamente al dejar de hacer lo que estabas haciendo. La variabilidad de la frecuencia cardíaca también se ve afectada por la frecuencia cardíaca en reposo. Cuanto menor sea y más rápido vuelvas a ella después de elevarla, mayor (y mejor) será tu variabilidad de la frecuencia cardíaca.

Veganismo: estilo de vida en el que las personas no comen productos de origen animal de ningún tipo, incluidos productos lácteos, huevos y miel. Los veganos también consideran al veganismo algo más que una dieta; es una postura ética en contra del uso de animales con el fin de obtener placer personal o ganancias.

Vegetarianismo: estilo de vida en el que las personas comen sobre todo alimentos de origen vegetal, pero también productos lácteos y huevos.

Victorias fuera de la báscula (VFB): todos los beneficios de perder peso no relacionados con el número que indica tu báscula, como el aumento de la seguridad en ti mismo, de la comodidad física y de la energía.

Visualización creativa: tipo de estrategia de visualización. Ver «visualización».

Visualización: imaginar una escena, situación o meta alcanzada; lo que sea que imagines de forma visual.

WFPB (*whole-food, plant-based* o **alimentos integrales, de origen vegetal):** patrón de alimentación en el que solo se consumen alimentos naturales o integrales no procesados, que pueden ser en su mayoría o totalmente de origen vegetal.

WFPBNO (*whole-food, plant-based, no oil* o **alimentos integrales, de origen vegetal, sin aceites):** patrón de alimentación en el que solo se consumen alimentos naturales o integrales, que pueden ser en su mayoría o totalmente de origen vegetal, sin añadir ningún tipo de aceite.

WFPBNONSNS (*whole-food, plant-based, no oil, no salt, no sugar* o **alimentos integrales, de origen vegetal, sin aceites, sal ni azúcar):** patrón de alimentación en el que solo se consumen alimentos naturales o integrales, en su mayoría de origen vegetal, sin añadir ningún tipo de aceite, sal o azúcar.

Zona de peligro: tiempo durante el cual tienes conciencia de estar dejando a un lado tus hábitos nuevos. Esto puede ser una señal para intervenir con un Plan SOS de motivación y así regresar al buen camino.

Agradecimientos

Un libro como *El método Noom* es sin duda un esfuerzo colectivo. Hay tantas personas que han aportado para que este libro sea lo que es que resultaría difícil nombrarlas a todas… pero aquí nos gusta pensar que podemos con todo, ¡así que lo vamos a intentar!

Primero y principal, debemos dar las gracias a nuestros fundadores, Artem Petakov y Saeju Jeong, quienes gracias a su creatividad, ganas de mejorar el mundo y espíritu emprendedor son responsables de la existencia y el continuo crecimiento de Noom. Gracias al Dr. Andreas Michaelides por elevar las bases científicas de este libro con sus conocimientos sobre psicología y su habilidad innata para entender las necesidades de los Noomers. Y un agradecimiento especial a nuestros *coaches* de Noom, quienes trabajan infatigablemente de forma personalizada o en grupo para ayudar a nuestros Noomers a alcanzar el éxito, y cuyas habilidades y compasión han sido esenciales para este libro.

Muchos otros miembros del equipo de Noom han contribuido con su tiempo, sudor y lágrimas, en concreto Jackson Tilley, quien fue, sin duda alguna, la pieza clave de todo el proyecto de escribir un libro. Se encargó de poner en contacto, ejecutar, tomar decisiones y mediar. Sin su visión, dedicación y diplomacia, este libro nunca habría existido. Gracias a Brittany Barry, quien se unió para ayudar a Jackson y se encargó de que este libro cruzara la línea de llegada. Gracias a Emma Frane por ser la mayor defensora de proyectos como este, que impulsan la marca Noom y un agradecimiento enorme para Kayla Reynolds, que hizo que el currículo de Noom sea lo que es hoy. Gracias también a los miembros del equipo de marca y al equipo creativo, en especial a Lella Rafferty, Zaid Al-Asady, Will Burroughs, Able Parris, Adrienne Ross, Rose Niermeijer, Anne Cassard y Charlotte Duerden.

Le debemos un agradecimiento a la totalidad de los equipos de investigación, marketing y comunicación de Noom, sobre todo a Melissa Rubenstein, Amelia Orlando, Sarah Lipman, Annabell Ho, Kelly Blessing, Meaghan McCallum y Christine May, así como al equipo legal de Noom: Michal Rosen, Jamie Raghu y Eric Cheng, y la gente de Frankfurt Kurnit Klein & Selz, en concreto, Mark Merriman.

Gracias a Eve Adamson, cuya habilidad para escuchar y traducir la voz de Noom dio a este libro su carácter y estructura, por hacer que trabajar con ella fuera tan rápido y fácil. También queremos dar las gracias a todos los que trabajan en Simon Element, sobre todo Leah Miller, nuestra líder benévola que nos ha guiado a través de un proceso de publicación sobre el que no sabíamos nada manteniéndonos siempre informados sobre qué era posible y qué no sin entrar nunca en pánico (al menos no de forma visible). Gracias también al extraordinario editor Richard Rhorer y a la editora asociada Suzanne Donahue, así como a Nicole Bond, Jessie McNeil y Patrick Sullivan por la estupenda cubierta y a Laura Levatino por el bellísimo diseño interior. Queremos también agradecer a Brand Creative por ser genios del marketing y al equipo entero de CAA, sobre todo a Cindy Uh por hacer que todas las piezas conectasen de forma maravillosa y a Jamie Stockton por la orientación legal durante todo el trayecto.

Y por último, gracias a ti. Da igual si llevas mucho tiempo con nosotros o si te acabas de unir, tú y tu viaje sois la razón de ser de Noom.

Notas por capítulo

Capítulo 1. Tú mandas

1. Deci, Edward L. y Ryan, Richard M. (2000), «The "What" and "Why" of Goal Pursuits: Human Needs and the Self-Determination of Behavior», en *Psychological Inquiry, 11*(4), pp. 227-268, DOI: 10.1207/S15327965PLI1104_01.

2. Ntoumanis, Nikos *et al.* (2014), «When the Going Gets Tough: The "Why" of Goal Striving Matters», *Journal of Personality, 82*(3), pp. 225-236, <https://psycnet.apa.org/doi/10.1111/jopy.12047>.

3. «Noom Is Grounded in Science», Noom.com, <https://web.noom.com/research/>.

4. Ruegsegger, Gregory N. y Booth, Frank W. (2018), «Health Benefits of Exercise», *Cold Spring Harbor Perspectives in Medicine, 8*(7), <https://dx.doi.org/10.1101%2Fcshperspect.a029694>.

5. Santos, Laurie R. y Rosati, Alexandra G. (2015), «The Evolutionary Roots of Human Decision Making», *Annual Review of Psychology, 66*, pp. 321-374, <https://doi.org/10.1146/annurev-psych-010814-015310>.

6. Edell, B. H. *et al.* (1987), «Self-Efficacy and Self-Motivation as Predictors of Weight Loss», *Addictive Behaviors, 12*(1), pp. 63-66, DOI: 10.1016/0306-4603(87)90009-8.

7. Este test está ligeramente basado en las mediciones de autoeficacia de Stanford SPARQ Tools: «New General Self-Efficacy Scale», SPARQtools, Universidad de Stanford, <https://sparqtools.org/mobility-measure/new-general-self-efficacy-scale/>.

8. Berkman, E. T. (2018), «The Neuroscience of Goals and Behavior Change», *Consulting Psychology Journal: Practice and Research, 70*(1), pp. 28-44, <https://doi.apa.org/doi/10.1037/cpb0000094>.

9. Bailey, Ryan R. (2019), «Goal Setting and Action Planning for Health Behavior Change», *American Journal of Lifestyle Medicine, 13*(6), pp. 615-618, <https://doi.org/10.1177%2F1559827617729634>.

10. Dotson, Ronnie (2016), «Goal Setting to Increase Student Academic Performance», *Journal of School Administration Research and Development, 1*(1), pp. 44-46, <https://files.eric.ed.gov/fulltext/EJ1158116.pdf>.

11. Yeager, David Scott y Dweck, Carol S. (2012), «Mindsets That Promote Resilience: When Students Believe That Personal Characteristics Can Be Developed», *Educational Psychologist, 47*(4), pp. 302-314, <http://dx.doi.org/10.1080/00461520.2012.722805>.

12. Dweck, Carol S. (2007), *Mindset: The New Psychology of Success*, Ballantine Books, Nueva York.

13. Samuel, Tashana y Warner, Jared (2019), «"I Can Math!": Reducing Math Anxiety and Increasing Math Self-Efficacy Using a Mindfulness and Growth Mindset–Based Intervention in First Year Students», *Community College Journal of Research and Practice, 45*(7), pp. 1-18; y Heslin, Peter A.; Burnette, Jeni L.; y Ryu, Nam Gyu (2021), «Does a Growth Mindset Enable Successful Aging?» *Work, Aging and Retirement, 7*(2), pp. 79-89.

14. Lee, David S. y Ybarra, Oscar (2017), «Cultivating Effective Social Support through Abstraction: Reframing Social Support Promotes Goal-Pursuit», *Personality and Social Psychology Bulletin, 43*(4), pp. 453-464, DOI: 10.1177/0146167216688205.

15. Clear, James (2018), *Atomic Habits: An Easy & Proven Way to Build Good Habits & Break Bad Ones*, Avery, Nueva York.

16. Orth, Whitney S. *et al.* (2008), «Support Group Meeting Attendance Is Associated with Better Weight Loss», *Obesity Surgery, 18*, pp. 391-334, <https://doi.org/10.1007/s11695-008-9444-8>.

17. Voss, Patrice *et al.* (2017), «Dynamic Brains and the Changing Rules of Neuroplasticity: Implications for Learning and Recovery», *Frontiers in Psychology, 8*, <https://www.frontiersin.org/articles/10.3389/fpsyg.2017.01657/full>.

18. Dyall, Simon C. (2015), «Long-Chain Omega-3 Fatty Acids and the Brain: A Review of the Independent and Shared Effects of EPA, DPA, and DHA», *Frontiers in Aging Neuroscience, 7*, <https://dx.doi.org/10.3389%2Ffnagi.2015.00052>.

19. Vauzour, David (2012), «Dietary Polyphenols as Modulators of Brain Functions: Biological Actions and Molecular Mechanisms Underpinning Their

Beneficial Effects», *Oxidative Medicine and Cellular Longevity, 2012*, <https://dx.doi.org/10.1155%2F2012%2F914273>.

20. Sleiman, Sama F. *et al.* (2016), «Exercise Promotes the Expression of Brain-Derived Neurotrophic Factor (BDNF) through the Action of the Ketone Body ß-Hydroxybutyrate», *eLife, 5*, <https://dx.doi.org/10.7554%2FeLife.15092>.

21. Anand, Kuljeet Singh y Dhikav, Vikas (2012), «Hippocampus in Health and Disease: An Overview», *Annals of Indian Academy of Neurology, 15*(4), pp. 239-246, <https://dx.doi.org/10.4103%2F0972-2327.104323>.

22. Jessen, Nadia Aalling *et al.* (2015), «The Glymphatic System: A Beginner's Guide», *Neurochemical Research, 40*, pp. 2583-2599, <https://dx.doi.org/10.1007%2Fs11064-015-1581-6>.

23. Tyng, Chai M. *et al.* (2017) «The Influences of Emotion on Learning and Memory», *Frontiers in Psychology, 8*, <https://doi.org/10.3389/fpsyg.2017.01454>.

24. Levin, Harvey S. (2003), «Neuroplasticity Following Non-Penetrating Traumatic Brain Injury», *Brain Injury, 17*(8), pp. 665-674, <https://doi.org/10.1080/0269905031000107151>; Su, YouRong Sophie; Veeravagu, Anand y Grant, Gerald (2016), «Neuroplasticity after Traumatic Brain Injury», en *Translational Research in Traumatic Brain Injury*, CRC Press/Taylor and Francis Group, Boca Raton; y Caeyenberghs, Karen *et al.* (2018), «Evidence for Training-Dependent Structural Neuroplasticity in Brain-Injured Patients: A Critical Review», *Neurorehabilitation and Neural Repair, 32*(2), pp. 99-114, <https://www.ncbi.nlm.nih.gov/books/NBK326735/>.

25. Meule, Adrian (2020), «The Psychology of Food Cravings: The Role of Food Deprivation», *Current Nutrition Reports, 9*, pp. 251-257, <https://doi.org/10.1007/s13668-020-00326-0>.

26. Ridderinkhof, K. Richard y Brass, Marcel (2015), «How Kinesthetic Motor Imagery Works: A Predictive-Processing Theory of Visualization in Sports and Motor Expertise», *Journal of Physiology—Paris, 109*(1–3), pp. 53-63, <https://doi.org/10.1016/j.jphysparis.2015.02.003>; y Suinn, Richard M. (1994), «Visualization in Sports», en Sheikh Anees A. y and Korn, Errol R. (eds.), *Imagery in Sports and Physical Performance*, Baywood Publishing Company, Nueva York, pp. 23-39.

27. Cocks, Margaret *et al.* (2014), «What Surgeons Can Learn from Athletes: Mental Practice in Sports and Surgery», *Journal of Surgical Education, 71*(2), pp. 262-269, <https://doi.org/10.1016/j.jsurg.2013.07.002>.

28. Andersson, E. K. y Moss, T. P. (2011), «Imagery and Implementation Intention: A Randomised Controlled Trial of Interventions to Increase Exercise

Behaviour in the General Population», *Psychology of Sport and Exercise, 12*(2), pp. 63-70, <https://www.sciencedirect.com/science/article/abs/pii/S1469029210000932>.

29. Skottnik, Leon y Linden, David E. J. (2019), «Mental Imagery and Brain Regulation—New Links between Psychotherapy and Neuroscience», *Frontiers in Psychiatry, 10*, p. 779, <https://www.ncbi.nlm.nih.gov/pmc/articles/PMC6831624/>.

30. Lally Phillippa *et al.* (2010), «How Are Habits Formed: Modelling Habit Formation in the Real World», *European Journal of Social Psychology, 40*, pp. 998-1009, <http://repositorio.ispa.pt/bitstream/10400.12/3364/1/IJSP_998-1009.pdf>.

Capítulo 2. Fijar metas y TPC (Tu Panorama Completo)

1. Höchli, Bettina; Brügger, Adrian; y Messner, Claude (2018), «How Focusing on Superordinate Goals Motivates Broad, Long-Term Goal Pursuit: A Theoretical Perspective», Frontiers in Psychology, 9, <https://www.frontiersin.org/articles/10.3389/fpsyg.2018.01879/full>.

2. Lunenburg, Fred C. (2011), «Goal-Setting Theory of Motivation», *International Journal of Management, Business, and Administration, 15*(1), <http://www.nationalforum.com/Electronic%20Journal%20Volumes/Lunenburg,%20Fred%20C.%20Goal-Setting%20Theoryof%20Motivation%20IJMBA%20V15%20N1%202011.pdf>.

3. Yurtkoru, E. Serra *et al.* (2017), «Application of Goal Setting Theory», *PressAcademia Procedia, 3*, pp. 796-801, <http://dx.doi.org/10.17261/Pressacademia.2017.660>.

4. Hershfield, Hal E. (2011), «Future Self-Continuity: How Conceptions of the Future Self Transform Intertemporal Choice», *Decision Making Over the Life Span, 1235*(1), pp. 30-43, <https://dx.doi.org/10.1111%2Fj.1749-6632.2011.06201.x>.

5. Ng, Johan Y. Y. *et al.* (2012), «Self-Determination Theory Applied to Health Contexts: A Meta-Analysis», *Perspectives on Psychological Science, 7*(4), pp. 325-340, <https://doi.org/10.1177%2F1745691612447309>.

6. Locke, Edwin A. y Latham, Gary P. (2002), «Building a Practically Useful Theory of Goal Setting and Task Motivation: A 35-Year Odyssey», *American Psychologist, 57*(9), pp. 705-717, <https://psycnet.apa.org/doi/10.1037/0003-066X.57.9.705>.

7. Berkman, E. T. (2018), «The Neuroscience of Goals and Behavior Change», *Consulting Psychology Journal: Practice and Research, 70*(1), pp. 28-44, <https://dx.doi.org/10.1037%2Fcpb0000094>.

8. Locke, Edwin A. y Latham, Gary P. (eds.) (2002), *New Developments in Goal Setting and Task Performance*, Routledge, Nueva York.

9. Ogbeiwi, Osahon (2017), «Why Written Objectives Need to Be Really SMART», *British Journal of Healthcare Management, 23*(7), <http://dx.doi.org/10.12968/bjhc.2017.23.7.324>; y Lawlor, K. Blaine (2012), «Smart Goals: How the Application of Smart Goals Can Contribute to Achievement of Student Learning Outcomes», *Developments in Business Simulation and Experiential Learning, 39*, pp. 259-267, <https://journals.tdl.org/absel/index.php/absel/article/view/90>.

10. Locke y Latham, «Building a Practically Useful Theory of Goal Setting and Task Motivation».

11. Behr, Heather *et al.* (2021), «How Do Emotions during Goal Pursuit in Weight Change over Time? Retrospective Computational Text Analysis of Goal Setting and Striving Conversations with a Coach during a Mobile Weight Loss Program», *International Journal of Environmental Research and Public Health, 18*(12), 6600, <https://www.mdpi.com/1660-4601/18/12/6600>.

12. Schippers, Michaéla C. *et al.* (2022), «Writing about Personal Goals and Plans Regardless of Goal Type Boosts Academic Performance», *Contemporary Educational Psychology, 60*, <https://doi.org/10.1016/j.cedpsych.2019.101823>.

13. Chhabria, Karishma *et al.* (2020), "The Assessment of Supportive Accountability in Adults Seeking Obesity Treatment Psychometric Validation Study», *Journal of Medical Internet Research, 22*(7), e17967, <https://dx.doi.org/10.2196%2F17967>.

14. Seeley, Elizabeth A. y Gardner, Wendi L. (2006), «Succeeding at Self-Control through a Focus on Others: The Roles of Social Practice and Accountability in Self-Regulation», en Vohs, K. D. y Finkel, E. J. (eds.), *Self and Relationships: Connecting Intrapersonal and Interpersonal Processes*, Guilford Press, Nueva York, pp. 407-425, <https://psycnet.apa.org/record/2006-04109-020>.

15. Masuda, Aline D. *et al.* (2010), «The Role of a Vivid and Challenging Personal Vision in Goal Hierarchies», *Journal of Psychology: Interdisciplinary and Applied, 144*(3), pp. 221-242, <https://doi.org/10.1080/00223980903472235>.

16. Kalenscher, Tobias y Pennartz, Cyriel M. A. (2008), «Is a Bird in the Hand Worth Two in the Future? The Neuroeconomics of Intertemporal Decision-Making», *Progress in Neurobiology, 84*(3), pp. 284-315, <https://doi.org/10.1016/j.pneurobio.2007.11.004>.

17. Berkman, «The Neuroscience of Goals and Behavior Change».

18. Fujita, K. *et al.* (2006), «Construal Levels and Self-Control», *Journal of Personality and Social Psychology, 90*(3), pp. 351-367, <https://dx.doi.org/10.1037 %2F0022-3514.90.3.351>.

Capítulo 3. Formación y cambio de hábitos

1. Hermans, Roel C. J. *et al.* (2012), «Mimicry of Food Intake: The Dynamic Interplay between Eating Companions», *PLOS ONE, 7*(2), e31027, <https://doi.org/10.1371/journal.pone.0031027>; y Higgs, Suzanne y Thomas, Jason (2016), «Social Influences on Eating», *Current Opinion in Behavioral Sciences, 9*, pp.1-6, <https://doi.org/10.1016/j.cobeha.2015.10.005>.

2. Chartrand, Tanya L. y Bargh, John A. (1999), «The Chameleon Effect: The Perception-Behavior Link and Social Interaction», *Journal of Personality and Social Psychology, 76*(6), pp. 893-910, <https://faculty.fuqua.duke.edu/~tlc10/bio/TLC_articles/1999/Chartrand_Bargh_1999.pdf>.

3. Genschow, Oliver *et al.* (2018), «Mimicking and Anticipating Others' Actions Is Linked to Social Information Processing», *PLOS ONE, 13*(3), e0193743, <https://dx.doi.org/10.1371%2Fjournal.pone.0193743>.

4. Kringelbach, Morten L. y Berridge, Kent C. (2010), «The Neuroscience of Happiness and Pleasure», *Social Research (New York), 77*(2), pp. 659-678, <https://www.ncbi.nlm.nih.gov/pmc/articles/PMC3008658/>.

5. An, R. y McCaffrey, J. (2016), «Plain Water Consumption in Relation to Energy Intake and Diet Quality among US Adults, 2005-2012», *Journal of Human Nutrition and Dietetics, 29*(5), pp. 624-632, <https://doi.org/10.1111/jhn.12368>.

Capítulo 4. Cara a cara con la comida

1. Pollan, Michael (2009), *In Defense of Food: An Eater's Manifesto*, Penguin Books, Nueva York.

2. Martini, Daniela *et al.* (2021), «Ultra-Processed Foods and Nutritional Dietary Profile: A Meta-Analysis of Nationally Representative Samples», *Nutrients, 13*(10), <https://dx.doi.org/10.3390%2Fnu13103390>; y Srour, Bernard *et al.* (2019), «Ultra-Processed Food Intake and Risk of Cardiovascular Disease: Prospective Cohort Study», *British Medical Journal, 365*, l1451, <https://www.bmj.com/content/365/bmj.l1451>.

3. Via, Michael (2012), «The Malnutrition of Obesity: Micronutrient Deficiencies That Promote Diabetes», *International Scholarly Research Notices, 2012*, <https://dx.doi.org/10.5402%2F2012%2F103472>.

4. Noom (2022), «Calorie Goals at Noom: Always a Work in Progress», Noom. com *blog*, <https://web.noom.com/blog/in-the-news/calorie-goals-at-noom/>; y Berry, Rhiannon; Kassavou, Aikaterini; y Sutton, Stephen (2021), «Does Self-Monitoring Diet and Physical Activity Behaviors Using Digital Technology Support Adults with Obesity or Overweight to Lose Weight? A Systematic Literature Review with Meta-Analysis», *Obesity Reviews, 22*(10), e13306, <https://doi.org/10.1111/obr.13306>.

5. Howell, Scott y Kones, Richard (2017), «"Calories in, Calories out" and Macronutrient Intake: The Hope, Hype, and Science of Calories», *American Journal of Physiology—Endocrinology and Metabolism, 313*, e608-12, <https://journals.physiology.org/doi/pdf/10.1152/ajpendo.00156.2017>.

6. «Lettuce, Iceberg (Includes Crisphead Types), Raw», Departamento de Agricultura de Estados Unidos, Servicio de Investigación Agrícola, 1 de abril de 2019, <https://fdc.nal.usda.gov/fdc-app.html#/food-details/169248/nutrients>; y «Kale, Raw», Departamento de Agricultura de Estados Unidos, Servicio de Investigación Agrícola, 1 de abril de 2019, <https://fdc.nal.usda.gov/fdc-app. html#/food-details/323505/nutrients>.

7. McKiernan, Fiona; Houchins, Jenny A.; y Mattes, Richard D. (2008), «Relationships between Human Thirst, Hunger, Drinking, and Feeding», *Physiology & Behavior, 94*(5), pp. 700-708, <https://dx.doi.org/10.1016%2Fj. physbeh.2008.04.007>.

8. Popkin, Barry M.; D'Anci, Kristen E.; y Rosenberg, Irwin H. (2010), «Water, Hydration, and Health», *Nutrition Reviews, 68*(8), pp. 439-458, <https://dx.doi.or g/10.1111%2Fj.1753-4887.2010.00304.x>; y Liska, DeAnn *et al.* (2019), «Narrative Review of Hydration and Selected Health Outcomes in the General Population», *Nutrients 11*(1), p. 70, <https://dx.doi.org/10.3390%2Fnu11010070>.

9. Forouhi, Nita G. *et al.* (2018), «Dietary Fat and Cardiometabolic Health: Evidence, Controversies, and Consensus for Guidance», *British Medical Journal, 361*, <https://dx.doi.org/10.1136%2Fbmj.k2139>.

10. Nettleton, J. A. *et al.* (2017), «Saturated Fat Consumption and Risk of Coronary Heart Disease and Ischemic Stroke: A Science Update», *Annals of Nutrition and Metabolism, 70*(1), pp. 26-33, <https://dx.doi. org/10.1159%2F000455681>.

11. Siri-Tarino, Patty W. *et al.* (2010), «Meta-Analysis of Prospective Cohort Studies Evaluating the Association of Saturated Fat with Cardiovascular

Disease», *American Journal of Clinical Nutrition, 91*(3), pp. 535-546, <https://doi.org/10.3945/ajcn.2009.27725>.

12. Raphael, William y Sordillo, Lorraine M. (2013), «Dietary Polyunsaturated Fatty Acids and Infl ammation: The Role of Phospholipid Biosynthesis», *International Journal of Molecular Sciences, 14*(10), 21167-21188, <https://dx.doi.org/10.3390%2Fijms141021167>.

13. Iqbal, Mohammad Perwaiz (2014), «Trans Fatty Acids—A Risk Factor for Cardiovascular Disease», *Pakistan Journal of Medical Sciences, 30*(1), pp. 194-197, <https://www.ncbi.nlm.nih.gov/pmc/articles/PMC3955571/>.

14. Sun, Yangbo *et al.* (2019), «Association of Fried Food Consumption with All Cause, Cardiovascular, and Cancer Mortality: Prospective Cohort Study», *British Medical Journal, 364*, <https://dx.doi.org/10.1136%2Fbmj.k5420>.

15. Liu, Ann G. *et al.* (2017), «A Healthy Approach to Dietary Fats: Understanding the Science and Taking Action to Reduce Consumer Confusion», *Nutrition Journal, 16*(53), <https://dx.doi.org/10.1186%2Fs12937-017-0271-4>.

16. Siri-Tarino, Patty W. *et al.* (2010), «Saturated Fatty Acids and Risk of Coronary Heart Disease: Modulation by Replacement Nutrients», *Current Atherosclerosis Reports, 128*(6), pp. 384-390, <https://www.ncbi.nlm.nih.gov/pmc/articles/PMC2943062/>.

17. Yanai, Hidekatsu *et al.* (2018), «An Improvement of Cardiovascular Risk Factors by Omega-3 Polyunsaturated Fatty Acids», *Journal of Clinical Medicine Research, 10*(4), pp. 281-289, <https://dx.doi.org/10.14740%2Fjocmr3362w>.

18. Liu *et al.*, «A Healthy Approach to Dietary Fats».

19. Astrup, Arne *et al.* (2020), «Saturated Fats and Health: A Reassessment and Proposal for Food-Based Recommendations: JACC State-of-the-Art Review», *Journal of the American College of Cardiology, 76*(7), pp. 844-857, <https://doi.org/10.1016/j.jacc.2020.05.077>.

20. Hall, Kevin D. (2021), «Effect of a Plant-Based, Low-Fat Diet versus an Animal-Based, Ketogenic Diet on Ad Libitum Energy Intake», *Nature Medicine, 27*, pp. 344-353, <https://doi.org/10.1038/s41591-020-01209-1>; Hu Tian *et al.* (2012), «Effects of Low-Carbohydrate Diets versus Low-Fat Diets on Metabolic Risk Factors: A Meta-Analysis of Randomized Controlled Clinical Trials», *American Journal of Epidemiology, 176*(7), pp. s44-s54, <https://dx.doi.org/10.1093%2Faje%2Fkws264>; y Mansoor, Nadia *et al.* (2016), «Effects of Low-Carbohydrate Diets v. Low-Fat Diets on Body Weight and Cardiovascular Risk Factors: A Meta-Analysis of Randomised Controlled

Trials», *British Journal of Nutrition, 115*(3), pp. 466-479, <https://pubmed.ncbi.nlm.nih.gov/26768850/>.

21. Gupta, Charu y Prakash, Dhan (2014), «Phytonutrients as Therapeutic Agents», *Journal of Complementary and Integrative Medicine, 11*(3), <https://doi.org/10.1515/jcim-2013-0021>.

22. Gardner, Christopher D. *et al.* (2018), «Effect of Low-Fat vs. Low-Carbohydrate Diet on 12-Month Weight Loss in Overweight Adults and the Association with Genotype Pattern or Insulin Secretion: The DIETFITS Randomized Clinical Trial», *Journal of the American Medical Association, 319*(7), pp. 667-679, <https://doi.org/10.1001/jama.2018.0245>; Meckling, Kelly A.: O'Sullivan, Caitriona y and Saari, Dayna (2004), «Comparison of a Low-Fat Diet to a Low-Carbohydrate Diet on Weight Loss, Body Composition, and Risk Factors for Diabetes and Cardiovascular Disease in Free-Living, Overweight Men and Women», *Journal of Clinical Endocrinology & Metabolism, 89*(6), pp. 2717-2723, <https://doi.org/10.1210/jc.2003-031606>; y Hall *et al.*, «Effect of a Plant-Based, Low-Fat Diet versus an Animal-Based, Ketogenic Diet on Ad Libitum Energy Intake».

23. Paddon-Jones Douglas *et al.* (2008), «Protein, Weight Management, and Satiety», *American Journal of Clinical Nutrition, 87*(5), 1558s-1561s, <https://doi.org/10.1093/ajcn/87.5.1558S>.

24. Agócs, Róbert; Sugár, Dániel; y Szabó, Attila J. (2020), «Is Too Much Salt Harmful? Yes», *Pediatric Nephrology, 35*, pp. 1777-1785, <https://dx.doi.org/10.1007%2Fs00467-019-04387-4>.

25. Quek, Jingxuan *et al.* (2021), «The Association of Plant-Based Diet with Cardiovascular Disease and Mortality: A Meta-Analysis and Systematic Review of Prospect Cohort Studies», *Frontiers in Cardiovascular Medicine, 8*, <https://doi.org/10.3389/fcvm.2021.756810>.

26. Tantamango-Bartley, Yessenia *et al.* (2013), «Vegetarian Diets and the Incidence of Cancer in a Low-Risk Population», *Cancer Epidemiology, Biomarkers & Prevention, 22*(2), pp. 286-294, <https://dx.doi.org/10.1158%2F1055-9965.EPI-12-1060>; y Rigi, Somaye *et al.* (2021), «The Association between Plant-Based Dietary Patterns and Risk of Breast Cancer: A Case-Control Study», *Scientific Reports, 11*(3391), <https://www.nature.com/articles/s41598-021-82659-6>.

27. Roszkowska, Anna *et al.* (2019), «Non-Celiac Gluten Sensitivity: A Review», *Medicina 55*(6), p. 222, <https://dx.doi.org/10.3390%2Fmedicina55060222>.

28. «Best Diets Overall 2022», U.S. News & World Report, 2022, <https://health.usnews.com/best-diet/best-diets-overall>.

29. Hu *et al.*, «Effects of Low-Carbohydrate Diets versus Low-Fat Diets on Metabolic Risk Factors».

30. Samaha, Frederick F. *et al.* (2003), «A Low-Carbohydrate as Compared with a Low-Fat Diet in Severe Obesity», *New England Journal of Medicine, 348*, pp. 2074-2081, <https://doi.org/10.1056/nejmoa022637>.

31. Bueno, Nassib Bezerra *et al.* (2013), «Very-Low-Carbohydrate Ketogenic Diet v. Low-Fat Diet for Long-Term Weight Loss: A Meta-Analysis of Randomised Controlled Trials», *British Journal of Nutrition, 110*(7), <https://doi.org/10.1017/s0007114513000548>.

32. Paoli, Antonio (2014), «Ketogenic Diet for Obesity: Friend or Foe?», *International Journal of Environmental Research and Public Health, 11*(2), pp. 2092-2107, <https://dx.doi.org/10.3390%2Fijerph110202092>.

33. Patterson, Ruth E. *et al.* (2015), «Intermittent Fasting and Human Metabolic Health», *Journal of the Academy of Nutrition and Dietetics, 115*(8), pp. 1203-1212, <https://dx.doi.org/10.1016%2Fj.jand.2015.02.018>.

Capítulo 5. La psicología de la alimentación

1. Flavell, J. H. y Wellman, H. M. (1977), «Metamemory», en Kail, Robert V. y Hagen, John W. (eds.), *Perspectives on the Development of Memory and Cognition*, L. Erlbaum Associates, Hillsdale, pp. 3-34; y Norman, Elisabeth *et al.* (2019), «Metacognition in Psychology», *Review of General Psychology, 23*(4), pp. 403-424, <https://journals.sagepub.com/doi/abs/10.1177/1089268019883821?journalCode=rgpa>.

2. Tecuta, Lucia *et al.* (2021), «Do Metacognitions Mediate the Relationship between Irrational Beliefs, Eating Disorder Symptoms and Cognitive Reappraisal?», *Psychotherapy Research, 31*(4), pp. 1-10, <https://www.tandfonline.com/doi/abs/10.1080/10503307.2020.1831098?journalCode=tpsr20>.

3. Hartmann-Boyce, Jamie *et al.* (2018), «Experiences of Reframing during Self-Directed Weight Loss and Weight Loss Maintenance: Systematic Review of Qualitative Studies», *Applied Psychology: Health and Well-Being, 10*(2), pp. 309-329, <https://pubmed.ncbi.nlm.nih.gov/29856139/>; y Natvik, Eli *et al.* (2019), «An Experientially Derived Model of Flexible and Intentional Actions for Weight Loss Maintenance after Severe Obesity», *Frontiers in Psychology, 10*, 2503, <https://www.ncbi.nlm.nih.gov/pmc/articles/PMC6863797/>.

4. Wahl, Deborah R. *et al.* (2017), «Healthy Food Choices Are Happy Food Choices: Evidence from a Real-Life Sample Using Smartphone-Based Assessments», *Scientific Reports, 7*(17069), <https://www.nature.com/articles/s41598-017-17262-9>.

5. Dijker, Anton J. M. (2019), «Moderate Eating with Pleasure and without Effort: Toward Understanding the Underlying Psychological Mechanisms», *Health Psychology Open, 6*(2), <https://dx.doi.org/10.1177% 2F2055102919889883>.

6. Juth, Vanessa *et al.* (2015), «Understanding the Utility of Emotional Approach Coping: Evidence from a Laboratory Stressor and Daily Life», *Anxiety, Stress & Coping, 28*(1), pp. 50-70, <https://doi.org/10.1080/10615806.2 014.921912>.

7. Ben-Zur, Hasida (2020), «Emotion-Focused Coping», en Zeigler-Hill, Virgil y Shackelford, Todd K. (eds.), *Encyclopedia of Personality and Individual Differences*, Springer, pp. 1343-1345, <https://doi.org/10.1007/978-3-319- 24612-3_512>.

8. Popov, Stanislava; Sokić, Jelena; y Stupar, Dušan (2021), «Activity Matters: Physical Exercise and Stress Coping during the 2020 COVID-19 State of Emergency», *Psihologija*, DOI: 10.2298/PSI200804002P.

9. Morris, Michael J.; Na, Elisa S.; y Johnson, Alan Kim (2008), «Salt Craving: The Psychobiology of Pathogenic Sodium Intake», *Physiology & Behavior, 94*(5), pp. 709-721, <https://dx.doi.org/10.1016%2Fj.physbeh.2008.04.008>.

10. Avena, Nicole M.; Rada, Pedro; y Hoebel, Bartley G. (2008), «Evidence for Sugar Addiction: Behavioral and Neurochemical Effects of Intermittent, Excessive Sugar Intake», *Neuroscience & Biobehavioral Reviews, 32*(1), pp. 20-39, <https://dx.doi.org/10.1016%2Fj.neubiorev.2007.04.019>.

11. Meule, «The Psychology of Food Cravings».

12. Taetzsch, Amy *et al.* (2020), «Food Cravings: Associations with Dietary Intake and Metabolic Health», *Appetite, 152*, 104711, <https://doi. org/10.1016/j.appet.2020.104711>.

13. Christensen, L. y Pettijohn, L. (2001), «Mood and Carbohydrate Cravings», *Appetite, 36*(2), pp. 137-145, <https://doi.org/10.1006/appe.2001.0390>.

14. Wagner, Dylan D. *et al.* (2012), «Inducing Negative Affect Increases the Reward Value of Appetizing Foods in Dieters», *Journal of Cognitive Neuroscience, 24*(7), pp. 1625-1633, <https://dx.doi. org/10.1162%2Fjocn_a_00238>.

15. Lundahl, Alyssa y Nelsonn, Timothy D. (2015), «Sleep and Food Intake: A Multisystem Review of Mechanisms in Children and Adults», *Journal of Health Psychology, 20*(6), pp. 794-805, <https://journals.sagepub.com/doi/ abs/10.1177/1359105315573427>.

16. Yang, Chia-Lun; Schnepp, Jerry; y Tucker, Robin M. (2019), «Increased Hunger, Food Cravings, Food Reward, and Portion Size Selection after Sleep Curtailment in Women without Obesity», *Nutrients, 11*(3), p. 663, <https://dx.doi.org/10.3390%2Fnu11030663.>

17. Popov, Sokić y Stupar, «Activity Matters».

18. Bullins, Jessica *et al.* (2013), «Drive for Consumption, Craving, and Connectivity in the Visual Cortex during the Imagery of Desired Food», *Frontiers in Aging Neuroscience, 5*, <https://doi.org/10.3389/fnagi.2013.00077>.

19. Wolz, I. *et al.* (2017), «Subjective Craving and Event-Related Brain Response to Olfactory and Visual Chocolate Cues in Binge-Eating and Healthy Individuals», *Scientific Reports, 7*(41736), <https://www.nature.com/articles/srep41736>.

20. Pelchat, Marcia Levin *et al.* (2004), «Images of Desire: Food-Craving Activation during fMRI», *NeuroImage, 23*(4), pp. 1486-1493, <https://doi.org/10.1016/j.neuroimage.2004.08.023>.

21. Boswell, Rebecca G. y Kober, Hedy (2016), «Food Cue Reactivity and Craving Predict Eating and Weight Gain: A Meta-Analytic Review», *Obesity Reviews, 17*(2), pp. 159-177, <https://pubmed.ncbi.nlm.nih.gov/26644270/>.

22. *Ibid.*

23. Keesman, Mike *et al.* (2017), «Mindfulness Reduces Reactivity to Food Cues: Underlying Mechanisms and Applications in Daily Life», *Current Addiction Reports, 4*, pp. 151-157, <https://dx.doi.org/10.1007%2Fs40429-017-0134-2>.

24. Lacaille, Julien *et al.* (2014), «The Effects of Three Mindfulness Skills on Chocolate Cravings», *Appetite, 76*, pp. 101-112, <https://doi.org/10.1016/j.appet.2014.01.072>.

25. Clear, *Atomic Habits.*

26. Epton, Tracy *et al.* (2015), «The Impact of Self-Affirmation on Health-Behavior Change: A Meta-Analysis», *Health Psychology, 34*(3), pp. 187-196, <https://pubmed.ncbi.nlm.nih.gov/25133846/>.

27. Apolzan, John W. *et al.* (2017), «Frequency of Consuming Foods Predicts Changes in Cravings for Those Foods during Weight Loss: The POUNDS Lost Study», *Obesity, 25*(8), pp. 1343-1348, <https://dx.doi.org/10.1002%2Foby.21895>.

28. La Escala de Saciedad de Noom está inspirada en la Escala de Magnitud de la Saciedad Percibida; ver Cardello, Armand V. *et al.* (2005), «Development and

Testing of a Labeled Magnitude Scale of Perceived Satiety», *Appetite, 44*(1), pp. 1-13, <https://doi.org/10.1016/j.appet.2004.05.007>.

29. Zitting, Kirsi-Marja *et al.* (2018), «Human Resting Energy Expenditure Varies with Circadian Phase», *Current Biology, 28*(22), 3685-3690, <https://doi.org/10.1016/j.cub.2018.10.005>; y Kessler Katharina *et al.* (2017), «The Effect of Diurnal Distribution of Carbohydrates and Fat on Glycaemic Control in Humans: A Randomized Controlled Trial», *Scientific Reports, 7*(44170), <https://doi.org/10.1038/srep44170>.

30. Takahashi, Masaki *et al.* (2018), «Effects of Meal Timing on Postprandial Glucose Metabolism and Blood Metabolites in Healthy Adults», *Nutrients, 10*(11), p. 1763, <https://dx.doi.org/10.3390%2Fnu10111763>.

31. Kinsey, Amber W. y Ormsbee, Michael J. (2015), «The Health Impact of Nighttime Eating: Old and New Perspectives», *Nutrients, 7*(4), pp. 2648-2662, <https://dx.doi.org/10.3390%2Fnu7042648>.

32. Buckner, Samuel L.; Loprinzi, Paul D.; y Loenneke, Jeremy P. (2016), «Why Don't More People Eat Breakfast? A Biological Perspective», *American Journal of Clinical Nutrition, 103*(6), pp. 1555-1556, <https://doi.org/10.3945/ajcn.116.132837>.

33. Klok, M. D.; Jakobsdottir, S.; y Drent, M. L. (2007), «The Role of Leptin and Ghrelin in the Regulation of Food Intake and Body Weight in Humans: A Review», *Obesity Reviews, 8*(1), pp. 21-34, <https://doi.org/10.1111/j.1467-789X.2006.00270.x>.

34. Sakurai, M. *et al.* (2017), «Skipping Breakfast and 5-Year Changes in Body Mass Index and Waist Circumference in Japanese Men and Women», *Obesity Science and Practice, 3*(2), pp. 162-170, <https://dx.doi.org/10.1002%2Fosp4.106>; y Azadbakht, Leila *et al.* (2013), «Breakfast Eating Pattern and Its Association with Dietary Quality Indices and Anthropometric Measurements in Young Women in Isfahan», *Nutrition, 29*(2), pp. 420-425, <https://doi.org/10.1016/j.nut.2012.07.008>.

35. Fanelli, S.; Walls, C.; y Taylor, C. (2021), «Skipping Breakfast Is Associated with Nutrient Gaps and Poorer Diet Quality among Adults in the United States», *Proceedings of the Nutrition Society, 80*(OCE1), <https://doi.org/10.1017/S0029665121000495>.

36. *Ibid.*

37. Betts, James A. *et al.* (2014), «The Causal Role of Breakfast in Energy Balance and Health: A Randomized Controlled Trial in Lean Adults», *American Journal of Clinical Nutrition, 100*(2), pp. 539-547, <https://doi.org/10.3945/ajcn.114.083402>.

38. Jakubowicz, Daniela *et al.* (2012), «Meal Timing and Composition Influence Ghrelin Levels, Appetite Scores and Weight Loss Maintenance in Overweight and Obese Adults», *Steroids, 77*(4), pp. 323-331, <https://doi.org/10.1016/j.steroids.2011.12.006>.

39. Richter, Juliane *et al.* (2020), «Twice as High Diet-Induced Thermogenesis after Breakfast vs. Dinner on High-Calorie as Well as Low-Calorie Meals», *Journal of Clinical Endocrinology & Metabolism, 105*(3), pp. e211-121, <https://doi.org/10.1210/clinem/dgz311>.

40. Westerterp, Klaas R. (2004), «Diet Induced Thermogenesis», *Nutrition & Metabolism, 1*(5), <https://dx.doi.org/10.1186%2F1743-7075-1-5>.

41. Paoli, Antonio *et al.* (2019), «The Influence of Meal Frequency and Timing on Health in Humans: The Role of Fasting», *Nutrients, 11*(4), p. 719, <https://dx.doi.org/10.3390%2Fnu11040719>.

42. Rolls, Barbara J. (2014), «What Is the Role of Portion Control in Weight Management?», *International Journal of Obesity, 38*, pp. s1-s8, <https://dx.doi.org/10.1038%2Fijo.2014.82>.

43. Ello-Martin, Julia A.; Ledikwe, Jenny H.; y Rolls, Barbara J. (2005), «The Influence of Food Portion Size and Energy Density on Energy Intake: Implications for Weight Management», *American Journal of Clinical Nutrition, 82*(1), pp. 236s-241s, <https://doi.org/10.1093/ajcn/82.1.236s>.

44. Peng, M. (2017), «How Does Plate Size Affect Estimated Satiation and Intake for Individuals in Normal-Weight and Overweight Groups?», *Obesity Science and Practice, 3*(3), pp. 282-288, <https://dx.doi.org/10.1002%2Fosp4.119>.

45. *Ibid.*

46. Zitron-Emanuel, Noa y Ganel, Tzvi (2018), «Food Deprivation Reduces the Susceptibility to Size-Contrast Illusions», *Appetite, 128*, pp. 138-144, <https://doi.org/10.1016/j.appet.2018.06.006>.

47. Yu, Zhiping; Sealey-Potts, Claudia; y Rodriguez, Judith (2015), «Dietary Self-Monitoring in Weight Management: Current Evidence on Efficacy and Adherence», *Journal of the Academy of Nutrition and Dietetics, 115*(12), pp. 1934-1938, <https://www.jandonline.org/article/S2212-2672(15)00449-9/pdf>.

48. Hollis, Jack F. *et al.* (2008), «Weight Loss during the Intensive Intervention Phase of the Weight-Loss Maintenance Trial», *American Journal of Preventive Medicine, 35*(2), pp. 118-126, <https://doi.org/10.1016/j.amepre.2008.04.013>.

49. Michele L. Patel *et al.* (2019), «Comparing Self-Monitoring Strategies for Weight Loss in a Smartphone App: Randomized Controlled Trial», *JMIR Mhealth Uhealth, 7*(2), e12209, <https://doi.org/10.2196/12209>.

50. Chin, Sang Ouk *et al.* (2016), «Successful Weight Reduction and Maintenance by Using a Smartphone Application in Those with Overweight and Obesity», *Scientific Reports, 6*(34563), <https://doi.org/10.1038/srep34563>.

51. Michaelides, Andreas *et al.* (2016), «Weight Loss Efficacy of a Novel Mobile Diabetes Prevention Program Delivery Platform with Human Coaching», *BMJ Open Diabetes Research & Care, 4*(1), <https://doi.org/10.1136/bmjdrc-2016-000264>.

52. Tuso, Philip J. *et al.* (2013), «Nutritional Update for Physicians: Plant-Based Diets», *Permanente Journal, 17*(2), pp. 61-66, <https://pubmed.ncbi.nlm.nih.gov/23704846/>.

53. Hauck, C. y Ellrott, T. (2017), «Food Addiction: Addictive-Like Eating Behavior: The Current State of Research with the Yale Food Addiction Scale», *Ernaehrungs Umschau, 64*(6), pp. 102-110.

54. Yang, Jae-Ho y Kim, Bo-Kyeong (2021), «Guilt and the Consumption of Products with an Unhealthy Image», *Sustainability, 13*(21), 11953, <https://www.mdpi.com/2071-1050/13/21/11953>.

55. Malik, Vasanti S.; Schulze, Matthais B.; y Hu, Frank B. (2006), «Intake of Sugar-Sweetened Beverages and Weight Gain: A Systematic Review», *American Journal of Clinical Nutrition, 84*(2), pp. 274-288, <https://dx.doi.org/10.1093%2Fajcn%2F84.1.274>.

56. Yang, Qing (2010), «Gain Weight by "Going Diet"? Artificial Sweeteners and the Neurobiology of Sugar Cravings», *Yale Journal of Biology and Medicine, 83*(2), pp. 101-108, <https://www.ncbi.nlm.nih.gov/pmc/articles/PMC2892765/>.

57. *Ibid.*

58. Hootman, Katie C. *et al.* (2017), «Erythritol Is a Pentose-Phosphate Pathway Metabolite and Associated with Adiposity Gain in Young Adults», *Proceedings of the National Academy of Sciences of the United States of America, 114*(21), pp. E4233-E4240, <https://www.pnas.org/doi/10.1073/pnas.1620079114>.

59. Pearlman, Michelle; Obert, Jon; y Casey, Lisa (2017), «The Association between Artificial Sweeteners and Obesity», *Current Gastroenterology Reports, 19*(64), <https://link.springer.com/article/10.1007%2Fs11894-017-0602-9>.

60. Warren, Janet M.; Smith, Nicola; y Ashwell, Margaret (2017), «A Structured Literature Review on the Role of Mindfulness, Mindful Eating and Intuitive Eating in Changing Eating Behaviours: Effectiveness and Associated Potential Mechanisms», *Nutrition Research Reviews, 30*(2), pp. 272-283, <https://pubmed.ncbi.nlm.nih.gov/28718396/>.

Capítulo 6. Más allá de la comida

1. Plomin, Robert *et al.* (2016), «Top 10 Replicated Findings from Behavioral Genetics», *Perspectives on Psychological Science, 11*(1), pp. 3-23, <https://dx.doi.org/10.1177%2F1745691615617439>.

2. Rappaport, Stephen M. (2016), «Genetic Factors Are Not the Major Causes of Chronic Diseases», *PLOS ONE, 11*(4), e0154387, <https://dx.doi.org/10.1371%2Fjournal.pone.0154387>.

3. Farhud, Dariush D. (2015), «Impact of Lifestyle on Health», *Iranian Journal of Public Health, 44*(11), pp. 1442-1444, <https://www.ncbi.nlm.nih.gov/pmc/articles/PMC4703222/>.

4. Shreiner; Andrew B.; Kao, John Y.; y Young, Vincent B. (2015), «The Gut Microbiome in Health and in Disease», *Current Opinion in Gastroenterology, 31*(1), pp. 69-75, <https://dx.doi.org/10.1097%2FMOG.0000000000000139>.

5. Heijnen, Saskia *et al.* (2016), «Neuromodulation of Aerobic Exercise—A Review», *Frontiers in Psychology, 6*, <https://doi.org/10.3389/fpsyg.2015.01890>.

6. Hill, E. E. *et al.* (2008), «Exercise and Circulating Cortisol Levels: The Intensity Threshold Effect», *Journal of Endocrinological Investigation, 31*, pp. 587-591, <https://doi.org/10.1007/bf03345606>.

7. Sharon-David, Hilla y Tenenbaum, Gershon (2017), «The Effectiveness of Exercise Interventions on Coping with Stress: Research Synthesis», *Studies in Sport Humanities, 22*, pp. 19-29, <http://dx.doi.org/10.5604/01.3001.0012.6520>.

8. Childs, Emma y de Wit, Harriet (2014), «Regular Exercise Is Associated with Emotional Resilience to Acute Stress in Healthy Adults», *Frontiers in Physiology, 5*, <https://dx.doi.org/10.3389%2Ffphys.2014.00161>.

9. Dolezal, Brett A. *et al.* (2017), «Interrelationship between Sleep and Exercise: A Systematic Review», *Advances in Preventive Medicine, 2017*, <https://dx.doi.org/10.1155%2F2017%2F1364387>.

10. Warburton, Darren E. R.; Nicol, Crystal Whitney; y Bredin, Shannon S. D. (2006), «Health Benefits of Physical Activity: The Evidence», *Canadian Medical*

Association Journal, 174(6), pp. 801-809, <https://dx.doi. org/10.1503%2Fcmaj.051351>.

11. Beaulieu, Kristine *et al.* (2020), «Exercise Training Reduces Reward for High-Fat Food in Adults with Overweight/Obesity», *Medicine & Science in Sports & Exercise, 52*(4), pp. 900-908, <https://doi.org/10.1249/ mss.0000000000002205>.

12. Foster-Schubert, Karen E. *et al.* (2012), "Effect of Diet and Exercise, Alone or Combined, on Weight and Body Composition in Overweight-to-Obese Postmenopausal Women», *Obesity, 20*(8), pp. 1628-1638, <https://dx.doi. org/10.1038%2Foby.2011.76>.

13. Daneshmandi, Hadi *et al.* (2017), «Adverse Effects of Prolonged Sitting Behavior on the General Health of Office Workers», *Journal of Lifestyle Medicine, 7*, pp. 69-75, <https://dx.doi.org/10.15280%2Fjlm.2017.7.2.69>.

14. Joo, Jaehyun *et al.* (2019), «The Influence of 15-Week Exercise Training on Dietary Patterns among Young Adults», *International Journal of Obesity, 43*, pp. 1681-1690, <https://www.nature.com/articles/s41366-018-0299-3>.

15. Mekary, Rania A. *et al.* (2015), «Weight Training, Aerobic Physical Activities, and Long-Term Waist Circumference Change in Men», *Obesity, 23*(2), pp. 461-467, <https://doi.org/10.1002/oby.20949>; y Schmitz, Kathryn H. *et al.* (2007), «Strength Training and Adiposity in Premenopausal Women: Strong, Healthy, and Empowered Study», *American Journal of Clinical Nutrition, 86*(3), <https://doi.org/10.1093/ajcn/86.3.566>.

16. Westcott, Wayne L. (2012), «Resistance Training Is Medicine: Effects of Strength Training on Health», *Current Sports Medicine Reports, 11*(4), pp. 209-216, <https://doi.org/10.1249/jsr.0b013e31825dabb8>.

17. *Ibid.*

18. Seguin, Rebecca A. *et al.* (2013), «Strength Training Improves Body Image and Physical Activity Behaviors among Midlife and Older Rural Women», *Journal of Extension, 51*(4), 4FEA2, <https://www.ncbi.nlm.nih.gov/pmc/ articles/PMC4354895/>.

19. Polsgrove, M. Jay; Eggleston, Brandon M.; y and Lockyer, Roch J. (2016), «Impact of 10 Weeks of Yoga Practice on Flexibility and Balance of College Athletes», *International Journal of Yoga, 9*(1), pp. 27-34, <https://dx.doi.org/10.4 103%2F0973-6131.171710>.

20. Javnbakht, M.; Kenari, R. Hejazi; y Ghasemi, M. (2009), «Effects of Yoga on Depression and Anxiety of Women», *Complementary Therapies in Clinical Practice, 15*(2), pp. 102-104, <https://doi.org/10.1016/j.ctcp.2009.01.003>;

Pilkington, Karen *et al.* (2005), «Yoga for Depression: The Research Evidence», *Journal of Affective Disorders, 89*(1-3), pp. 13-24, <https://doi.org/10.1016/j. jad.2005.08.013>; Khalsa, Sat Bir S. (2004), «Treatment of Chronic Insomnia with Yoga: A Preliminary Study with Sleep-Wake Diaries», *Applied Psychophysiology and Biofeedback, 29*, pp. 269-278, <https://doi.org/10.1007/ s10484-004-0387-0>; y Woodyard, Catherine (2011), «Exploring the Therapeutic Effects of Yoga and Its Ability to Increase Quality of Life», *International Journal of Yoga, 4*(2), pp. 49-54, <https://dx.doi. org/10.4103%2F0973-6131.85485>.

21. Page, Phil (2012), «Current Concepts in Muscle Stretching for Exercise and Rehabilitation», *International Journal of Sports Physical Therapy, 7*(1), pp. 109-119, <https://www.ncbi.nlm.nih.gov/pmc/articles/PMC3273886/#B1>.

22. Ito, Shigenori (2019), «High-Intensity Interval Training for Health Benefits and Care of Cardiac Diseases: The Key to an Efficient Exercise Protocol», *World Journal of Cardiology, 11*(7), pp. 171-188, <https://dx.doi.org/10.4330%2Fwjc. v11.i7.171>.

23. Batacan, Romeo B. Jr. *et al.* (2017), «Effects of High-Intensity Interval Training on Cardiometabolic Health: A Systematic Review and Meta-Analysis of Intervention Studies», *British Journal of Sports Medicine, 51*(6), <http://dx.doi. org/10.1136/bjsports-2015-095841>.

24. Spiegel, Karine *et al.* (2004), «Brief Communication: Sleep Curtailment in Healthy Young Men Is Associated with Decreased Leptin Levels, Elevated Ghrelin Levels, and Increased Hunger and Appetite», *Annals of Internal Medicine*, <https://doi.org/10.7326/0003-4819-141-11-200412070-00008>.

25. Greer, Stephanie M.; Goldstein, Andrea N.; y Walker, Matthew P. (2013), «The Impact of Sleep Deprivation on Food Desire in the Human Brain», *Nature Communications, 4*(2259), <https://doi.org/10.1038/ncomms3259>.

26. Hogenkamp, Pleunie S. *et al.* (2013),«Acute Sleep Deprivation Increases Portion Size and Affects Food Choice in Young Men», *Psychoneuroendocrinology, 38*(9), pp. 1668-1674, <https://doi.org/10.1016/j.psyneuen.2013.01.012>.

27. Knowles, Olivia E. *et al.* (2018), «Inadequate Sleep and Muscle Strength: Implications for Resistance Training», *Journal of Science and Medicine in Sport, 21*(9), pp. 959-968, <https://doi.org/10.1016/j.jsams.2018.01.012>.

28. Scott, Jonathon P. R.; McNaughton, Lars R.; y Polman, Remco C. J. (2006), «Effects of Sleep Deprivation and Exercise on Cognitive, Motor Performance and Mood», *Physiology & Behavior, 87*(2), pp. 396-408, <https://doi. org/10.1016/j.physbeh.2005.11.009>.

29. Engle-Friedman, Mindy (2014), «The Effects of Sleep Loss on Capacity and Effort», *Sleep Science, 7*(4), pp. 213-224, <https://doi.org/10.1016/j. slsci.2014.11.001>.

30. Levine James A. (2002), «Non-Exercise Activity Thermogenesis (NEAT)» *Best Practice & Research Clinical Endocrinology & Metabolism, 16*(4), pp. 679-702, <https://doi.org/10.1053/beem.2002.0227>.

31. Morales, Jose *et al.* (2019), «Stress and Autonomic Response to Sleep Deprivation in Medical Residents: A Comparative Cross-Sectional Study», *PLOS ONE, 14*(4), e0214858, <https://dx.doi.org/10.1371%2Fjournal. pone.0214858>.

32. Okamoto-Mizuno, Kazue y Mizuno, Koh (2012), «Effects of Thermal Environment on Sleep and Circadian Rhythm», *Journal of Physiological Anthropology, 31*(14), <https://dx.doi.org/10.1186%2F1880-6805-31-14>.

33. Valham, Fredrik *et al.* (2012), «Ambient Temperature and Obstructive Sleep Apnea: Effects on Sleep, Sleep Apnea, and Morning Alertness», *Sleep, 35*(4), pp. 513-517, <https://doi.org/10.5665/sleep.1736>.

34. Tähkämö, Leena; Partonen, Timo; y Pesonen, Anu-Katriina (2019), «Systematic Review of Light Exposure Impact on Human Circadian Rhythm», *Journal of Biological and Medical Rhythm Research, 36*(2), <https://doi.org/10.108 0/07420528.2018.1527773>.

35. Chu, Brianna *et al.* (2021), «Physiology, Stress Reaction», *StatPearls*, <https://www.ncbi.nlm.nih.gov/books/NBK541120/>.

36. Chandola, Tarani; Brunner, Eric;y Marmot, Michael (2006), «Chronic Stress at Work and the Metabolic Syndrome: Prospective Study», *British Medical Journal, 332*, <https://dx.doi.org/10.1136%2Fbmj.38693.435301.80>.

37. Maayan Yitshak-Sade *et al.* (2020), «The Association between an Increase in Glucose Levels and Armed Conflict-Related Stress: A Population-Based Study», *Scientific Reports, 10*(1710), <https://www.nature.com/articles/s41598-020-58679-z>.

38. Chu *et al.*, «Physiology, Stress Reaction»; y Mariotti, Agnese (2015), «The Effects of Chronic Stress on Health: New Insights into the Molecular Mechanisms of Brain-Body Communication», *Future Science, 1*(3), <https://dx. doi.org/10.4155%2Ffso.15.21>.

39. Kiecolt-Glaser, Janice K. *et al.* (2015), «Daily Stressors, Past Depression, and Metabolic Responses to High-Fat Meals: A Novel Path to Obesity», *Biological Psychiatry, 77*(7), pp. 653-660, <https://doi.org/10.1016/j. biopsych.2014.05.018>.

40. Chao, Ariana *et al.* (2015), «Food Cravings Mediate the Relationship between Chronic Stress and Body Mass Index», *Journal of Health Psychology, 20*(6), pp. 721-729, <https://dx.doi.org/10.1177% 2F1359105315573448>.

41. Rosenbaum, Diane L. y White, Kamila S. (2013), «The Role of Anxiety in Binge Eating Behavior: A Critical Examination of Theory and Empirical Literature», *Health Psychology Research, 1*(2), <https://dx.doi. org/10.4081%2Fhpr.2013.e19>.

42. Jared D. Martin *et al.* (2018), «Functionally Distinct Smiles Elicit Different Physiological Responses in an Evaluative Context», *Scientific Reports 8*(3558), <https://doi.org/10.1038/s41598-018-21536-1>.

43. Madore, Kevin P. y Wagner, Anthony D. (2019), «Multicosts of Multitasking», *Cerebrum, 2019*, <https://www.ncbi.nlm.nih.gov/pmc/articles/ PMC7075496/>.

44. Rubinstein, Joshua S.; Meyer, David E.; y Evans, Jeffrey E. (2001), «Executive Control of Cognitive Processes in Task Switching», *Journal of Experimental Psychology: Human Perception and Performance, 27*(4), pp. 763-797, <https://www.apa.org/pubs/journals/releases/xhp274763.pdf>.

45. Huang, Qingyi *et al.* (2019), «Linking What We Eat to Our Mood: A Review of Diet, Dietary Antioxidants, and Depression», *Antioxidants, 8*(9), <https://dx.doi.org/10.3390%2Fantiox8090376>; Kiecolt-Glaser, Janice K. *et al.* (2011), «Omega-3 Supplementation Lowers Inflammation and Anxiety in Medical Students: A Randomized Controlled Trial», *Brain, Behavior, and Immunity, 25*(8), pp. 1725-1734, <https://doi.org/10.1016/j.bbi.2011.07.229>; y Hilimire; Matthew R.; DeVylder, Jordan E.; y Forestell, Catherine A. (2015), «Fermented Foods, Neuroticism, and Social Anxiety: An Interaction Model», *Psychiatry Research, 228*(2), pp. 203-208, <https://doi.org/10.1016/j. psychres.2015.04.023>.

Capítulo 7. Dominar la motivación

1. Di Domenico, Stefano I. y Ryan, Richard M. (2017), «The Emerging Neuroscience of Intrinsic Motivation: A New Frontier in Self-Determination Research», *Frontiers in Human Neuroscience, 11*, <https://dx.doi.org/10.3389%2F fnhum.2017.00145>.

2. Prochaska, James O. y Velicer, Wayne F. (1997), «The Transtheoretical Model of Health Behavior Change», *American Journal of Health Promotion, 12*(1), pp. 38-48, <https://doi.org/10.4278/0890-1171-12.1.38>.

3. Gollwitzer, P. M. (1999), «Implementation Intentions: Strong Effects of Simple Plans», *American Psychologist, 54*(7), pp. 493-503, <http://dx.doi. org/10.1037/0003-066X.54.7.493>.

4. Cameron, Judy; Banko, Katherine M.; y Pierce, W. David (2001), «Pervasive Negative Effects of Rewards on Intrinsic Motivation: The Myth Continues», *Behavior Analyst, 24*, pp. 1-44, <https://link.springer.com/ article/10.1007%2FBF03392017>.

5. *Ibid.*

6. Seijts, Gerard H.; Latham, Gary P.; y Woodwark, Meredith (2012), «Learning Goals: A Qualitative and Quantitative Review», en Locke, Edwin A. y Latham, Gary P. (Eds.), *New Developments in Goal Setting and Task Performance*, Routledge, Nueva York.

7. Locke, Edwin A. y Latham, Gary P. (2019), «The Development of Goal Setting Theory: A Half Century Retrospective», *Motivation Science, 5*(2), pp. 93-105, <https://www.decisionskills.com/uploads/5/1/6/0/5160560/locke_ latham_2019_the_development_of_goal_setting_theory_50_years.pdf>.

8. Steinberg, Dori M. *et al.* (2015), «Weighing Every Day Matters: Daily Weighing Improves Weight Loss and Adoption of Weight Control Behaviors» *Journal of the Academy of Nutrition and Dietetics, 115*(4), pp. 511-518, <https:// dx.doi.org/10.1016%2Fj.jand.2014.12.011>; VanWormer, Jeffrey J. *et al.* (2008), «The Impact of Regular Self-Weighing on Weight Management: A Systematic Literature Review», *International Journal of Behavioral Nutrition and Physical Activity, 5*(54), <https://ijbnpa.biomedcentral.com/ articles/10.1186/1479-5868-5-54>; y Hernández-Reyes, Alberto *et al.* (2020), «Effects of Self-Weighing during Weight Loss Treatment: A 6-Month Randomized Controlled Trial», *Frontiers in Psychology, 11*, <https://doi. org/10.3389/fpsyg.2020.00397>.

9. Plangger, Kirk *et al.* (2022), «Little Rewards, Big Changes: Using Exercise Analytics to Motivate Sustainable Changes in Physical Activity», *Information & Management, 59*(5), 103216, <http://dx.doi.org/10.1016/j.im.2019.103216>.

10. Johnson, Daniel *et al.* (2016), «Gamification for Health and Well-Being: A Systematic Review of the Literature», *Internet Interventions, 6*, pp. 89-106, <https://doi.org/10.1016/j.invent.2016.10.002>.

11. Louie, Dexter; Brook, Karolina; y Frates, Elizabeth (2014), «The Laughter Prescription: A Tool for Lifestyle Medicine», *American Journal of Lifestyle Medicine, 10*(4), pp. 262-267, <https://dx.doi.org/10.1177% 2F1559827614550279>.

12. Maslow, A. H. (1943), «A Theory of Human Motivation», *Psychological Review, 50*(4), pp. 370-396, <https://doi.org/10.1037%2Fh0054346>.

13. Maslow, Abraham H. (1970), *Motivation and Personality*, Harper & Row, Nueva York.

14. Kenrick, Douglas T. *et al.* (2010), «Renovating the Pyramid of Needs: Contemporary Extensions Built upon Ancient Foundations», *Perspectives on Psychological Science, 5*(3), pp. 292-314, <https://dx.doi.org/10.1177% 2F1745691610369469>.

15. Bouxsein, Kelly J.; Roane, Henry S.; y Harper, Tara (2011), «Evaluating the Separate and Combined Effects of Positive and Negative Reinforcement on Task Compliance», *Journal of Applied Behavior Analysis, 44*(1), pp. 175-179, <https://dx.doi.org/10.1901%2Fjaba.2011.44-175>.

16. Kodak, Tiffany *et al.* (2007), «Further Examination of Factors That Influence Preference for Positive versus Negative Reinforcement», *Journal of Applied Behavior Analysis, 40*(1), pp. 25-44, <https://doi.org/10.1901/ jaba.2007.151-05>; y Cho, S. B. *et al.* (2019), «Positive and Negative Reinforcement Are Differentially Associated with Alcohol Consumption as a Function of Alcohol Dependence», *Psychology of Addictive Behaviors, 33*(1), pp. 58-68, <https://psycnet.apa.org/doi/10.1037/adb0000436>.

17. Mantzios, Michail y Egan, Helen H. (2017), «On the Role of Self-Compassion and Self-Kindness in Weight Regulation and Health Behavior Change», *Frontiers in Psychology, 8*, <https://doi.org/10.3389/fpsyg.2017.00229>.

18. Shteynberg, Garriy y Galinsky, Adam D. (2011), «Implicit Coordination: Sharing Goals with Similar Others Intensifies Goal Pursuit», *Journal of Experimental Social Psychology, 47*(6), pp. 1291-1294, <https://doi.org/10.1016/j.jesp.2011.04.012>.

Capítulo 8. Distorsiones del pensamiento

1. Vaish, A.; Grossmann, T.; y Woodward, A. (2008), «Not All Emotions Are Created Equal: The Negativity Bias in Social-Emotional Development», *Psychological Bulletin, 134*(3), pp. 383-403, <https://dx.doi.org/10.1037% 2F0033-2909.134.3.383>.

2. Rnic, Katerina; Dozois, David J. A.; y Martin, Rod A. (2016), «Cognitive Distortions, Humor Styles, and Depression», *Europe's Journal of Psychology, 12*(3), <https://dx.doi.org/10.5964%2Fejop.v12i3.1118>.

3. Conversano, Ciro *et al.* (2010), «Optimism and Its Impact on Mental and Physical Well-Being», *Clinical Practice & Epidemiology in Mental Health, 6*, pp. 25-29, <https://dx.doi.org/10.2174%2F1745017901006010025>.

4. Matel-Anderson, Denise M.; Bekhet, Abir K.; y Garnier-Villarreal, Mauricio (2019), «Mediating Effects of Positive Thinking and Social Support on Suicide Resilience», *Western Journal of Nursing Research, 41*(1), pp. 25-41, <https://dx. doi.org/10.1177%2F0193945918757988>.

5. Lieberman, Matthew D. *et al.* (2006), «Putting Feelings into Words: Affect Labeling Disrupts Amygdala Activity in Response to Affective Stimuli», *Psychological Science, 18*(5), pp. 421-428, <https://www.scn.ucla.edu/pdf/ AL(2007).pdf>.

6. Sinclair, Ellen; Hart, Rona; y Lomas, Tim (2020), «Can Positivity Be Counterproductive when Suffering Domestic Abuse? A Narrative Review», *International Journal of Wellbeing, 10*(1), pp. 26-53, <https://www. internationaljournalofwellbeing.org/index.php/ijow/article/view/754/843>.

7. Troy, Allison S.; Shallcross, Amanda J.; y Mauss, Iris B. (2013), «A Person-by-Situation Approach to Emotion Regulation: Cognitive Reappraisal Can Either Help or Hurt, Depending on the Context», *Psychological Science, 24*(12), pp. 2505-2514, <https://doi.org/10.1177/0956797613496434>.

8. Nolen-Hoeksema, Susan; Wisco, Blair E.; y Lyubomirsky, Sonja (2008), «Rethinking Rumination», *Perspectives on Psychological Science, 3*(5), pp. 400-424, <https://doi.org/10.1111%2Fj.1745-6924.2008.00088.x>.

9. Querstret, Dawn y Cropley, Mark (2013), «Assessing Treatments Used to Reduce Rumination and/or Worry: A Systematic Review», *Clinical Psychology Review, 33*(8), pp. 996-1009, <http://dx.doi.org/10.1016/j.cpr.2013.08.004>.

10. Raio, Candace M. *et al.* (2021), «Reappraisal—but Not Suppression—Tendencies Determine Negativity Bias after Laboratory and Real-World Stress Exposure», *Affective Science, 2*, pp. 455-467, <https://dx.doi.org/10.1007%2 Fs42761-021-00059-5>.

11. Görg, Nora *et al.* (2017), «Trauma-Related Emotions and Radical Acceptance in Dialectical Behavior Therapy for Posttraumatic Stress Disorder after Childhood Sexual Abuse», *Borderline Personality Disorder and Emotion Dysregulation, 4*(15), <https://dx.doi.org/10.1186%2 Fs40479-017-0065-5>.

Capítulo 9. El poder de la consciencia plena

1. Keng, Shian-Ling; Smoski, Moria J.; y Robins, Clive J. (2011), «Effects of Mindfulness on Psychological Health: A Review of Empirical Studies», *Clinical Psychology Review, 31*(6), pp. 1041-1056, <https://dx.doi.org/10.1016%2Fj. cpr.2011.04.006>.

2. Crego, Antonio *et al.* (2021), «Relationships between Mindfulness, Purpose in Life, Happiness, Anxiety, and Depression: Testing a Mediation Model in a Sample of Women», *International Journal of Environmental Research and Public Health, 18*(3), p. 925, <https://dx.doi.org/10.3390%2Fijerph18030925>.

3. Sowndhararajan, Kandhasamy and Kim, Songmun (2016), «Influence of Fragrances on Human Psychophysiological Activity: With Special Reference to Human Electroencephalographic Response», *Scientia Pharmaceutica, 84*(4), pp. 724-751, <https://dx.doi.org/10.3390%2Fscipharm84040724>.

4. Warren, Smith, y Ashwell, «A Structured Literature Review on the Role of Mindfulness, Mindful Eating, and Intuitive Eating in Changing Eating Behaviors».

5. *Ibid.*

6. Cherpak, Christine E. (2019), «Mindful Eating: A Review of How the Stress-Digestion-Mindfulness Triad May Modulate and Improve Gastrointestinal and Digestive Function», *Integrative Medicine: A Clinician's Journal, 18*(4), pp. 48-53, <https://www.ncbi.nlm.nih.gov/pmc/articles/PMC7219460/>.

7. Zhu, Yong y Hollis, James H. (2014), «Increasing the Number of Chews before Swallowing Reduces Meal Size in Normal-Weight, Overweight, and Obese Adults», *Journal of the Academy of Nutrition and Dietetics, 114*(6), pp. 926-931, <https://doi.org/10.1016/j.jand.2013.08.020>.

8. Gilbert, Desleigh y Waltz, Jennifer (2010), «Mindfulness and Health Behaviors», *Mindfulness, 1*, pp. 227-234, <https://link.springer.com/article/10.1007%2Fs12671-010-0032-3>.

9. Chumachenko, Serhiy Y. *et al.* (2021), «Keeping Weight Off: Mindfulness-Based Stress Reduction Alters Amygdala Functional Connectivity during Weight Loss Maintenance in a Randomized Control Trial», *PLOS ONE, 16*(1), e0244847, <https://doi.org/10.1371/journal.pone.0244847>.

10. Lazar, Sara W. *et al.* (2005), «Meditation Experience Is Associated with Increased Cortical Thickness», *Neuroreport, 16*(17), pp. 1893-1897, <https://www.ncbi.nlm.nih.gov/pmc/articles/PMC1361002/>.

11. Narr, Katherine L. *et al.* (2007), «Relationships between IQ and Regional Cortical Gray Matter Thickness in Healthy Adults», *Cerebral Cortex, 17*(9), pp. 2163-2171, <https://doi.org/10.1093/cercor/bhl125>.

12. Vago, David R. y Silbersweig, David A. (2012), «Self-Awareness, Self-Regulation, and Self-Transcendence (S-ART): A Framework for Understanding the Neurobiological Mechanisms of Mindfulness», *Frontiers in Human Neuroscience, 6*, <https://doi.org/10.3389/fnhum.2012.00296>.

13. Roberts, Kimberly C. y Danoff-Burg, Sharon (2010), «Mindfulness and Health Behaviors: Is Paying Attention Good for You?», *Journal of American College Health, 59*(3), pp. 165-173, <https://doi.org/10.1080/07448481.2010.484452>.

Capítulo 10. ¿Y ahora qué?

1. Ingels, John Spencer *et al.* (2017), «The Effect of Adherence to Dietary Tracking on Weight Loss: Using HLM to Model Weight Loss over Time», *Journal of Diabetes Research, 2017*, <https://dx.doi.org/10.1155%2F2017%2F6951495>; VanWormer *et al.*, «The Impact of Regular Self-Weighing on Weight Management»; Wing, Rena R. y Phelan, Suzanne (2005), «Long-Term Weight Loss Maintenance», *American Journal of Clinical Nutrition, 82*(1), pp. 222s-225s, <https://doi.org/10.1093/ajcn/82.1.222S>; Vuorinen, Anna-Leena *et al.* (2021), «Frequency of Self-Weighing and Weight Change: Cohort Study with 10,000 Smart Scale Users», *Journal of Medical Internet Research, 23*(6), e25529, <https://www.jmir.org/2021/6/e25529>; y Zheng, Yaguang *et al.* (2015), «Self-Weighing in Weight Management: A Systematic Literature Review», *Obesity, 23*(2), pp. 256-265, <https://doi.org/10.1002/oby.20946>.

2. Hansen, Troels Krarup *et al.* (2002), «Weight Loss Increases Circulating Levels of Ghrelin in Human Obesity», *Clinical Endocrinology, 56*(2), pp. 203-206, <https://doi.org/10.1046/j.0300-0664.2001.01456.x>.

3. Ahima, Rexford S. (2008), «Revisiting Leptin's Role in Obesity and Weight Loss», *Journal of Clinical Investigation, 118*(7), pp. 2380-2383, <https://dx.doi.org/10.1172%2FJCI36284>.

4. «The National Weight Control Registry», National Weight Control Registry, <http://www.nwcr.ws/>.

5. Shick, Siao Mei *et al.* (1998), «Persons Successful at Long-Term Weight Loss and Maintenance Continue to Consume a Low-Energy, Low-Fat Diet», *Journal of the Academy of Nutrition and Dietetics, 98*(4), pp. 408-413, <https://doi.org/10.1016/s0002-8223(98)00093-5>.

6. Dailey, Rene *et al.* (2018), «The Buddy Benefit: Increasing the Effectiveness of an Employee-Targeted Weight-Loss Program», *Journal of Health Communication, 23*(3), <https://doi.org/10.1080/10810730.2018.1436622>.

Para obtener ofertas especiales y conocer
más sobre Noom, visita

www.noom.com/book